全国中医药行业高等教育"十四五"规划教材

全国高等中医药院校规划教材（第十一版）

刺法灸法学

（新世纪第五版）

（供针灸推拿学、康复治疗学等专业用）

主 编 王富春 岳增辉

U0343634

中国中医药出版社

·北 京·

图书在版编目（CIP）数据

刺法灸法学 / 王富春，岳增辉主编 . —5 版 . —北京：
中国中医药出版社，2021.6（2024.10重印）
全国中医药行业高等教育"十四五"规划教材
ISBN 978 - 7 - 5132 - 6797 - 7

Ⅰ . ①刺⋯ Ⅱ . ①王⋯ ②岳⋯ Ⅲ . ①刺法—中医学
院—教材 ②灸法—中医学院—教材 Ⅳ . ① R245

中国版本图书馆 CIP 数据核字 (2021) 第 052132 号

融合出版数字化资源服务说明

全国中医药行业高等教育"十四五"规划教材为融合教材，各教材相关数字化资源（电子教材、PPT 课件、视频、复习思考题等）在全国中医药行业教育云平台"医开讲"发布。

资源访问说明

扫描右方二维码下载"医开讲 APP"或到"医开讲网站"（网址：www.e-lesson.cn）注册登录，输入封底"序列号"进行账号绑定后即可访问相关数字化资源（注意：序列号只可绑定一个账号，为避免不必要的损失，请您刮开序列号立即进行账号绑定激活）。

资源下载说明

本书有配套 PPT 课件，供教师下载使用，请到"医开讲网站"（网址：www.e-lesson.cn）认证教师身份后，搜索书名进入具体图书页面实现下载。

中国中医药出版社出版

北京经济技术开发区科创十三街 31 号院二区 8 号楼
邮政编码   100176
传真   010-64405721
河北省武强县画业有限责任公司印刷
各地新华书店经销

开本 889×1194   1/16   印张 14.75   字数 390 千字
2021 年 6 月第 5 版   2024 年 10 月第 5 次印刷
书号   ISBN 978-7-5132-6797-7

定价   57.00 元
网址   www.cptcm.com

服 务 热 线   010-64405510   微信服务号   zgzyycbs
购 书 热 线   010-89535836   微商城网址   https://kdt.im/LIdUGr
维 权 打 假   010-64405753   天猫旗舰店网址   https://zgzyycbs.tmall.com

如有印装质量问题请与本社出版部联系（010-64405510）
版权专有   侵权必究

全国中医药行业高等教育"十四五"规划教材
全国高等中医药院校规划教材（第十一版）

《刺法灸法学》
编 委 会

主 编

王富春（长春中医药大学）　　　　　　岳增辉（湖南中医药大学）

副主编

李　瑛（成都中医药大学）　　　　　　冯淑兰（广州中医药大学）

杜艳军（湖北中医药大学）　　　　　　杨继国（山东中医药大学）

马良宵（北京中医药大学）　　　　　　周　爽（上海中医药大学）

赵　荣（云南中医药大学）

编 委（以姓氏笔画为序）

尹洪娜（黑龙江中医药大学）　　　　　白增华（辽宁中医药大学）

刘　娟（陕西中医药大学）　　　　　　李　铁（长春中医药大学）

李晓峰（河北中医学院）　　　　　　　杨志新（承德医学院）

杨宗保（厦门大学）　　　　　　　　　杨茜芸（湖南中医药大学）

吴椋冰（广西中医药大学）　　　　　　迟振海（江西中医药大学）

陈盼碧（贵州中医药大学）　　　　　　陈晓军（浙江中医药大学）

林　莺（福建中医药大学）　　　　　　孟立强（山西中医药大学）

赵欣纪（河南中医药大学）　　　　　　赵耀东（甘肃中医药大学）

袁锦虹（南京中医药大学）　　　　　　高玉杰（宁夏医科大学）

唐云峰（湖南医药学院）　　　　　　　蒋　洁（新疆医科大学）

蔡荣林（安徽中医药大学）　　　　　　潘兴芳（天津中医药大学）

学术秘书（兼）

李　铁（长春中医药大学）

《刺法灸法学》
融合出版数字化资源编创委员会

全国中医药行业高等教育"十四五"规划教材
全国高等中医药院校规划教材（第十一版）

主　编

王富春（长春中医药大学）　　　　　岳增辉（湖南中医药大学）

副主编

李　瑛（成都中医药大学）　　　　　冯淑兰（广州中医药大学）

杜艳军（湖北中医药大学）　　　　　杨继国（山东中医药大学）

马良宵（北京中医药大学）　　　　　周　爽（上海中医药大学）

赵　荣（云南中医药大学）　　　　　李　铁（长春中医药大学）

杨茜芸（湖南中医药大学）

编　委（以姓氏笔画为序）

尹洪娜（黑龙江中医药大学）　　　　白增华（辽宁中医药大学）

刘　娟（陕西中医药大学）　　　　　李晓峰（河北中医学院）

杨志新（承德医学院）　　　　　　　杨宗保（厦门大学）

吴椋冰（广西中医药大学）　　　　　迟振海（江西中医药大学）

陈盼碧（贵州中医药大学）　　　　　陈晓军（浙江中医药大学）

林　莺（福建中医药大学）　　　　　孟立强（山西中医药大学）

赵欣纪（河南中医药大学）　　　　　赵耀东（甘肃中医药大学）

袁锦虹（南京中医药大学）　　　　　高玉杰（宁夏医科大学）

唐云峰（湖南医药学院）　　　　　　蒋　洁（新疆医科大学）

蔡荣林（安徽中医药大学）　　　　　潘兴芳（天津中医药大学）

全国中医药行业高等教育"十四五"规划教材
全国高等中医药院校规划教材（第十一版）

专家指导委员会

名誉主任委员

余艳红（国家卫生健康委员会党组成员，国家中医药管理局党组书记、局长）

王永炎（中国中医科学院名誉院长、中国工程院院士）

陈可冀（中国中医科学院研究员、中国科学院院士、国医大师）

主任委员

张伯礼（天津中医药大学教授、中国工程院院士、国医大师）

秦怀金（国家中医药管理局副局长、党组成员）

副主任委员

王　琦（北京中医药大学教授、中国工程院院士、国医大师）

黄璐琦（中国中医科学院院长、中国工程院院士）

严世芸（上海中医药大学教授、国医大师）

高　斌（教育部高等教育司副司长）

陆建伟（国家中医药管理局人事教育司司长）

委　员（以姓氏笔画为序）

丁中涛（云南中医药大学校长）

王　伟（广州中医药大学校长）

王东生（中南大学中西医结合研究所所长）

王维民（北京大学医学部副主任、教育部临床医学专业认证工作委员会主任委员）

王耀献（河南中医药大学校长）

牛　阳（宁夏医科大学党委副书记）

方祝元（江苏省中医院党委书记）

石学敏（天津中医药大学教授、中国工程院院士）

田金洲（北京中医药大学教授、中国工程院院士）

仝小林（中国中医科学院研究员、中国科学院院士）

宁　光（上海交通大学医学院附属瑞金医院院长、中国工程院院士）

匡海学（黑龙江中医药大学教授、教育部高等学校中药学类专业教学指导委员会主任委员）

吕志平（南方医科大学教授、全国名中医）

吕晓东（辽宁中医药大学党委书记）

朱卫丰（江西中医药大学校长）

朱兆云（云南中医药大学教授、中国工程院院士）

刘　良（广州中医药大学教授、中国工程院院士）

刘松林（湖北中医药大学校长）

刘叔文（南方医科大学副校长）

刘清泉（首都医科大学附属北京中医医院院长）

李可建（山东中医药大学校长）

李灿东（福建中医药大学校长）

杨　柱（贵州中医药大学党委书记）

杨晓航（陕西中医药大学校长）

肖　伟（南京中医药大学教授、中国工程院院士）

吴以岭（河北中医药大学名誉校长、中国工程院院士）

余曙光（成都中医药大学校长）

谷晓红（北京中医药大学教授、教育部高等学校中医学类专业教学指导委员会主任委员）

冷向阳（长春中医药大学校长）

张忠德（广东省中医院院长）

陆付耳（华中科技大学同济医学院教授）

阿吉艾克拜尔·艾萨（新疆医科大学校长）

陈　忠（浙江中医药大学校长）

陈凯先（中国科学院上海药物研究所研究员、中国科学院院士）

陈香美（解放军总医院教授、中国工程院院士）

易刚强（湖南中医药大学校长）

季　光（上海中医药大学校长）

周建军（重庆中医药学院院长）

赵继荣（甘肃中医药大学校长）

郝慧琴（山西中医药大学党委书记）

胡　刚（江苏省政协副主席、南京中医药大学教授）

侯卫伟（中国中医药出版社有限公司董事长）

姚　春（广西中医药大学校长）

徐安龙（北京中医药大学校长、教育部高等学校中西医结合类专业教学指导委员会主任委员）

高秀梅（天津中医药大学校长）

高维娟（河北中医药大学校长）

郭宏伟（黑龙江中医药大学校长）

唐志书（中国中医科学院副院长、研究生院院长）

彭代银（安徽中医药大学校长）

董竞成（复旦大学中西医结合研究院院长）

韩晶岩（北京大学医学部基础医学院中西医结合教研室主任）

程海波（南京中医药大学校长）

鲁海文（内蒙古医科大学副校长）

翟理祥（广东药科大学校长）

秘书长（兼）

陆建伟（国家中医药管理局人事教育司司长）

侯卫伟（中国中医药出版社有限公司董事长）

办公室主任

周景玉（国家中医药管理局人事教育司副司长）

李秀明（中国中医药出版社有限公司总编辑）

办公室成员

陈令轩（国家中医药管理局人事教育司综合协调处处长）

李占永（中国中医药出版社有限公司副总编辑）

张峘宇（中国中医药出版社有限公司副总经理）

芮立新（中国中医药出版社有限公司副总编辑）

沈承玲（中国中医药出版社有限公司教材中心主任）

编审专家组

全国中医药行业高等教育"十四五"规划教材
全国高等中医药院校规划教材（第十一版）

组　长
余艳红（国家卫生健康委员会党组成员，国家中医药管理局党组书记、局长）

副组长
张伯礼（天津中医药大学教授、中国工程院院士、国医大师）
秦怀金（国家中医药管理局副局长、党组成员）

组　员
陆建伟（国家中医药管理局人事教育司司长）
严世芸（上海中医药大学教授、国医大师）
吴勉华（南京中医药大学教授）
匡海学（黑龙江中医药大学教授）
刘红宁（江西中医药大学教授）
翟双庆（北京中医药大学教授）
胡鸿毅（上海中医药大学教授）
余曙光（成都中医药大学教授）
周桂桐（天津中医药大学教授）
石　岩（辽宁中医药大学教授）
黄必胜（湖北中医药大学教授）

前 言

为全面贯彻《中共中央 国务院关于促进中医药传承创新发展的意见》和全国中医药大会精神，落实《国务院办公厅关于加快医学教育创新发展的指导意见》《教育部 国家卫生健康委 国家中医药管理局关于深化医教协同进一步推动中医药教育改革与高质量发展的实施意见》，紧密对接新医科建设对中医药教育改革的新要求和中医药传承创新发展对人才培养的新需求，国家中医药管理局教材办公室（以下简称"教材办"）、中国中医药出版社在国家中医药管理局领导下，在教育部高等学校中医学类、中药学类、中西医结合类专业教学指导委员会及全国中医药行业高等教育规划教材专家指导委员会指导下，对全国中医药行业高等教育"十三五"规划教材进行综合评价，研究制定《全国中医药行业高等教育"十四五"规划教材建设方案》，并全面组织实施。鉴于全国中医药行业主管部门主持编写的全国高等中医药院校规划教材目前已出版十版，为体现其系统性和传承性，本套教材称为第十一版。

本套教材建设，坚持问题导向、目标导向、需求导向，结合"十三五"规划教材综合评价中发现的问题和收集的意见建议，对教材建设知识体系、结构安排等进行系统整体优化，进一步加强顶层设计和组织管理，坚持立德树人根本任务，力求构建适应中医药教育教学改革需求的教材体系，更好地服务院校人才培养和学科专业建设，促进中医药教育创新发展。

本套教材建设过程中，教材办聘请中医学、中药学、针灸推拿学三个专业的权威专家组成编审专家组，参与主编确定，提出指导意见，审查编写质量。特别是对核心示范教材建设加强了组织管理，成立了专门评价专家组，全程指导教材建设，确保教材质量。

本套教材具有以下特点：

1.坚持立德树人，融入课程思政内容

将党的二十大精神进教材，把立德树人贯穿教材建设全过程、各方面，体现课程思政建设新要求，发挥中医药文化育人优势，促进中医药人文教育与专业教育有机融合，指导学生树立正确世界观、人生观、价值观，帮助学生立大志、明大德、成大才、担大任，坚定信念信心，努力成为堪当民族复兴重任的时代新人。

2.优化知识结构，强化中医思维培养

在"十三五"规划教材知识架构基础上，进一步整合优化学科知识结构体系，减少不同学科教材间相同知识内容交叉重复，增强教材知识结构的系统性、完整性。强化中医思维培养，突出中医思维在教材编写中的主导作用，注重中医经典内容编写，在《内经》《伤寒论》等经典课程中更加突出重点，同时更加强化经典与临床的融合，增强中医经典的临床运用，帮助学生筑牢中医经典基础，逐步形成中医思维。

3.突出"三基五性"，注重内容严谨准确

坚持"以本为本"，更加突出教材的"三基五性"，即基本知识、基本理论、基本技能，思想性、科学性、先进性、启发性、适用性。注重名词术语统一，概念准确，表述科学严谨，知识点结合完备，内容精炼完整。教材编写综合考虑学科的分化、交叉，既充分体现不同学科自身特点，又注意各学科之间的有机衔接；注重理论与临床实践结合，与医师规范化培训、医师资格考试接轨。

4.强化精品意识，建设行业示范教材

遴选行业权威专家，吸纳一线优秀教师，组建经验丰富、专业精湛、治学严谨、作风扎实的高水平编写团队，将精品意识和质量意识贯穿教材建设始终，严格编审把关，确保教材编写质量。特别是对32门核心示范教材建设，更加强调知识体系架构建设，紧密结合国家精品课程、一流学科、一流专业建设，提高编写标准和要求，着力推出一批高质量的核心示范教材。

5.加强数字化建设，丰富拓展教材内容

为适应新型出版业态，充分借助现代信息技术，在纸质教材基础上，强化数字化教材开发建设，对全国中医药行业教育云平台"医开讲"进行了升级改造，融入了更多更实用的数字化教学素材，如精品视频、复习思考题、AR/VR等，对纸质教材内容进行拓展和延伸，更好地服务教师线上教学和学生线下自主学习，满足中医药教育教学需要。

本套教材的建设，凝聚了全国中医药行业高等教育工作者的集体智慧，体现了中医药行业齐心协力、求真务实、精益求精的工作作风，谨此向有关单位和个人致以衷心的感谢！

尽管所有组织者与编写者竭尽心智，精益求精，本套教材仍有进一步提升空间，敬请广大师生提出宝贵意见和建议，以便不断修订完善。

国家中医药管理局教材办公室

中国中医药出版社有限公司

2023年6月

编写说明

刺法灸法学是针灸学的重要组成部分，是经络腧穴学与针灸治疗学的桥梁课程，其主要内容是针灸防治疾病必须掌握的各种技术和方法。本教材主要供中医药院校针灸推拿学、康复治疗学等专业五年制本科生使用，基于这一定位要求，在编写过程中，遵照全国中医药行业高等教育"十四五"规划教材的编写原则，本着教材的连续性、稳定性、统一性和规范性，保持了以往教材的基本框架和优点，注重与《经络腧穴学》《针灸治疗学》等针灸学教材协调一致，并针对本专业本科生教育的培养目标（培养适应临床医疗的高级针灸人才），同时考虑到社会医疗、养生和保健事业发展的需求，将《刺法灸法学》的教学内容进行了修订和完善。

本教材是根据《中共中央 国务院关于促进中医药传承创新发展的意见》《国务院办公厅关于加快医学教育创新发展的指导意见》《教育部 国家卫生健康委 国家中医药管理局关于深化医教协同进一步推动中医药教育改革与高质量发展的实施意见》的精神，在国家中医药管理局的宏观指导下，以全面提高中医药人才培养质量、与医疗卫生实践接轨服务临床为目标，依据中医药行业人才培养规律和实际需求，由国家中医药管理局教材办公室、中国中医药出版社组织编写，旨在正本清源，突出中医思维，体现中医药学科的人文特色和"读经典，做临床"的实践特点。

本教材系统介绍了刺法灸法学的理论、操作及应用知识，按照普通高等教育全日制本科《刺法灸法学》教学大纲，并参考执业医师考试大纲和住院医师规范化培训大纲的要求开展编写工作。在"坚持传承性"方面，加大了对古代针灸方法的介绍和分析，使学生尽可能全面地了解古代针法的全貌，以便更好地在现代针灸临床实践中实现对古代经典理论的传承；在"体现创新性"方面，收录了行业公认的现代刺灸法研究的最新成果，使学生了解和掌握刺灸法研究的最新进展，有利于启发学生的创新思维；在"突出实用性"方面，将已经制定的针灸操作国家标准及国际标准纳入教材，并结合执业医师考试，对针灸技术操作进一步规范，使学生在学习和工作中有权威的参照标准。此外，本教材增加了思政元素，使教材更符合教育部关于"立德树人"指导思想的要求。

本教材分为上、下两篇。上篇是刺法灸法学的核心内容，共九章。第一章概论，由王富春、李铁编写。第二章毫针刺法，由冯淑兰、尹洪娜、杨茜芸、孟立强编写。第三章灸法，由杨继国、迟振海、袁锦虹编写。第四章拔罐法，由李瑛、白增华编写。第五章特种针具刺法，由赵荣、杨志新、蒋洁、吴椋冰编写。第六章特定部位刺法，由李瑛、刘娟、高玉杰、唐云峰编写。第七章腧穴特种疗法，由周爽、陈盼碧、赵耀东编写。第八章古代医籍论刺灸法，由马良宵、陈晓军、李晓峰、蔡荣林编写。第九章近现代医家刺灸经验，由杜艳军、潘兴芳编写。下篇为刺法灸法学操作训练，由岳增辉、林莺、赵欣纪、杨宗保编写。

　　本教材为融合教材，在"十三五"规划教材的基础上，编创并完善了配套的数字化资源，此项工作由岳增辉负责，其他各编委参与。

　　本教材是在历版规划教材的基础上进行的修订，历版教材编写专家的扎实工作和辛勤劳动，为本教材打下了坚实的基础。尽管本教材编委会成员力图尽善尽美，仍会存在不足之处，敬请各院校教师和学生在使用过程中提出宝贵意见，以便进一步修订提高。

《刺法灸法学》编委会

2021 年 6 月

目　录

扫一扫，查阅
本书数字资源

下 篇

上 篇

扫一扫，查阅本章数字资源，含PPT、音视频、图片等

第一节　刺法灸法学的概念与特点

刺法灸法学，是针灸学的重要组成部分，是针灸临床治疗疾病必须掌握的基本技能。历代针灸学家在长期的医疗实践中，积累了丰富的临床经验和理论知识，在中国传统文化的影响下刺法灸法的内容不断充实、理论不断完善，为本学科的发展奠定了理论和实践基础。

一、刺法灸法学的概念

刺法灸法学，是研究针灸防治疾病的各种方法、操作技术，以及作用原理的一门学科。其内容主要包括针法、灸法，以及在此基础上发展起来的各种针灸治疗技术。这些不同的针灸技术在刺激方法、治疗作用和主治范围上各有特点，在临床上可以根据病症性质、证候类型、腧穴部位、患者体质及治疗要求等具体情况选择应用。

二、刺法灸法学的特点

（一）刺法灸法技能训练的基本要求

刺法灸法是包括了几十种不同针具及其刺激方法、刺激强度、刺激部位的针灸治疗技术。每一种刺灸技术，都有各自不同的操作步骤和应用范围。应用得正确与否，不仅直接影响其安全性和治疗作用，而且与疗效密切相关。从根本上说，刺法灸法的学习和应用是一个长期的实践过程。在临床上根据疾病特点选用不同的针灸器具，进行不同的操作，实施连贯有序的治疗过程，是针灸治疗的重要环节。因此，要求学生必须在刺法灸法的理论学习和技能训练过程中，逐步达到熟练掌握、灵活应用的基本要求。

（二）刺法灸法的临床应用特点

尽管各种针灸技术都是通过刺激经络腧穴，发挥其调整机体功能状态的治疗方法，但在作用部位、刺激强度、感应性质和疗效原理等方面又有所不同。如针刺以机械刺激为主，适用于临床大多数病症；艾灸以温热刺激和药性作用为主，主要用于寒证、虚证；三棱针放血刺激强，作用于浅表血络，适用于青壮年、实热证；而皮肤针叩刺刺激较弱，作用于十二皮部，尤宜于老人、

小儿、体弱者。因此，认真掌握针灸诸法的治疗作用、适应范围和选穴配方原则，在临床随证而施，是刺法灸法又一个重要特点。

第二节　刺法灸法的起源与发展

一、刺法的起源与发展

刺法的历史，是随着医疗实践的需要、针具的创制，以及材料工艺的改进而逐步发展演变的历史。医疗的需要促使人们创制针具，针具由粗而细，材料由石、竹、骨发展到铁、铜、金、银，直到现今的不锈钢及一些特殊材料，逐步精巧细微。而针刺技术方法则由简而繁，然后又由博返约，反映了针灸学术发展的规律。

（一）刺法的起源

刺法属于中医外治法，从砭石疗法发展而来。砭石是最原始的医疗工具，《说文解字》说："砭，以石刺病也。"其最早用于切割脓肿、刺泻瘀血，而后逐渐发展为针刺放血的疗法。其次，刺法也源于经络现象的客观存在，自古有"以痛为输""天应穴""阿是穴"的记载，古人有疾反映在经络和腧穴上时，出于自我医治的本能而刺激这些部位，逐渐发现身体某些特殊部位具有治疗作用，进而研制专门工具用以治疗。

1963年在内蒙古自治区多伦旗出土了一根磨制的石针，距今约4000年。针长4.5cm，一端有锋，呈四棱锥形，与现今的三棱针特征相同，可以刺进软组织以放血；另一端扁平有弧刃，刃部宽0.4cm，可用以切开痈肿排脓；针身略扁，横断面呈矩形，可使指持端正，适于纵向切割。

砭石是最早的粗制石质工具，同时也是一种生活用具，有的尖锐可用于刺激腧穴，有的边缘锋利可用于切割排脓等。经过发展，出现了磨制的针石和镵石。针石形如筒状，类似针具的细石棒；镵石是一端呈锥形、形如箭头的石块。

古代的针具除砭石之外，还有骨针、竹针。目前出土的骨针距今有六七千年的历史，形式各样，有的一端有尖、另一端无孔，有的两端都磨尖。这样的骨针，常被人们用作医疗工具。此外，从古代"箴"字的字形看，还应该有竹质针具的存在。

（二）刺法的形成

《史记·帝王本纪》有关于"伏羲制九针"的记载。从砭石到九针是针具发展史上的重要变革，也是刺法形成的标志。

《素问·异法方宜论》有"九针者，亦从南方来"和"灸焫者，亦从北方来"之说。据此记载，刺法起源于我国南方，灸法起源于我国北方。随着公元前2600年统治者开始对鲁西、豫东荒地的大开发，来自四面八方的移民纷纷涌入，使这一地区进入龙山文化时代（公元前2600～公元前2000年）。大量人口的聚集，产生了对医疗的需求，来自南方的针法和来自北方的灸法分别被南北移民带入东方（今鲁西、豫东地区）。所以针灸疗法可以被视为我国古代东夷族的文化贡献，这一点可从《素问·异法方宜论》中"砭石者，亦从东方来"和全元起注解"东方之人多痈肿聚结，故砭石生于东方"的记载得到验证。而伏羲氏自古被公认为东夷族首领，这与伏羲画八卦、制九针相吻合。据此推测，中国的针灸疗法应形成于公元前2400年左右，地点在鲁西、豫东地区。

夏商周进入青铜器时代，《黄帝内经》中记述的"九针"萌芽于该时期。但由于生产力的限制，出现九针之后，还沿用原有的石针。故在《黄帝内经》中九针与砭石并提。春秋时代出现了铁器，随着冶炼技术的进步与提高，直至战国到秦汉，砭石才逐渐被九针取代。

九针是在承袭"砭石""针石""镵石"的基础上，经过漫长的历史时期，不断改进、逐渐完善形成的。九针的硬度与砭石相当，其弹性、韧性、锋利的程度更优于砭石，制造精巧。由于它有九种不同的形状，在治疗上不但保留了砭石切肿排脓的功能，而且还极大地扩展了适用范围，具有多种治疗功能，随之各种刺法逐渐形成和完善。

（三）刺法的发展

九针的出现标志着刺法的形成，九针各有其不同的形状、大小、用途、治疗范围和操作方法。《黄帝内经》《难经》中对刺法的论述为其发展奠定了基础。《黄帝内经》中有多篇涉及九针的应用，如《灵枢·九针十二原》《灵枢·九针论》《灵枢·官针》《灵枢·刺节真邪论》和《素问·针解》等。随着中医理论体系的建立和治法原则的确立，刺法也不断得到丰富。《黄帝内经》中已经总结出较为完善的刺法体系，包括持针的原则、刺法种类、补泻手法操作、针刺强度、针刺宜忌等，其中最重要的是毫针的进针、行针和补泻手法。在刺法方面提到了五刺、九刺和十二刺等刺法；在补泻手法方面，提到了徐疾补泻、呼吸补泻、捻转补泻、迎随补泻和开阖补泻，为后世针刺手法奠定了基础。继而《难经》又有所发展，提出了营卫补泻，并强调了针刺时双手协作的重要性，对后世影响颇大。

晋、唐时期的医家，在针刺手法方面一直继承着内、难之说。到宋、金之际产生了子午流注针法。元代和明代针法发展较为迅速，元代窦汉卿在《针经指南》中创立了"针刺十四法"，目前大部分仍具有实用价值。明初陈会的《神应经》提出了"催气手法"。《金针赋》中记载了一整套的复式补泻手法，并对"烧山火"和"透天凉"做了系统论述。其后，高武的《针灸聚英》、汪机的《针灸问对》在《金针赋》的基础上又有所发挥。而杨继洲的《针灸大成》集明以前针刺手法之大成，提出"刺有大小""大补、大泻""平补、平泻""下针十二法"和"下手八法"，对明以前针刺手法做了系统总结和归纳。清代中叶以后，针灸医学渐趋衰落，针刺手法发展缓慢。

20世纪50年代后，针刺技术有了很大的发展，手法研究也步入了一个新时期。从文献考证到临床观察，从实验研究到机制的探索，学者们都进行了大量的工作。以手法操作为特长的医家也在传统针法的基础上根据自身的临床体会，总结出许多特色针法。传统针刺手法也越来越受到应有的重视，因为它与针刺疗效有直接关系，对阐明经络理论和针刺麻醉都十分有益。此外，随着中医学与现代技术的融合，针刺疗法结合物理和药物注射等方法后建立了新的技术，目前广泛应用的有电针、穴位注射，以及穴位埋线、敷贴、割治等。另外，以特定部位为选穴范围的针法有了很大发展，应用较多的有头针、耳针、眼针、腕踝针等。这些方法不仅扩大了针刺治疗的范围，同时也推动了针灸医学的发展。

二、灸法的起源与发展

"砭而刺之"逐渐发展为针法，"热而熨之"则逐渐发展为灸法。灸法是古代流传下来的温热疗法。灸法和针法一样，是针灸技术的主要内容。从某种意义说，灸法比针法更简便易行。正如晋代医家陈延之所云："夫针术须师乃行，其灸凡人便施。"因此，灸法曾在晋唐的很长一段时间内颇为盛行。

（一）灸法的起源

火的应用为灸法提供了条件。古人在烤火取暖或煮熟食物时，偶尔被火灼伤身体某处而解除了某种病痛，从而得到了烧灼可以治病的启示。此外，灸法出于上古之人治疗寒性病症的需要。如《素问·异法方宜论》云"北方者，天地所闭藏之地域也……其民乐野处而乳食，脏寒生满病，其治宜灸焫，故灸焫者，亦从北方来"，是说北方天气寒冷，人体易因寒邪而生胀满一类的疾病，故需要使用灸法来治疗。

"灸"字《说文解字》释作"灼"，即灼体疗病之意。最初可能采用树枝、柴草取火做熏、熨、灼、烫以消除病痛，此后随着医疗实践的深入，逐渐选用"艾"作为灸法的主要材料。

现存文献中关于灸法最早的记载当属1973年长沙马王堆出土的帛书《足臂十一脉灸经》和《阴阳十一脉灸经》，书中主要记载十一脉的循行、主病及灸法。另外尚有《脉法》《五十二病方》，其成书年代可以上溯至春秋时期，是迄今为止发现的唯一的先秦时期的医著。上述四部古医书均记载了古人对于灸法的应用，同时也提示经脉的早期发现可能与灸法相关。

（二）灸法的形成

先秦时代，灸法已在民间广泛使用。《黄帝内经》成书于战国至秦汉时期，其中有大量关于灸法的记载。《灵枢·官能》提出："针所不为，灸之所宜。"《素问·骨空论》云："灸寒热之法，先灸项大椎。""大风汗出，灸。"《素问·血气形志》则云："形乐志苦，病生于脉，治之以灸刺。"《黄帝内经》对灸治原则、操作规程、适应范围、灸法补泻操作、注意事项等均有涉及，其中最重要的是对灸治原则和灸法补泻操作的论述。灸治的原则是"寒者热之""脏寒生满病，其治宜灸焫""陷下则灸之"。灸法补泻见于《灵枢·背腧》："以火补者，毋吹其火，须自灭也。以火泻之，疾吹其火，传其艾，须其火灭也。"说明该时代艾灸技术已相对成熟。

魏晋时期灸法较为盛行。我国第一部灸疗专著是三国时期曹翕所撰写的《曹氏灸方》。晋代皇甫谧的《针灸甲乙经》中最早记载了化脓灸法。名医葛洪在《肘后备急方》中所录针灸医方109条，其中94条为灸方；提出急症用灸法、灸以补阳，使灸法得到了进一步的发展；同时对灸材进行了改革，并最早使用了隔物灸。

唐代药王孙思邈曾大力倡导灸法治病。在其所著的《备急千金要方》中记载有隔蒜灸、豆豉灸、黄蜡灸、隔盐灸、黄土灸等，但也明确提出："针而不灸、灸而不针，皆非良医也。"主张针法和灸法并用。此后，王焘在《外台秘要》中提出艾炷灸的壮数要根据病变性质和施灸部位而定。崔知悌在《骨蒸病灸方》一书中介绍了用灸"四花穴"治疗骨蒸痨瘵之证的经验。另外，唐代已有专门施灸的医师，称为"灸师"。可见灸法在唐代已发展为一门独立的学科。

宋代有《小儿明堂灸经》《西方子明堂灸经》《膏肓俞穴灸法》等灸疗专著，在理论和实际操作上，形成了独特流派，丰富了灸疗学的内容。此外，宋代的针灸医籍中还有许多关于"天灸""自灸"的记载，即用某些刺激性药物，如毛茛叶、白芥子、墨旱莲等敷贴于有关穴位上并使之发疱的疗法。宋代的医家，对于灸法有很多创新和发明，著述也颇多，可谓灸法的全盛时期。

元代，窦材所著的《扁鹊心书》从不同角度记载和总结了古代医家的灸法经验。元明以后，灸法开始向无痛方向改进，原始灸法趋于衰落。同时明清时代较为重视使用灸疗器械，为后世灸疗器械的发展奠定了基础。

（三）灸法的发展

灸法疗疾已有悠久的历史。最初是单纯的灸法，多采用直接灸且艾炷较大、壮数较多。现代灸法为减轻灸疗的痛苦，多采用小炷少壮灸，并衍化出多种灸法，如艾条灸、药条灸（包括太乙神针、雷火神针等）、温灸器灸、温针灸、灯火灸等。根据病情不同，还采用间接灸法，所隔物品多为姜片、蒜片、食盐、豆豉饼、附子饼等。

自20世纪50年代起，灸法又以其独特的治疗效果为临床所重视，近20年来灸法在灸治范围、灸疗方法和灸疗器械等方面都有了很大发展。单纯用灸或以灸为主治疗的疾病就达100多种，如应用灸法治疗甲状腺病、硬皮病、慢性溃疡性结肠炎、类风湿关节炎、精子减少症、眼底疾病、面神经麻痹，以及药物毒性反应等多种疾病。灸法还突破灸治传统病症和一般常见病，在治疗难治性疾病方面展示了其独特的效果，并且从临床治疗发展到了养生和保健。此外，在灸治方法上随着与现代科技结合，相继出现了激光灸、电子灸和电热灸等新技术，同时各种灸疗仪也相继问世。

第三节 刺灸法的定义与分类

刺灸法包括毫针刺法、特种针具刺法、特定部位刺法、灸法和腧穴特种疗法五大类。

毫针刺法，指用毫针的操作手法作用于腧穴的治疗方法，基本操作技术包括持针法、进针法、行针法、补泻法、留针法和出针法等，是各种针法的基础，是针灸医师必须掌握的基本方法和操作技能。

特种针具刺法，指利用除毫针之外的针刺工具，作用于人体的经络、腧穴或特定部位，以防治疾病的方法，包括三棱针法、皮肤针法、皮内针法、火针法、芒针法、鍉针法等，一般针对特定病症进行治疗，具有针对性强、疗效确切的特点。

特定部位刺法，指采用针刺等方法作用于人体相对独立的特定部位，以诊断和治疗全身疾病的各种方法，因其刺激部位有别于传统经穴而得名。特定部位刺法如耳针、头针、眼针、腕踝针、舌针、面针、鼻针、腹针等，具有穴位集中、操作简便、疗效独特等特点。

灸法，古称"灸焫"，又称"艾灸"，指采用以艾绒或其他易燃材料烧灼、熏熨人体的一定部位或腧穴，以防治疾病的方法。依据施灸材料的不同，灸法又分为艾灸法和非艾灸法。艾灸法包括艾炷灸、艾条灸、温针灸和温灸器灸等。非艾灸法包括灯火灸、黄蜡灸、药锭灸、药捻灸、药线灸和药笔灸等。

腧穴特种疗法，指在传统针灸疗法的基础上，应用自然和人工的各种物理因素（电、声、光、热、磁等）及化学因素（中西药物）作用于经络、腧穴，通过机体的调整作用，达到预防和治疗疾病目的的方法。如腧穴敷贴疗法、电针法、穴位磁疗法、激光针法、微波针法、红外光针法，以及穴位离子导入法等。

以上各种刺灸方法各具特点，在临床应用中既可单独应用，又可根据临床的实际需要相互配合应用，以期达到最佳的临床效果（表1-1）。

表 1-1 刺法灸法的分类

名称		具体内容
毫针刺法		持针法、进针法、行针法、补泻法、留针法、出针法
特种针具刺法		三棱针法、皮肤针法、皮内针法、火针法、芒针法、锓针法
特定部位刺法		耳针、头针、眼针、腕踝针、舌针、面针、鼻针、腹针
灸法	艾灸法	艾炷灸、艾条灸、温针灸、温灸器灸
	非艾灸法	灯火灸、黄蜡灸、药锭灸、药捻灸、药线灸、药笔灸
腧穴特种疗法		腧穴敷贴疗法、腧穴电疗法、腧穴磁疗法、腧穴激光照射疗法、腧穴微波辐射疗法、腧穴红外线辐射疗法、腧穴药物离子导入疗法

第四节　针灸的宜忌

一、施术部位

针灸施术所选择的腧穴都有确切的位置，要求术者必须熟悉腧穴的局部解剖定位和特点。首先，《素问·刺禁论》曰："脏有要害，不可不察。"《素问·诊要经终论》曰："凡刺胸腹者，必避五脏。"是指人体的内脏各有一定的要害之处，不可不了解，应熟悉重要脏器所在，针刺时应当十分谨慎，如果刺之过深，就会发生不良后果。其次，除了以刺血络、刺筋骨为目的的特殊刺法外，都应避开大血管或筋骨等处。如《素问·刺禁论》曰："刺跗上，中大脉，血出不止，死……刺郄中大脉，令人仆、脱色……刺臂太阴脉，出血多，立死。"说明一旦刺伤重要血管，就会引起血出不止，甚至死亡。第三，对于特殊部位的腧穴，在针刺时尤应严格掌握针刺的深浅、进针的角度。例如，后项部内为延髓，不可深刺；胸腹和腰背部内有脏腑，必须掌握分寸，严禁深刺；大血管附近的腧穴，操作时要慎重，如邻近动脉的委中、箕门、气冲、曲泽、经渠、冲阳等；乳中、脐中和小儿囟门部位也不宜针刺。

关于禁刺的腧穴，历代文献记载很多，都是古人在医疗实践中不断总结出来的，有的具有普遍性，有的仅为偶然性。分析禁针和禁深刺的缘由，大多与腧穴所在部位有关。凡所涉及的穴位，操作时必须小心谨慎，要掌握各腧穴部分的解剖特点。古人有关腧穴禁忌的理论，至今仍有不可忽视的重要意义。

关于禁灸的部位，凡皮薄肌少、筋肉聚处，妊娠期妇女的腰骶部和下腹部，睾丸、乳头、阴部均不可施灸。颜面部更不宜直接灸，防止形成瘢痕，有碍容颜。此外，凡关节处亦不宜施用瘢痕灸。历代文献中关于禁灸穴位很多，临床时亦应予以重视。

二、患者体质

人的体质有强弱、体型有肥瘦、年龄有老幼的差异，针刺时必须区别对待。《灵枢·逆顺肥瘦》曰："年质壮大，血气充盈，肤革坚固，因加以邪，刺此者，深而留之……广肩腋，项肉薄，厚皮而黑色……刺此者，深而留之，多益其数也……瘦人者，皮薄色少，肉廉廉然，薄唇轻颜，其血清气滑，易脱于气，易损于血，刺此者，浅而疾之……刺壮士真骨，坚肉缓节，监监然，此人重则气涩血浊，刺此者，深而留之，多益其数；劲则气滑血清，刺此者，浅而疾之……婴儿者，其肉脆，血少气弱，刺此者，以毫刺，浅刺而疾拔针，日再可也。"以上是对不同体质的患者进行针刺的原则。此外，孕妇尤其有习惯性流产史者，应慎用针刺。

关于施灸的标准，亦应结合体质条件掌握，如《外台秘要》中指出："凡灸有生熟，候人盛衰及老小也。衰老者少灸，盛壮强实者多灸。"一般来说，凡是初病、体质强壮者艾炷宜大，壮数宜多；久病者、体质虚弱者、妇女和儿童，艾炷宜小，壮数宜少。

三、病情性质

针灸方法治疗疾病，必须详察病情，选择适应证，不可盲目应用。要从病情实际出发，是否宜针宜灸、宜补宜泻，均须详辨。

（一）危重证候慎刺

《灵枢·五禁》曰："形肉已夺，是一夺也；大夺血之后，是二夺也；大汗出之后，是三夺也；大泄之后，是四夺也；新产及大血之后，是五夺也，此皆不可泻。"此"五夺"皆属元气耗伤、气血大亏的病候。上述表明临床上有许多病症在针刺时须谨慎，注意补泻方法，否则易导致不良后果，古代这些经验也值得借鉴。

（二）气散脉乱禁刺

《素问·刺禁论》曰："无刺大醉，令人气乱；无刺大怒，令人气逆；无刺大劳人，无刺新饱人，无刺大饥人，无刺大渴人，无刺大惊人。"《灵枢·终始》亦曰："凡刺之禁，新内勿刺，新刺勿内；已醉勿刺，已刺勿醉；新怒勿刺，已刺勿怒；新劳勿刺，已刺勿劳；已饱勿刺，已刺勿饱；已饥勿刺，已刺勿饥；已渴勿刺，已刺勿渴……是谓失气也。"说明针刺前后，患者的起居、饮食等方面是不可忽视的。若不了解禁忌，妄施针刺，就会导致不良后果。

（三）疾病性质宜忌

《灵枢·终始》曰："脉实者，深刺之，以泄其气；脉虚者，浅刺之，使精气无得出。"这是根据病情的虚实以区别针刺深浅来进行补泻的例证。病情有表里、寒热、虚实的不同，临床应在辨证的基础上，选择不同刺灸方法给予适当的治疗。一般表证者宜浅刺，表寒者可用温针，表热者应疾出针；里证者宜深刺，里寒者可用补法，里热者应行泻法；虚证者用补法，虚寒者少针，虚热者可多针；实证者用泻法，表实者宜浅刺，里实者可深刺；寒证者宜深刺，久留针；热证者宜浅刺、疾出，并可刺出血。

四、针刺时间

针刺时间，包括留针的久暂和施术时间。

（一）留针久暂

对表热证，宜疾出针；对里证和虚寒证，一般须留针，留针主要是为了延长针刺作用的时间。留针久暂的宜忌，如《灵枢·经脉》曰："热则疾之，寒则留之。"《灵枢·终始》曰："刺热厥者，留针反为寒；刺寒厥者，留针反为热。"《灵枢·根结》曰："气滑即出疾，其气涩则出迟；气悍则针小而入浅，气涩则针大而入深，深则欲留，浅则欲疾。"这就是说邪气剽悍滑利，其人易脱于气，不宜久留；相反，气涩迟钝，则宜久留以致气。

（二）因时而刺

《素问·八正神明论》曰："凡刺之法，必候日月星辰，四时八正之气，气定乃刺之。"说明人体生理功能与天时的变化有一定关系。正因为如此，古人结合日月的运行盈亏，推论人体气血的周期性活动，根据气的开阖而行补泻，《黄帝内经》这些记载，可供针灸临床进一步研究。"候时而刺"的思想，后世发展为"子午流注"时间针法。

结合时序的递变，人的气血活动和肥瘦情况也有不同。《灵枢·终始》曰："春气在毛，夏气在皮肤，秋气在分肉，冬气在筋骨。刺此病者，各以其时为齐。故刺肥人者，以秋冬之齐；刺瘦人者，以春夏之齐。"这是指出春夏季节于瘦人宜刺浅，秋冬季节于肥人宜刺深。当然，在临床上还必须根据病情的实际情况而灵活运用。

【思考题】

1. 刺法灸法学的概念是什么？

2. 刺法灸法学包括哪些具体内容？

3. 如何结合施术部位、患者体质、病情性质和时间选择刺灸法的操作？

扫一扫，查阅本章数字资源，含PPT、音视频、图片等

毫针为古代"九针"之一，是临床应用最为广泛的一种针具。《标幽赋》中说："观夫九针之法，毫针最微。七星上应，众穴主持。"说明精细纤巧的毫针通用于全身任何穴位，适应范围最广。

毫针基本操作技术包括毫针的持针、进针、行针、留针、出针等。每一种方法，都有严格的操作规程和明确的目的要求，其中以针刺的术式、手法、量度、得气等关键性技术尤为重要。因此，毫针刺法是各种针法的基础，是针灸医师必须掌握的基本方法和操作技能。

第一节　毫针的结构和规格

一、毫针的结构

（一）制针材料

毫针是用金属制成的，其中以不锈钢为制针材料者最常用。不锈钢毫针的特点：针体挺直滑利，具有较高的强度和韧性，耐热、防锈，不易被化学物品等腐蚀，故目前被临床广泛采用。此外，也有用其他金属制作的毫针，如金针、银针，其导热性、导电性虽优于不锈钢针，但针体强度和韧性远不如不锈钢针，加之价格昂贵，除特殊需要外，一般临床较少应用。

（二）毫针结构

毫针的结构，分为针尖、针身、针根、针柄、针尾5部分（图2-1）。

1.针尖　针尖是针身的尖端锋锐部分，亦称针芒。

2.针身　针身是针尖至针柄间的主体部分，又称针体。

3.针根　针根是针身与针柄分界的部分。

4.针柄　针柄是针根至针尾的部分，也是医师持针操作的部位。

5.针尾　针尾是针柄的末端部分。

针尾

针柄

针根

针身

针尖

图 2-1　毫针结构

（三）毫针的分类

根据毫针针柄与针尾的构成和形状的不同（图 2-2），可分为 4 类。

1. 环柄针　又称圈柄针，即针柄用镀银或经氧化处理的金属丝缠绕成环形针尾的毫针。

2. 花柄针　又称盘龙针，即针柄中间用两根金属丝交叉缠绕呈盘龙形的毫针。

3. 平柄针　又称平头针，即针柄用金属丝缠绕，但末端不做收尾处理的毫针。

4. 管柄针　即用金属薄片或树脂材料制成管状针柄的毫针。

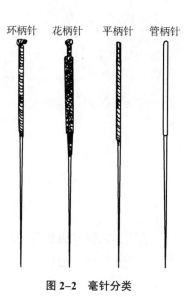

图 2-2　毫针分类

二、毫针的规格

毫针的不同规格，主要以针身的直径和长度区分。

毫针的粗细规格，见表 2-1。

表 2-1　毫针的粗细规格

直径（mm）	0.45	0.42	0.38	0.34	0.32	0.30	0.28	0.26	0.24	0.22	0.20
号数	26	27	28	29	30	31	32	33	34	35	36

毫针的长短规格，见表 2-2。

表 2-2　毫针的长短规格

寸	0.5	1	1.5	2	3	4	5
毫米	15	25	40	50	75	100	125

临床一般以粗细为 0.30～0.45mm（26～31 号）和长短为 25～75mm（1～3 寸）者常用。短毫针主要用于部位肌肉浅薄的腧穴或在浅刺时应用，长毫针多用于部位肌肉丰厚的腧穴或在深刺、透刺时应用；毫针的粗细与针刺的刺激强度有关，供辨证施治时选用。

三、毫针的选择

（一）针具质量的选择

衡量毫针的质量，主要看针具的"质"与"形"。

质，是指制针选料的优劣。不锈钢针，根据《ISO172118：2014 一次性使用无菌针灸针》和中华人民共和国国家标准 GB 2024—2016《针灸针》的规定，不锈钢毫针的针体应以 GB/T 4240 中规定的 06Cr19Ni10 或其他奥氏体不锈钢丝制成。针柄的材料未做统一规定，如采用塑料，必须用医用无毒塑料。

形，是指毫针的形状、造型。在具体选择时应注意以下几点：

1. 针尖要端正不偏，尖中带圆，尖而不锐，圆而不钝，形如"松针"。

2. 针身要光滑挺直，圆正匀称，坚韧而富有弹性。

3. 针根要牢固平整，光滑清洁。

4. 针柄要与针身结合牢固，针柄的长短、粗细要适中，便于持针操作。

5. 针尾要规范整洁。

（二）针具规格的选择

《灵枢·官针》指出："九针之宜，各有所为，长短大小，各有所施也。不得其用，病弗能移。"说明不同针具有其各自的特点和作用。就毫针而言，临床应用时可根据患者的体质、体形、年龄、病情、腧穴部位和刺法等因素，选用不同规格的毫针。

四、毫针的检查与保存

目前按照国际标准的要求，使用一次性无菌针灸针。毫针在使用前后，要严格检查。对于一次性无菌针灸针，要注意检查其包装及有效期，在有效期内，包装完好者方可使用。如发现有损坏等不合格者，应予剔除。

第二节　针刺前的准备

一、毫针操作的基本训练

每一个针灸医师必须熟练掌握毫针操作，才能进针快，透皮不痛，行针自如，让患者乐于接受，并且能够顺利施行手法，调整经气，取得良好的临床疗效。

毫针的操作练习，主要是对指力和手法的训练。指力就是手指的力量，手法则体现在手指的灵活度。只有加强手指力量和灵活度的训练，才能顺利进针并进行捻转、提插等各种手法。在反复练针的过程中，还要坚持动作规范，宁神聚意，以加强治神和体验针感。

1. 纸垫练针法　用松软的细草纸或毛边纸，折叠成厚约 2cm，长和宽分别为 8cm、5cm 的纸垫，外用棉线呈"井"字形扎紧。在此可练习进针指力和捻转动作（图 2-3）。

练习时，一手拿住纸垫，一手如执笔式持针，使针身垂直于纸垫上，当针尖抵于纸垫后，拇、示、中三指捻转针柄，将针刺入纸垫内，同时手指向下渐加一定压力，待刺透纸垫后，再捻转退针；另换一处如前再刺。如此反复练习至针身可以垂直刺入纸垫，并能保持针身不弯、不摇摆、进退深浅自如时，说明指力已达到基本要求。练针必须循序渐进，先用短针，后用长针。

做捻转练习时，可将针刺入纸垫后，在原处不停地来回做拇指与示、中两指的前后交替捻转针柄的动作。要求捻转的角度均匀，运动灵活，快慢自如，一般每分钟可捻转 150 次。纸垫练针初期，可用 1.0 ～ 1.5 寸长的短毫针，待有了一定的指力和手法基本功后，再用 2.0 ～ 3.0 寸长的毫针练习。同时，还应进行双手行针的练习，以适应临床持续运针的需要。

2. 棉球练针法　取棉絮一团，用棉线缠绕，外紧内松，做成直径为 6 ～ 7cm 的圆球，外包白布一层缝制，即可练针。因棉球松软，可以练习提插、捻转、进针、出针等各种毫针操作手法的模拟动作。做提插练针时，以执笔式持针，将针刺入棉球，在原处做上提下插的动作，要求深浅适宜，幅度均匀，针身垂直。在此基础上，可将提插与捻转动作配合练习，要求提插幅度上下一致，捻转角度来回一致，操作频率快慢一致，达到动作协调、得心应手、手法熟练的程度（图2-4）。

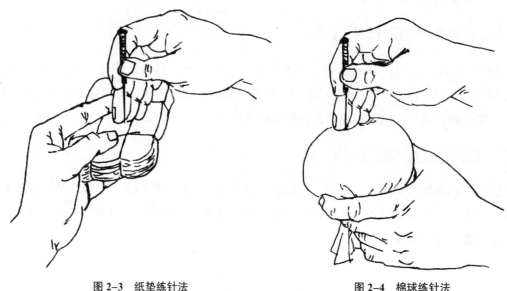

图 2-3   纸垫练针法   图 2-4   棉球练针法

3. 自身练针法   通过纸垫、棉球等物体练针，具有了一定的指力基础后，可以在自己身上进行试针练习，以亲身体会进针、行针、得气的感觉。在自身练针时，选用自己的合谷、曲池、足三里等穴位，皮肤规范消毒后，逐渐做到进针无痛或微痛，针身挺直不弯，刺入顺利，提插、捻转行针自如，用力均匀，手法熟练。同时，要仔细体会指力与进针、手法与得气的关系，以及持针手指的感觉和受刺部位的感觉。

4. 相互练针法   在自身练习比较成熟的基础上，模拟临床实际，两人交叉进行试针练习。要求从实际出发，按照规范操作方法，相互交替对练，练习内容与"自身练针法"相同。相互试针练习时，要学习对方的优点，指出不足的环节，共同进步提高，以便进入临床实际操作时心中有数，真正提高毫针刺法的基本技能。

二、患者的体位

接受针刺治疗的过程中，患者体位选择是否合适，对腧穴正确定位、针刺施术操作、持久留针，以及防止晕针、滞针、弯针，甚至折针等针刺意外的发生具有重要意义。对部分重症和体质虚弱，或精神紧张、畏惧针刺的患者，其体位选择尤为重要。

指导患者确定针刺时的体位，应以医师能够正确取穴、便于施术，患者感到舒适安稳，并能持久保持该体位为原则。

临床常用体位有以下几种：

1. 仰卧体位   适用于前身部腧穴（图2-5）。

2. 俯卧体位   适用于后身部腧穴（图2-6）。

3. 侧卧体位   适用于侧身部腧穴（图2-7）。

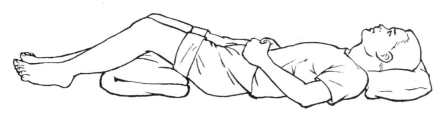

图 2-5　仰卧体位

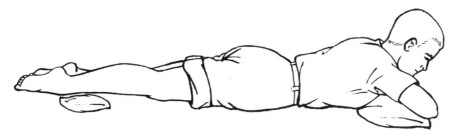

图 2-6　俯卧体位

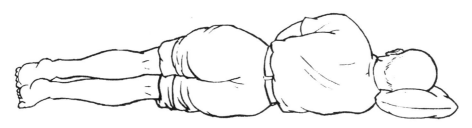

图 2-7　侧卧体位

4. 仰靠坐位　适用于头面、前颈、上胸和肩臂、腿膝、足踝等部腧穴（图 2-8）。

5. 俯伏坐位　适用于顶枕、后项和肩背等部腧穴（图 2-9）。

6. 侧伏坐位　适用于顶颞、面颊、颈侧和耳部腧穴（图 2-10）。

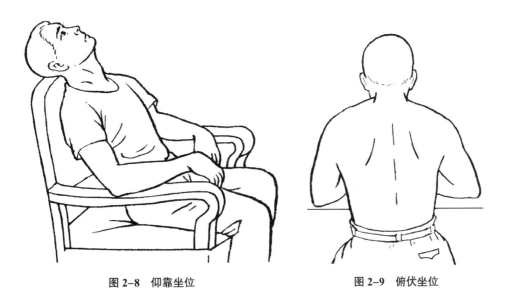

图 2-8　仰靠坐位　　　　　　　　　　图 2-9　俯伏坐位

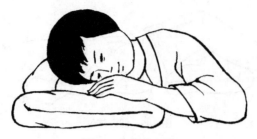

图 2-10   侧伏坐位

三、揣穴定位

针刺前，医师按照腧穴的定位方法将施术的腧穴位置定准。若医师在腧穴体表定位点的基础上，以押手在欲刺腧穴处进行触摸、按压，寻找酸、麻、胀、痛等敏感点以选定腧穴，临床效果更好。《灵枢·杂病》中"按已刺"的论述，其中的"按"就是在针刺施术前进行腧穴选取定位的方法。

窦汉卿在《标幽赋》中以赋文的形式概括总结了选穴定位的方法："大抵取穴之法，必有分寸，先审自意，次观肉分；或伸屈而得之，或平直而安定。在阳部筋骨之侧，陷下为真；在阴分郄腘之间，动脉相应。取五穴用一穴而必端，取三经用一经而可正。"针灸临床中，选穴定位的准确性是针灸取得疗效的关键。

揣穴遇到肌肉丰盈疏松时，要用左手五指并拢或分开向下用力，将肌肉压平，以防移位，便于进针。

揣穴遇到肌腱、血管时，要用手指向前后或左右推拨，使其分开而按住穴位。

揣穴遇到骨骼、肌腱及血管覆盖的穴位时，令患者将有关的部位旋转，使其被覆盖的穴位充分显露，以指按穴。

揣穴遇到关节时，左手以拇指掐住穴位，右手牵拉患者肢体远端，行左右或上下滚摇，使其关节松弛，指下便可揣清穴位。

揣穴遇到伸屈关节才能较好显露穴位时，应采用升降法。

揣穴遇到屈伸关节、推拨肌腱才能显露穴位时，用手握住关节向左右滚摇，前后屈伸，推拨穴位周围组织，使穴显于指下。

四、消毒

针刺前的消毒范围应包括：针具器械、医师双手、施术部位、治疗环境等。

（一）针具、器械消毒

针灸临床提倡"一针一穴一棉球"，以减少反复使用可能造成的感染。临床目前多用一次性无菌针。器械的消毒方法很多，首选高压蒸汽灭菌法。

1. 高压蒸汽灭菌法　将器械用布包好，放在密闭的高压蒸汽锅内灭菌。一般在 1.0～1.4kg/cm^2 的压力、115～123℃的高温下保持 30 分钟以上，可达到消毒灭菌的要求。

2. 药液浸泡消毒法　盛装针具的其他器械，如针盘、针管、针盒等，可用 2% 来苏尔溶液，或 1:1000 升汞（氯化汞）溶液浸泡 1～2 小时，即可达到消毒目的。

3. 煮沸消毒法　将毫针等针具用纱布包扎后，放入盛有清水的消毒煮锅内进行煮沸。一般在水沸后再煮 15 ～ 20 分钟，即可达到消毒目的。

（二）医师手指消毒

在针刺操作之前，医师应按照七步洗手法将手洗刷干净，待干后再用 75% 乙醇棉球擦拭，方可持针操作。持针施术时，医师应尽量避免手指直接接触针身，如某些刺法需要触及针身时，必须用消毒干棉球做间隔物，以确保针身无菌。

（三）针刺部位消毒

患者针刺部位，可用 75% 乙醇棉球或棉签擦拭消毒；或先用 2% 碘酊涂擦，再用 75% 乙醇棉球或棉签擦拭脱碘。擦拭时应从针刺部位的中心点向外绕圈消毒；当针刺部位消毒后，切忌接触污物，保持洁净，防止再次污染。

（四）治疗环境消毒

针刺治疗环境的消毒，包括治疗台上用的床垫、枕巾、毛毯、垫席等物品要按时换洗晾晒，以及治疗室的定期消毒净化，保持空气流通；环境卫生洁净等。如采用一人一用的消毒垫布、垫纸、枕巾则更好。

任何有创性治疗手段，都有引起感染或交叉感染的可能。因此，针刺临床一定要有严格的无菌观念。针刺后针孔部位不要立即接触污水或污染物品，也不宜抓挠，更要杜绝针刺临床曾经有过的口温针、隔衣针等现象。

第三节 毫针的基本刺法

针刺方法有着很高的技术要求和严格的操作规程，医师必须熟练地掌握从持针到出针这一系列的操作技术。

一、持针法

持针法是医师握持毫针，保持针身端直坚挺，以便于针刺的方法。临床上持针方法各异，但"持针之道，坚者为宝"（《灵枢·九针十二原》）是持针法的总则。

（一）"刺手"与"押手"

针刺治疗时，执针进行操作的手称为"刺手"，一般为右手；配合刺手按压穴位局部、协同刺手进针、行针的手称为"押手"，一般为左手。

刺手的作用，是掌握针具，施行手法操作，进针时运指力于针尖，而使针刺入皮肤；行针时便于左右捻转，上下提插和弹震刮搓，以及出针时的手法操作等。押手的作用，主要是固定腧穴位置，夹持针身协助刺手进针，使针身有所依附，保持针身垂直，力达针尖以利于进针，减少刺痛，以及协助调节、控制针感。

在进行针刺操作时，刺手、押手须协同操作，紧密配合。双手的配合运用对于医师熟练实施毫针基本操作技术具有十分重要的作用。《灵枢·九针十二原》记述"右主推之，左持而御之"；《难经·七十八难》说："知为针者信其左，不知为针信其右。"《针经指南·标幽赋》更进一步阐述其义："左手重而多按，欲令气散，右手轻而徐入，不痛之因。"强调了针刺过程中对于刺手、押手的不同运用。

（二）持针姿势

持针的姿势，状如执持毛笔，故称为执毛笔式持针法（图 2-11）。根据用指多少、握持部位及双手的配合，可分为二指持针法、三指持针法、四指持针法、持针体法、双手持针法，其中三指持针法临床最为常用。

1. 二指持针法 医师用刺手拇、示两指指腹捏住针柄，或用拇指指腹与示指桡侧指端捏住针柄的握持方法（图 2-12）。一般用于较短的毫针。

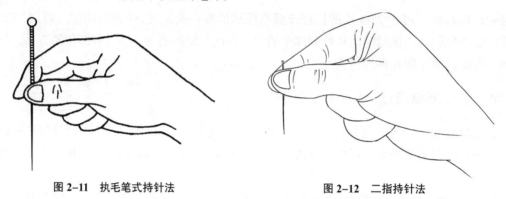

图 2-11　执毛笔式持针法　　　　　　　图 2-12　二指持针法

2. 三指持针法 医师用刺手拇、示、中指指腹捏持针柄，拇指在内，示指、中指在外，三指协同的握持方法（图 2-13）。适用于各种长度的针具。

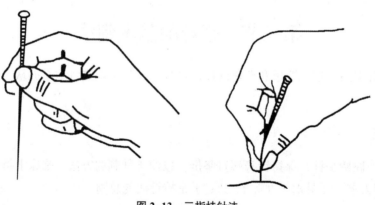

图 2-13　三指持针法

3. 四指持针法 医师用刺手拇、示、中指指腹捏持针柄，以无名指抵住针身的握持方法（图 2-14）。适用于较长的毫针。

4. 持针体法 用刺手拇、示两指拿一消毒干棉球，裹针体近针尖的部位，并用力捏住的握持方法（图 2-15）。适用于较长的针具。

5. 双手持针法 医师用刺手拇、示、中三指指腹捏持针柄，押手拇、示两指借助无菌干棉球裹夹针身近针尖部分的握持方法（图 2-16）。适用于长针。

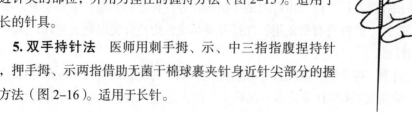

图 2-14　四指持针法

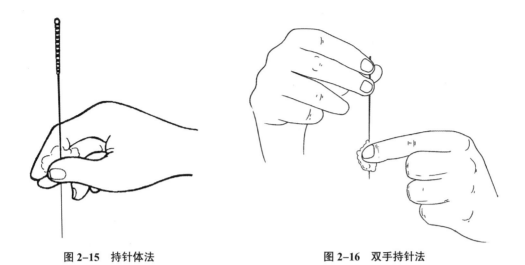

图 2-15　持针体法　　　　　　　　　图 2-16　双手持针法

二、进针法

进针法是医师采用各种方法将毫针刺入腧穴皮下的操作方法。常用的进针法有以下几种：

1. 单手进针法　多用于较短的毫针。

（1）插入法　用刺手拇、示指持针，中指端紧靠穴位，指腹抵住针体中部，当拇、示指向下用力时，中指也随之屈曲，将针刺入腧穴皮下（图 2-17）。

（2）捻入法　指针尖抵于腧穴皮肤，运用指力稍加捻动将针尖刺入腧穴皮下的手法。

2. 双手进针法

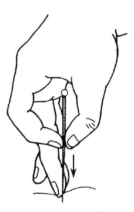

图 2-17　单手进针法

（1）指切进针法　又称爪切进针法，用押手拇指或示指的指甲切按腧穴皮肤，刺手持针，针尖紧靠押手指甲缘，将针迅速刺入（图 2-18）。此法适宜于短针的进针，亦可用于腧穴局部紧邻重要的组织器官者。

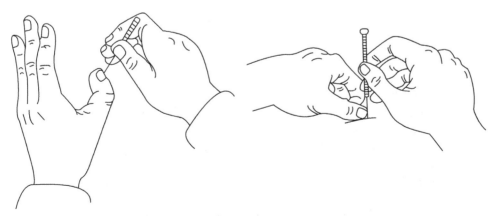

图 2-18　指切进针法

（2）夹持进针法　押手拇、示两指持消毒干棉球，裹于针体下端，露出针尖，使针尖接触腧穴，刺手持针柄，刺手、押手同时用力将针刺入腧穴（图 2-19）。此法适用于长针的进针。

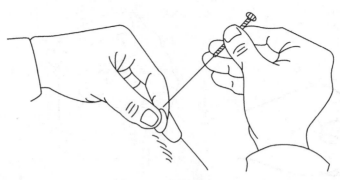

图 2-19　夹持进针法

（3）舒张进针法　押手示、中两指或拇、示两指将所刺腧穴部位的皮肤撑开绷紧，刺手持针，使针从刺手示、中两指或拇、示两指的中间刺入（图 2-20）。此法主要用于皮肤松弛部位的腧穴。

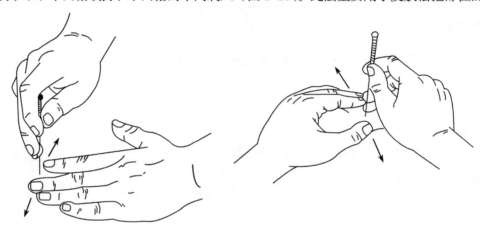

图 2-20　舒张进针法

（4）提捏进针法　押手拇、示两指将所刺腧穴两旁的皮肤提捏起，刺手持针，从捏起的腧穴上端将针刺入（图 2-21）。此法主要用于皮肉浅薄部位的腧穴。

3. 管针进针法　将针先插入用玻璃、塑料或金属制成的比针短 7.5mm（3 分）左右的小针管内，触及腧穴表面皮肤；押手压紧针管，刺手示指对准针柄弹击，使针尖迅速刺入皮肤，然后将针管去掉，再将针刺入穴内（图 2-22）。也有用安装弹簧的特制进针器进针者。此法多用于儿童和惧针患者。

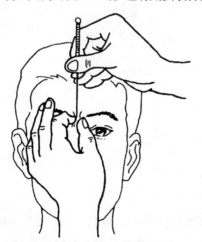

图 2-21　提捏进针法

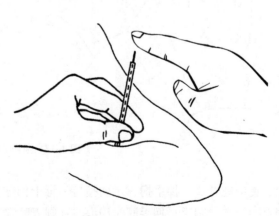

图 2-22　管针进针法

以上各种进针法，在临床应用时须根据腧穴所在部位的解剖特点、针刺深度、手法要求，以及针具长短等具体情况，以便于进针、易于得气、避免痛感为目的，灵活选用相应的进针法。

三、针刺的角度、方向和深度

针刺的角度、方向和深度，是毫针刺入皮下后的具体操作要求。在进针和行针过程中，合理选择进针角度、适时调整针刺方向、控制针刺深度，既可以避免进针疼痛和组织损伤，更有助于获得、维持或加强针感，提高疗效。

针刺疗效的取得，不仅取决于腧穴体表定位的准确，还与恰当的针刺角度、方向、深度的确定密切相关。同一腧穴由于针刺角度、方向与深度的不同，会有不同的针刺感应，临床效应也各不相同。

（一）针刺角度

针刺角度是指针刺时针身与皮肤表面所形成的夹角。可根据腧穴部位的解剖特点和针刺治疗要求而确定。一般分为直刺、斜刺和平刺三种（图 2-23）。

1. 直刺　直刺是针身与皮肤表面成 90° 垂直刺入。此法适用于人体大部分腧穴，浅刺与深刺均可。

2. 斜刺　斜刺是针身与皮肤表面成 45° 左右倾斜刺入。此法适用于骨骼边缘或内有重要脏器不宜直刺、深刺的腧穴，如须避开血管、肌腱时也可用此法。

3. 平刺　平刺即横刺、沿皮刺。是针身与皮肤表面成 15° 左右或沿皮以更小的角度刺入。此法适用于皮薄肉少部位的腧穴，如头部的腧穴等。

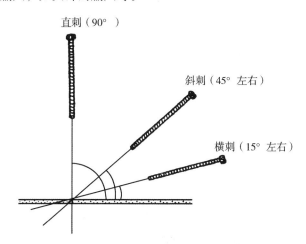

图 2-23　针刺的角度

（二）针刺方向

针刺方向指针刺时针尖的朝向。一般须根据经脉循行方向、腧穴分布部位和要求达到的组织结构等情况而定。

1. 依经脉循行定方向　可按照"迎随补泻"的要求，针刺时结合经脉循行方向，或顺经而刺，或逆经而刺，从而达到针刺补泻的目的。

2. 依腧穴定方向　针刺时，为保证针刺的安全，应依据针刺腧穴所在部位的解剖特点确定针刺的方向。如针刺哑门穴时,针尖应朝向下颌方向缓慢刺入,针刺背俞穴时针尖宜指向脊柱。

3. 依病情治疗需要定方向 为了使"气至病所",在针刺时针尖应朝向病痛部位。例如内关穴,治疗心律失常时,针尖须朝上。

(三)针刺深度

针刺深度指针身刺入穴位内的深度,主要根据腧穴部位的解剖特点和治疗需要确定。同时还要结合患者年龄、体质、时令等因素综合考虑。

《针灸甲乙经·卷三》中有342穴针刺深度的记述,后世医家大多以此为据确定针刺深度。随着解剖学的发展,临床上穴位的刺入深度有增无减。但必须指出,针刺深浅当因病而施,《素问·刺要论》云:"病有浮沉,刺有浅深,各至其理,无过其道。"应该以既有针感,又能保证安全为基本原则。

1. 依据腧穴部位定深浅 一般肌肉浅薄或内有重要脏器处宜浅刺;肌肉丰厚之处宜深刺。即"穴浅则浅刺,穴深则深刺"。

2. 依据病情性质定深浅 阳证、表证、新病宜浅刺;阴证、里证、久病宜深刺。

3. 依据年龄定深浅 年老体弱,气血衰退,小儿娇嫩,稚阴稚阳,均不宜深刺;中青年身强体壮者,可适当深刺。

4. 依据体质体形定深浅 形瘦体弱者,宜浅刺;形盛体强者,可适当深刺。故《灵枢·终始》说:"凡刺之法,必察其形气。"

5. 依据季节、时令定深浅 不同的季节可采用不同的针刺深浅。一般来说,"春夏宜刺浅,秋冬宜刺深"。

6. 依据得气与补泻要求定深浅 针刺后浅部不得气,宜插针至深部以催气;深部不得气,宜提针至浅部以引气。有些补泻方法强调针刺时先浅后深或先深后浅。

四、行针手法

毫针进针后,为了使患者产生针刺感应,或进一步调整针感的强弱,或使针感向某一方向扩散、传导而采取的操作方法,称为"行针",亦称"运针"。行针手法包括基本手法和辅助手法两类。

(一)基本手法

基本手法包括提插法和捻转法两种,两者既可单独应用,又可配合使用。

1. 提插法 指将针刺入腧穴一定深度后,施以上提下插的操作手法。将针向上引退为提,将针向下刺入为插,如此反复地做上下纵向运动就构成了提插法(图2-24)。

提插幅度的大小、层次的变化、频率的快慢和操作时间的长短,应根据患者的体质、病情、腧穴部位和针刺目的等灵活掌握。使用提插法时的指力一定要均匀一致,幅度不宜过大,一般以3~5分为宜,频率不宜过快,每分钟60次左右,保持针身垂直,不改变针刺角度、方向。通常认为行针时提插的幅度大,频率快,刺激量就大;反之,提插的幅度小,频率慢,刺激量就小。

2. 捻转法 指将针刺入腧穴一定深度后,施以向前、后捻转动作,使针在腧穴内反复前后来回旋转的行针手法(图2-25)。

捻转角度的大小、频率的快慢、时间的长短等，须根据患者的体质、病情、腧穴的部位、针刺目的等具体情况而定。使用捻转法时，指力要均匀，角度要适当，一般应掌握在180°左右，不能过度单向捻针，否则针身易被肌纤维等缠绕，引起局部疼痛，导致滞针而使出针困难。一般认为捻转角度大，频率快，其刺激量就大；捻转角度小，频率慢，其刺激量则小。

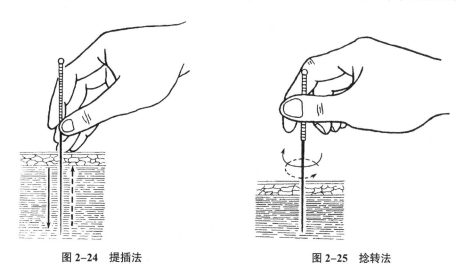

图 2-24 提插法　　　　　　　　图 2-25 捻转法

（二）辅助手法

行针辅助手法，是行针基本手法的补充，是以促使得气、加强针刺感应和行气为目的的操作手法。临床常用的行针辅助手法有以下八种：

1. 循法　医师用手指顺着经脉的循行径路，在腧穴的上下部轻柔循按的方法（图 2-26）。《针灸大成》指出："凡下针，若气不至，用指于所属部分经络之路，上下左右循之，使气血往来，上下均匀，针下自然气至沉紧。"说明此法能推动气血，激发经气，促使针后易于得气，此外循法还具有一定的行气作用。

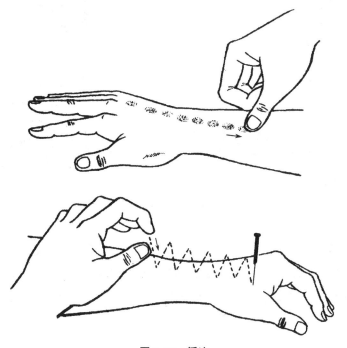

图 2-26 循法

2. 弹法　针刺后在留针过程中，以手指轻弹针尾或针柄，使针体微微振动的方法称为弹法（图2-27）。《针灸问对》曰："如气不行，将针轻弹之，使气速行。"本法有催气、行气的作用。

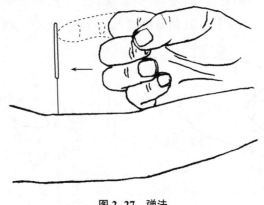

图 2-27　弹法

3. 刮法　毫针刺入一定深度后，以拇指或示指的指腹抵住针尾，用拇指、示指或中指指甲，由下而上或由上而下频频刮动针柄，或者用拇指、中指固定针柄，以示指指尖由上至下刮动针柄的方法称为刮法（图2-28）。本法在针刺不得气时用之可激发经气，如已得气者可以加强针刺感应的传导和扩散。

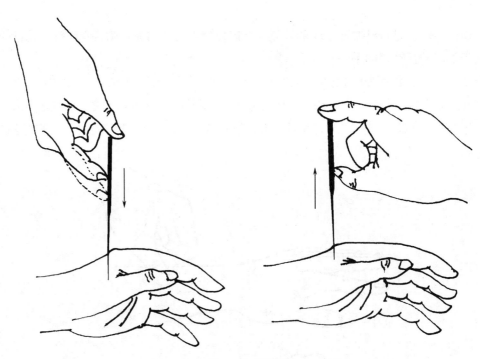

图 2-28　刮法

4. 摇法　毫针刺入一定深度后，刺手手持针柄，将针轻轻摇动的方法称摇法（图2-29）。《针灸问对》有"摇以行气"的记载，在《针灸大成》亦载有"针摇者：凡出针三部，欲泻之际，每一部摇一次……庶使孔穴开大也"。其法有二：一是直立针身而摇，以泻实清热；二是卧倒针身而摇，使经气向一定方向传导。

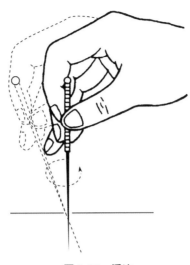

图 2-29　摇法

5.飞法　医师用刺手拇、示两指持针，细细捻搓数次，然后张开两指，一搓一放，反复数次，状如飞鸟展翅，故称飞法（图 2-30）。《医学入门》载："以大指次指捻针，连搓三下，如手颤之状，谓之飞。"本法的作用在于催气、行气，并使针刺感应增强，适用于肌肉丰厚部位的腧穴。

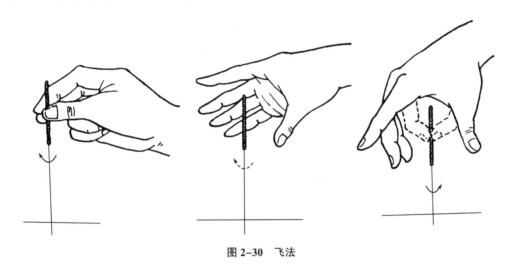

图 2-30　飞法

6.震颤法　针刺入一定深度后，刺手拇、示两指夹持针柄，使针身轻微震颤的方法称震颤法（图 2-31）。本法可促使针下得气，增强针刺感应。

7.搓法　指针刺入一定深度后，医师持针柄反复做单向捻转，如搓线状，使肌纤维适度地缠绕针体的方法（图 2-32）。《针灸问对》说："搓，下针之后，将针或内或外，如搓线之状，勿转太紧，令人肥肉缠针，难以进退。"本法有催气、加强针感的作用。

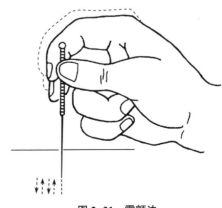

图 2-31　震颤法

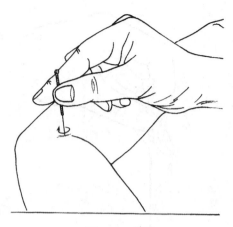

图 2-32   搓法

8. 按法   针刺得气后，医师用押手按压所刺腧穴的上方或下方，以控制针感走向的方法（图 2-33）。《针灸问对》中的"行针之时，开其上气，闭其下气，气必上行；开其下气，闭其上气，气必下行。如刺手足，欲使气上行，以指下抑之；使气下行，以指上抑之"即是此法。本法具有行气的作用。

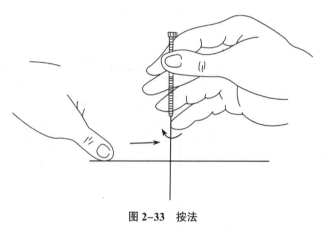

图 2-33   按法

五、留针法与出针法

（一）留针法

将针刺入腧穴并施行手法后，使针留置穴内称为留针。留针的目的是为了加强针刺的作用和便于继续行针施术。一般病症只要针下得气而施以适当的补泻手法后，即可出针或留针 10 ～ 30 分钟。但对一些特殊病症，如急性腹痛、破伤风、角弓反张，以及寒性、顽固性疼痛或痉挛性病症，可适当延长留针时间，有时留针可达数小时，以便在留针过程中做间歇性行针，以增强、巩固疗效。留针方法可分为静留针法和动留针法两种，临床中留针与否及选用何种留针方法要根据患者的疾病性质和身体状况灵活选用。

1. 静留针法   将针刺入穴位内，静置一段时间，期间不施行任何针刺手法的留针方法。《素问·离合真邪论》说"静以久留，以气至为故，如待所贵，不知日暮"，即是此法。静留针法，又可根据病症情况的不同，分别采取短时间静留针法和长时间静留针法。短时间静留针法，即留针

10 ～ 30 分钟，为临床所常用；长时间静留针法，可静留针几小时，甚而几十小时。

2. 动留针法　在留针期间，间歇进行行针操作、施以针刺手法的方法。可根据患者病情和留针时间的长短，每隔 5 ～ 10 分钟行针 1 次。该方法有助于保持或加强针感。

在留针期间，要密切注意患者的面色和表情以防晕针。此外在留针时，注意使患者姿势舒适、平稳，冬季注意保暖。

（二）出针法

出针，又称起针、退针。在施行针刺手法或留针达到预定针刺目的和治疗要求后，即可出针。《金针赋》说："出针贵缓，太急伤气。"《医经小学》也说："出针不可猛出，必须作三四次，徐徐转而出之则无血，若猛出必见血也。"《针灸大成》亦云："凡持针欲出之时，待针下气缓不沉紧，便觉轻滑，用指捻针，如拔虎尾之状也。"均说明出针应根据患者病症虚实、体质强弱、针刺深浅和腧穴特点等具体情况而灵活操作，以免影响疗效，甚或引起出血、血肿、针刺后遗感等不良后果。

出针时，医师先以押手持消毒干棉球轻轻按压于针刺部位，刺手持针做轻微提捻动作，感觉针下松动后，将针缓慢退至皮下，再将针迅速退出；然后用消毒干棉球按压针孔片刻。如针刺深度较浅，针下无紧涩感，也可迅速将针退出。

出针当重视先后顺序，一般而言，出针应按"先上后下、先内后外"的顺序进行。出针后应注意观察有无出血，尤其是头皮、眼眶等易出血的部位，出针后应用干棉球按压片刻，以免出血或血肿。出针后还要检查、核对针数有否遗漏，并及时处理针刺后遗感，嘱患者稍事休息，待患者气息调匀、情绪稳定后方可离开。

第四节　毫针刺法的基本要求

一、针刺得气

（一）针刺得气

1. 针刺得气的概念与指征

（1）得气的概念　"得气"一词首见于《素问·离合真邪论》："吸则内针，无令气忤，静以久留，无令邪布，吸则转针，以得气为故。"得气是指医师将毫针刺入腧穴一定深度后，施以一定的行针手法，使针刺部位产生经气感应，这种针下的经气感应又称"气至"或"针感"。临床上可以通过患者对针刺的反应与医师手下的感觉两方面加以判定。由此可见，得气是针刺过程中医患双方的同步感应。

（2）得气的指征　《标幽赋》中记载："轻滑慢而未来，沉涩紧而已至……气之至也，若鱼吞钩饵之沉浮，气未至也，如闲处幽堂之深邃。"这是古人对得气感觉的认识，结合临床可归纳为医患双方的感觉及反应，即主观感觉和客观表象两方面。

①主观感觉方面：又称自觉指征，是指医师与接受针刺治疗的患者各自的主观感觉和反应，是判定得气的主要指征。患者方面的感觉主要有酸、麻、胀、重、凉、热、触电、跳跃、蚁走，

以及特定条件下的疼痛等。医师方面的感觉主要指针下沉、涩、紧等感觉的变化。感觉的性质与机体反应性、疾病的性质和针刺部位密切相关。

②客观表象方面：又称他觉指征，是指医师或患者观察到的针刺腧穴局部紧张凸起、穴位处肌肉跳动、循经性皮疹等改变，临床上比较少见。

2. 针刺得气的作用 得气是针刺产生治疗作用的关键，是判定医师针刺操作正确与否、患者经气盛衰、疾病预后转归、临床治疗效果的重要依据，也是针刺过程中进一步实施手法的基础。

（1）得气是针刺取效的基础 《灵枢·九针十二原》指出："刺之要，气至而有效。"表明针刺的根本作用在于通过针刺腧穴，激发经气、疏通经络、调整阴阳、补虚泻实。针下得气，说明经气通畅，气血调和，神气游行，出入自如。

（2）得气是应用补泻的前提 《标幽赋》中记载了"既至也，量寒热而留疾；未至也，据虚实而候气"的操作方法，这是对得气反应与针刺操作手法关系的论述。《针灸大成》指出，"气之未至，或进或退，或按或提，导之引之，候气至穴而方行补泻"，并在"经络迎随设为问答"中强调"用针之法候气为先"，"察其气以为补泻……候气至，然后迎之、随之"，《难经·七十八难》中有"得气，因推而内之，是谓补；动而伸之，是谓泻"，都说明了得气是应用补泻的前提。

（3）得气是判定正邪的依据 针下得气的迟速是判断机体正气盛衰和病情轻重的重要依据。《针灸大成》指出："针若得气速，则病易愈而效亦速也；若气来迟，则病难愈而有不治之忧。"可见，得气迅速者，正气相对充足，经气旺盛，机体反应灵敏，见效较快，预后较好。如《标幽赋》所云："气速至而速效，气迟至而不治。"反之，正气虚损，经气衰弱，机体反应迟缓，得气慢，则疾病缠绵难愈且预后较差。《灵枢·终始》曰："邪气来也紧而疾，谷气来也徐而和。"《针灸大成》曰："若针下气至，当察其邪正，分清虚实。"说明针下之经气感应当有正、邪之分。故只有在得气的基础上，才能分辨正邪，而有针对性地施用不同补泻方法。

3. 影响得气的因素 一般情况下，取穴得当，针刺方向、角度、深浅适宜，多会出现得气感应。否则，就应当探究未能得气的根源，采取相应的方法，以促使尽快得气。影响针刺得气的因素主要包括以下几个方面。

（1）医师因素 医师因素包括取穴失准，行针手法不熟练，针刺角度、方向、深浅把握不当，医师注意力不集中等，医师要及时加以纠正。

（2）患者因素 患者因素包括个体禀赋、体格强弱，以及机体状态等原因。一般来说，新病、体形强壮者，得气较快；久病体衰者，得气较慢或较弱。实证得气较快；虚证得气较慢。有些患者阳气偏盛、神气敏感，容易得气，并可出现循经感传。多数患者机体阴阳之气无明显偏颇，气血润泽通畅，脏腑功能较好，故针刺时感应既不迟钝，亦不过于敏感，得气适时而平和。如属阴气偏盛的患者，多须经过一定的行针过程方有感应，或出针后针感仍然明显存在等，均是因人而异。

（3）环境因素 环境因素包括四时节气、雨雪阴晴、冷暖燥湿等原因。一般而言，天气清爽、室温适宜、干湿适度时针刺易于得气；反之，得气较慢或不易得气。如《素问·八正神明论》云："天温日明，则人血淖泽而卫气浮，故血易泻，气易行。天寒日阴，则人血凝泣而卫气沉。"

（二）促使得气的方法

1. 局部得气

（1）候气法 是指针刺入腧穴后，留针等待经气而至的方法，又称留针候气法。即是说，进针后经气不至，留针片刻，有候气、待气而至的作用。《素问·离合真邪论》说："静以久留，以气至为故，如待所贵，不知日暮。"候气时，可以安静等待较长时间，也可以间歇地运针，施以各种催气手法，直到气至而止。

（2）催气法　是指针刺入腧穴后，通过一些行针手法，催促经气速至针下的方法。如《神应经》说："用大指及示指持针，细细动摇、进退、搓捻，其针如手颤之状，谓之催气。"

（3）守气法　是指针下得气之后，使气留守勿去的方法。本法可使已经出现的得气感应保持一定的强度和时间。《灵枢·小针解》说："上守机者，知守气也。机之动不离其空中者，知气之虚实，用针之徐疾也。空中之机清静以微者，针以得气，密意守气勿失也。"针灸临床也有"得气容易守气难"之说，得气后若随意改变针尖部位或盲目提插，很容易使已出现的得气感应消失，故必须细心体察、密意守之。此时宜手不离针，或用拇、示两指持针不动，保证针尖不要偏离已得气的部位，或在原位施以轻巧的手法。

（4）调气法　从广义上讲，针刺的目的就是通过调整人体经络之气，使失去平衡的阴阳之气得到调理而归于平秘。故《灵枢·刺节真邪论》说："用针之类，在于调气。"《难经·七十二难》说："知其内外表里，随其阴阳而调之，故曰调气之方，必在阴阳。"临床上得气后可以使阻滞的经气流通，使"痛则不通"变为"通则不痛"，最终使疼痛减轻或消失。得气之后可以补虚、泻实，使过盛之气复平、不足之气得助，所以有"得气即为调气"之说。

从狭义上讲，调气法是指应用捻转、循摄、搓弹、按压，以及龙虎龟凤、通经接气等以调整经气方向的具体方法。《金针赋》所说的"及夫调气之法，下针至地之后，复人之分，欲气上行，将针右捻；欲气下行，将针左捻"即属此法。

2. 气至病所　气至病所之气，泛指经气而言，即针下的经气感应。气至病所是指通过一定的针刺手法，使针刺感应向着病变部位所在的方向扩延和传布，最终达到病变部位。循经感传是指针刺得气后，针感沿着经脉走行传导的现象。循经感传气至病所，是针刺所得之经气沿着经脉走行传导达到病变部位，是得气、行气的主要目的，亦是得气的最佳表现，从而达到调整阴阳平衡的目的，获得更好的临床疗效。循经感传气至病所的方法因人、因病而异，视机体反应状态灵活应用，同时也应根据施术者的经验来选择。若遇关节经气阻涩者，可用青龙摆尾和白虎摇头等法，并施以循摄法，使经气通关过节。

二、治神与守神

治神与守神包括医师与患者两个方面。一是指医师专心致志地投身于针刺治疗的全过程；二是指患者专心入微地配合医师完成治疗。治神、守神是针刺治疗的前提与根本，贯穿整个针刺治疗过程，并且直接影响针刺疗效。

"神"是指人体生命活动的外在表现，是对人体精神意识、思维活动，以及脏腑、气血、津液活动外在表现的高度概括。《素问·宝命全形论》曰："凡刺之真，必先治神。"《灵枢·本神》曰："凡刺之法，先必本于神。"两者都明确指出治神的必要性。《灵枢·九针十二原》曰："粗守形，上守神。"指出守神的重要性。针刺必须以"神"为根本，强调"神"在针刺治疗中的作用。治神与守神不仅影响针刺临床疗效，也是衡量针灸医师水平高低的标准。

（一）治神意在得气

治神，是指医师意念集中，并且根据患者精神、意识及全身情况进行施针，目的是为得气。

同时，患者也需要心平气和，思想集中于医师施术之处，促使针下得气或气至病所。《灵枢·官能》说："用针之要，勿忘其神。"治神要始终贯穿针刺操作的全过程。治神的关键是医师认真审视患者的机体强弱、病位深浅、邪正盛衰、气血虚实，以及阴阳失衡的状态而决定用针之法，方能得气取效。

（二）守神意在守住所得之气

针刺得气后需要守气，勿使气散，以增强针刺疗效。守神涵盖医师和患者两个方面。其一要求医师专心体察针下感应，并根据患者神气的变化及时施以手法；其二要求患者专心体会针刺感应，以配合医师行针，促使气至病所，达到增强疗效的目的。《素问·宝命全形论》说："如临深渊，手如握虎，神无营于众物。"《标幽赋》说："目无外视，手如握虎，心无内慕，如待贵人。"古人十分强调医师在针刺过程中须要全神贯注。《灵枢·本神》又说："是故用针者，察观病人之态，以知精神魂魄之存亡得失之意。"即强调守神是医师通过观察患者的反应，掌握其脏腑精气的盛衰，把握适当的时机施以相应的针刺方法，以维系针下所得之气。《素问·针解》曰："必正其神，欲瞻病人目，制其神，令气易行也。"针刺过程中，医师守神可静候气至，正确体察针下指感以辨气，准确判断机体状态，合理调整针刺的深浅、方向和手法；引导患者守神则可意守病所，促使针下得气、经气畅达。当经气已至，要慎守勿失，以期获取理想的调控效果。

现代医家主张，基于"神"的理论，应赋予治神与守神具体内容，使其具有可操作性。即医师在实施手法的同时，应指导患者活动相关部位和（或）精神活动。通过调动患者自身治疗疾病的潜能，共同达到治疗的目的。

第五节　针刺补泻

针刺补泻是针刺治病的重要环节之一，是毫针刺法的核心内容。针刺补泻理论的建立源于《黄帝内经》，如《灵枢·经脉》说："盛则泻之，虚则补之，热则疾之，寒则留之，陷下则灸之。"《灵枢·九针十二原》言："虚实之要，九针最妙，补泻之时，以针为之。"《灵枢·终始》说："凡刺之道，气调而止，补阴泻阳，音气益彰。"

一、针刺补泻的概念

针刺补泻，是指在针刺得气的基础上，采用适当的针刺手法补益正气或疏泄病邪，从而调节人体脏腑经络功能，促使阴阳平衡，恢复人体健康的针刺方法。

中医理论认为"阴平阳秘，精神乃治"。临床实践表明，阴阳平衡与邪正盛衰变化的关系密切，《素问·通评虚实论》曰："邪气盛则实，精气夺则虚。"针刺调节阴阳平衡通过"补虚泻实"来实现，而"补虚泻实"则通过特定的针刺操作手法完成。其中能鼓舞人体正气，使低下的机能状态恢复正常的针刺手法，即为"补法"；能疏泄病邪，使亢进的机能状态恢复正常的针刺手法，即为"泻法"。

二、针刺补泻的原则

1. 补虚泻实　《灵枢·九针十二原》说："凡用针者，虚则实之，满则泄之，菀陈则除之，邪胜则虚之。"《灵枢·经脉》则说："盛则泻之，虚则补之，热则疾之，寒则留之，陷下则灸之，不盛不虚以经取之。"两者阐释了针刺补泻的基本原则——补虚泻实，同时也说明了针刺补泻一定是通过具体的针刺操作手法来实现的。

2. 补泻先后　虚实夹杂之时，应注意分清正虚与邪实的主次。如邪盛正虚，但正气尚能耐攻，或同时兼顾补虚反会助邪的病症，当先泻后补；正虚邪实，以正虚为主，或因正气过于虚弱，泻法更亦伤正的情况下，应先补而后泻。

虚实相倾、阴阳相移之时，更应注意补泻的先后。《灵枢·终始》曰："阴盛而阳虚，先补其阳，后泻其阴而和之；阴虚而阳盛，先补其阴，后泻其阳而和之。"说明先保正气、后祛邪气，是处理复杂情况的根本所在。

3. 适度补泻　《灵枢·根结》说："形气不足，病气不足，此阴阳气俱不足也，不可刺之，刺之则重不足，重不足则阴阳俱竭。"说明针刺补泻的应用具有一定的适应范围，在人体阴精阳气、形体气血俱虚的情况下，不宜采用针刺补泻，而以药物治疗为主。

三、针刺补泻的依据

《灵枢·小针解》说："气盛不可补也……气虚不可泻也。"《灵枢·邪气脏腑病形》言："补泻反则病益笃。"《难经·七十三难》也说："补者不可为泻，泻者不可为补。"《难经·八十一难》则说："无虚虚实实，损不足而益有余。"这些论述，均说明补泻手法的正确应用与否是临床取效的关键，而正确应用补泻手法又必须从临床寻求依据。

1. 辨别虚实　施治前必须通过四诊合参对病症做出正确的判断，辨明虚实，作为针刺补泻的依据。《灵枢·根结》云："必审五脏变化之病，五脉之应，经络之实虚，皮之柔粗，而后取之也。"人体疾病的虚实变化可表现在脏腑、经络、脉象、皮肤等诸多方面，正如《素问·调经论》所言："神有余有不足，气有余有不足，血有余有不足，形有余有不足，志有余有不足。"面对一些复杂情况，应综合四诊得到的信息，并遵循《灵枢·通天》所云："谨诊其阴阳，视其邪正，安容仪，审有余不足，盛则泻之，虚则补之，不盛不虚以经取之。"

《黄帝内经》更强调要将脉象的不同变化，作为确定病症虚实、针刺补泻的依据。譬如《灵枢·九针十二原》云："凡将用针，必先诊脉，视气之剧易，乃可以治也。"《灵枢·经脉》又云："经脉者常不可见也，其虚实也，以气口知之。"

2. 审察经络　针刺临床应用补泻手法，还要在脏腑、气血、阴阳、辨证的基础上，注重审察经络的虚实情况。《灵枢·刺节真邪》说："用针者，必先察其经络之实虚，切而循之，按而弹之，视其应动者，乃后取之而下之。"说明经络的虚实现象，可以从切循、按弹和针下感应加以辨别。凡表现出麻木、厥冷、陷下、瘦弱、针下空虚和感觉迟钝等现象者，为经脉之虚证；表现出疼痛、红肿、硬结、肥大、针下紧涩和感觉过敏等现象者，为经脉之实证。

审察经络还体现在针刺过程中，细心体察指下气血正邪活动的状态，然后根据经气的虚实情况施行补泻。《灵枢·小针解》曰："粗守关者，守四肢而不知血气正邪之往来也。上守机者，知守气也……其来不可逢者，气盛不可补也。其往不可追者，气虚不可泻也。"

3. 审察形神　《灵枢·终始》曰："凡刺之法，必察其形气。"《灵枢·本神》说："凡刺之法，先必本于神……是故用针者，察观病人之态，以知精、神、魂、魄之存亡，得失之意，五者已伤，针不可以治之也。"既说明了形神的辩证关系，又强调了对形神的把握在临床补泻中的重要作用。

《灵枢·寿夭刚柔》曰："人之生也，有刚有柔，有弱有强，有短有长，有阴有阳。"即是说施治前的观察也应包含对患者素有体质，以及形态强弱、神气盛衰的观察。《灵枢·通天》曰："盖有太阴之人，少阴之人，太阳之人，少阳之人，阴阳和平之人。凡五人者，其态不同，其筋骨气血各不等。"将个体的体质差异分为"五态"，并指出："古之善用针艾者，视人五态乃治之，盛者泻之，虚者补之。"在临床上虽然不能机械地拘守"五态"来施行治法，但必须了解患者平素体质的强弱及阴阳属性，作为施治的参考和依据。

四、单式补泻手法

1. 徐疾补泻　徐疾补泻是主要依据针体在穴位中进内、退外动作的快慢，以及出针、按闭穴位的快慢来区分补泻的针刺手法。

《灵枢·九针十二原》说："徐而疾则实，疾而徐则虚。""刺之微在速迟者，徐疾之意也。"对徐疾补泻提出了基本术式要求，"徐"为缓慢之意，"疾"为快速之意。《灵枢·小针解》说："徐而疾则实者，言徐内而疾出也，疾而徐则虚者，言疾内而徐出也。"

进针后，浅层得气，随之缓慢进针至一定深度，再迅速退针至浅层，反复施行，重在徐入，是为补法。快速进针至一定深度，得气后，随之缓慢退针至浅层，反复施行，重在徐退，是为泻法（图 2-34）。速度是表象，重点是力度。

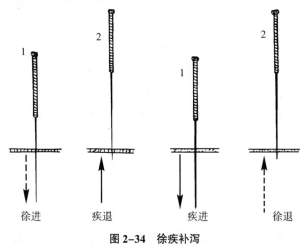

图 2-34　徐疾补泻

2. 提插补泻　提插补泻是主要依据实施提插手法时用力轻重的变化来区分补泻的针刺手法。

《难经·七十八难》说："得气，因推而内之，是谓补；动而伸之，是谓泻。"李梃《医学入门》说："凡提插，疾提慢按如冰冷，泻也；慢提紧按火烧身，补也。"后世医家根据此说，将提插补泻发展、演变成多种操作方法。

针刺得气后，在针下得气处反复施行小幅度的重插轻提手法，以下插用力为主，为补法；针刺得气后，在针下得气处反复施行小幅度的轻插重提手法，以上提用力为主，为泻法（图 2-35）。

3. 捻转补泻　捻转补泻是主要依据向不同方向捻转时用力轻重的不同以区分补泻的针刺手法。

窦汉卿《针经指南》中"以大指次指相合，大指往上进，谓之左；大指往下退，谓之右"及《针灸大成》中"左转从阳，能行诸阳；右转从阴，能行诸阴"为捻转补泻奠定了基础。

针刺得气后，在针下得气处反复施行捻转手法，拇指向前捻转时用力重（左转），指力下沉，拇指向后还原时用力轻，为补法。针刺得气后，在针下得气处反复施行捻转手法，拇指向后捻转时用力重（右转），指力上浮，拇指向前还原时用力轻，为泻法（图 2-36）。

4. 迎随补泻 迎随补泻是主要依据针刺方向与经脉气血运行方向的顺逆以区分补泻的针刺手法。

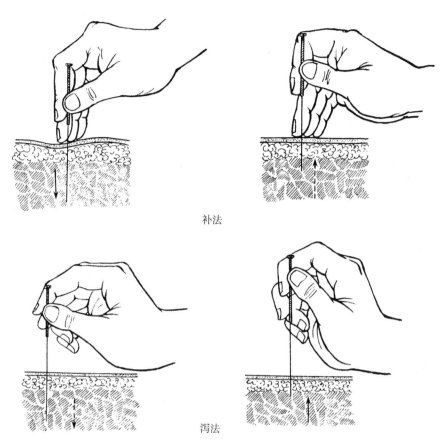

补法

泻法

图 2-35 提插补泻

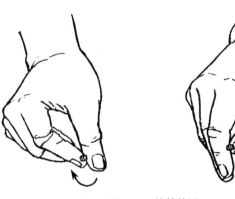

图 2-36 捻转补泻

《灵枢·终始》说："泻者迎之，补者随之，知迎知随，气可令和。"《难经·七十二难》说："所谓迎随者，知荣卫之流行，经脉之往来也。随其逆顺而取之，故曰迎随。"后世医家多据此演化成迎随补泻方法。

进针时针尖随着经脉循行方向刺入为补法，针尖迎着经脉循行方向刺入为泻法。

5. 呼吸补泻 呼吸补泻是主要依据针刺进退与患者呼吸状态配合以区分补泻的针刺手法。

《针灸大成》中"欲补之时，气出针入，气入针出；欲泻之时，气入入针，气出出针"，即阐明了呼吸补泻的操作要点。

令患者深呼气时进针，得气后，依呼进吸退之法行针，患者深吸气时出针，为补法；令患者深吸气时进针，得气后，依吸进呼退之法行针，患者深呼气时出针，为泻法。

6. 开阖补泻 开阖补泻是主要依据出针之时，是否按闭针孔以区分补泻的针刺手法。

《素问·刺志论》中"入实者，左手开针空也，入虚者，左手闭针空也"，即是开阖补泻的由来。

出针后迅速按压针孔片刻，为补法；出针时摇大针孔且不加按压，为泻法。

7. 平补平泻 平补平泻是主要依据捻转、提插幅度和频率均等的方式，取得适当针感的针刺手法。

《灵枢·五乱》云："徐入徐出，谓之导气，补泻无形，谓之同精，是非有余不足也。"

进针至穴位一定深度，用缓慢的速度，均匀平和用力，边捻转、边提插，上提与下插、左转与右转的用力、幅度、频率相等，并注意捻转角度要在 90°～180° 之间，提插幅度尽量要小，从而使针下得气，留针 20～30 分钟，再缓慢平和地将针渐渐退出。

本法适用于虚实夹杂及虚实不太明显的病证，已成为目前临床普遍应用的针刺手法。

五、复式补泻手法

复式补泻手法是多种单式补泻手法的组合应用，操作较为复杂，多由金元以后的针灸医家所创立，系统地记载于《金针赋》中，主要有烧山火、透天凉、阳中隐阴、阴中隐阳、子午捣臼、进气与龙虎交战、留气、抽添等手法，又称为"治病八法"。复式补泻手法的代表烧山火、透天凉是大补大泻，补泻手法加上行气法是仿生学的四组手法：龙虎龟凤。现代临床运用中，复式补泻手法的操作步骤较多，《金针赋》对其操作步骤和部分术式进行了规范化处理，明确了大致的操作次数，即分别以九或六作为基数，一般补法用九阳数，泻法用六阴数。

1. 烧山火 烧山火手法源于《素问·针解》中"刺虚则实之者，针下热也，气实乃热也"，但缺少具体的操作方法与名称。《针经指南》载有"寒热补泻法"之名，具体操作方法见于《金针赋》，其中明确了针感要求。

烧山火手法的基本操作顺序是先浅后深、三进一退，具体手法以提插、呼吸、开阖等为主，以针下产生热感为基本要求，具有使机体阳气日隆、热感渐生、阴寒自除的作用，适用于顽麻冷痹等虚寒之证。具体操作方法：将腧穴的可刺深度，分作浅、中、深三层（或天、人、地三部）。针至浅层得气；再先浅后深，逐层（部）施行紧按慢提法（或捻转补法）九数；然后一次将针从深层退至浅层，称之为一度（三进一退）。如此反复施术数度，待针下产生热感，即留针于深层。进出针时可结合呼吸补泻、开阖补泻一同操作。如呼气时进针插针，吸气时退针出针，出针后迅速扣闭针孔；进针时还可以辅助使用押手重切，这些均有助于提高手法操作的成功性（图2-37）。

2. 透天凉 透天凉手法源于《素问·针解》"满而泄之者，针下寒也，气虚乃寒也"，但也缺少具体的操作方法与名称，具体操作方法见于《金针赋》，其中亦明确了针感要求。

透天凉手法的基本操作顺序是先深后浅、一进三退，具体手法以提插、呼吸、开阖等为主，针下产生凉感为基本要求，具有使机体阴气渐隆、凉感渐生、邪热得消的作用，适用于火邪热毒等实热之证。具体操作方法：将腧穴的可刺深度分作浅、中、深三层（或天、人、地三部）。针至深层得气；再先深后浅，逐层（部）施行紧提慢按（或捻转泻法）六数；然后 1 次将针从浅层进至深层，称之为一度（一进三退）。如此反复施术数度，待针下产生凉感，即留针于此。进出针时可结合呼吸补泻、开阖补泻一同操作。如吸气时进针插针，呼气时退针出针，出针时摇大其孔，不扪其穴，进针时控制押手轻压腧穴，这些均有助于提高手法操作的成功性（图2-38）。

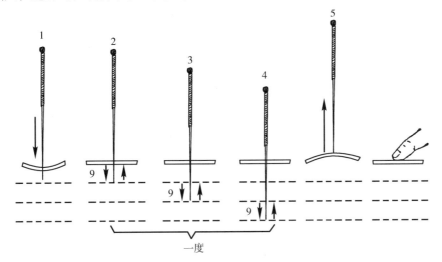

图2-37　烧山火法

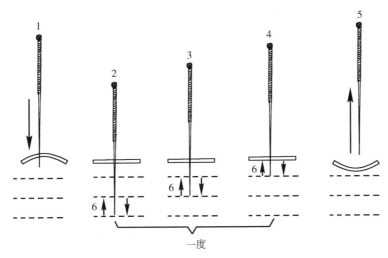

图2-38　透天凉法

注意事项：烧山火与透天凉两法主要以徐疾补泻为技术核心，表现为三进一退或一进三退；以提插补泻手法为基本动作，表现为紧按慢提或紧提慢按；同时结合九六术数理论、呼吸、开阖等法。临床上操作熟练、规范才能取得相应的针刺效应。

应用烧山火或透天凉法，以选用肌肉比较丰厚处的穴位为宜；当基础针感较强时，手法操作幅度不宜过大，重复次数不宜太多；更不可强力施行，以免引起患者疼痛；基础针感的把握，以及押手的合理应用也是提高手法操作成功的条件之一。

总之，临床上烧山火和透天凉两法的具体操作方法，各医家虽略有不同，但其基本原则皆遵循《金针赋》施行。

六、影响针刺补泻的因素

1. 机体的功能状态　影响针刺作用效应的决定因素是机体的功能状态。当机体功能状态低下而呈虚证时，针刺可以起到扶正补虚的作用；当机体功能状态亢进，或因实热、邪闭面呈实证时，针刺可以起到清热启闭、祛邪泻实的作用。如胃肠功能亢进而痉挛疼痛时，针刺可解痉止痛；胃肠功能抑制而腹胀纳呆时，针刺可促进胃肠蠕动，消除腹胀，增进食欲。

2. 腧穴相对特异性 腧穴的临床主治功用不仅具有普遍性，还具有一定的相对特异性。诸如关元、气海、命门、膏肓等腧穴，能鼓舞人体正气，促使功能旺盛，具有强壮作用，适于补虚。诸如水沟、委中、十二井、十宣等腧穴，能疏泄病邪，抑制人体功能亢进，具有祛邪作用，适于泻实。当施行针刺补泻时，应结合腧穴作用的相对特异性，有助于取得更好的针刺补泻效果。

3. 针刺手法 患者的功能状态，以及具有特殊作用的腧穴的选择，是影响补泻效果的基础条件，针刺手法是激发、促进腧穴功能特性发挥，改善机体反应状态的手段，是取得补泻效果的关键因素，是临床治疗过程的体现。

同时，不同规格针具的选用，刺入角度、方向与深度的选择，也会影响针刺补泻作用的发挥。

第六节 其他毫针刺法

临床实践中，针刺操作可以结合腧穴的局部解剖特点，以及病症治疗的需要，而形成不同的针刺特色。如通过不同的针刺角度与方向的改变，以一针透达两个或更多的穴位，形成了透穴刺法；或依照取穴、用针数量的多少而形成的局部多针刺法；还有结合患者自身功能活动以提高临床疗效的运动针法。

一、透穴刺法

透穴刺法是针刺时借助不同的针刺角度、方向与深度的调整，以达到一针透达两个或更多穴位的针刺方法，此法又称为"透穴"或"透刺"。

《灵枢·官针》中已有"合谷刺"等类似针法的描述，金元时期的医家王国瑞所著的《扁鹊神应针灸玉龙经》有"偏正头风最难医，丝竹金针亦可施，沿皮向后透率谷，一针两穴世间稀"及"口眼㖞斜最可嗟，地仓妙穴连颊车"等记载，即是透刺针法的具体应用。《针经指南》《针方六集》《针灸大成》等针灸文献，也记录了大量透穴刺法的适应证和操作方法。清代医家周树冬所著的《金针梅花诗钞》中也对透穴进行了全面的论述与总结。

1. 操作方法

（1）直透法 选择肢体阴阳表里相对的两个腧穴，从其一腧穴直刺进针，得气后，再刺达另一腧穴皮下的方法。多适用于四肢部位的腧穴。

（2）斜透法 选择肢体阴阳表里相对的两个腧穴，从其一腧穴斜刺进针，得气后，再刺达另一腧穴皮下的方法；亦可选择肢体同一层面的两个腧穴，先在其一腧穴直刺进针，得气后，再斜向刺达另一个腧穴皮下。多适用于四肢部位或同一经脉上的腧穴。

（3）平透法 选择位于肢体同一个层面的两个腧穴，从其一腧穴平刺进针，得气后，刺达第二个腧穴皮下的方法。多适用于头面部、胸背及肌肉浅薄部位的腧穴。

（4）多向透刺法 选择腧穴较为密集的部位，以其中任一腧穴为进针点，或直刺或斜刺进针，得气后，将针依次刺向其他腧穴。多适用于肌肉丰厚部位的腧穴。

2. 临床应用 透穴刺法具有用针数量少、刺激穴位多、针刺感应强、适应范围广等特点；既可减少进针的疼痛，又有利于多穴位协同增效。此法适用于针灸临床诸如头痛、面神经麻痹、中风偏瘫、胃下垂、子宫下垂、肩关节周围炎、软组织损伤、精神疾病和神经官能症等多种疾病。

3. 注意事项

（1）熟悉腧穴解剖结构，防止针刺异常情况发生。

（2）以针刺得气为度，不宜刺透对侧腧穴皮肤。

（3）透刺过程中的行针手法不宜过强。

（4）透穴刺法留针时间一般为 20 ～ 30 分钟。

二、局部多针刺法

局部多针刺法，是指针刺时使用多支毫针，以不同的组合与排列方式，同时刺激病变局部或者腧穴，以达到多针协同增效的针刺方法。

《灵枢·官针》记载的"九刺""五刺""十二刺"等刺法中的傍针刺、齐刺、扬刺，以及现代临床常用的围刺法等均属于此范畴。

1. 傍针刺法 以病变局部或腧穴为中心，直刺一针，再于其近旁斜向加刺一针，正傍配合，故称傍针刺法（图 2-39）。此法源于《灵枢·官针》，云："傍针刺者，直刺、傍刺各一，以治留痹久居者也。"

（1）操作方法 一般以痛点或某一腧穴为中心，直刺一针，得气后，再在其旁 0.5 ～ 1 寸处斜向刺入一针，针尖靠近直刺的毫针针尖，两针的针刺深度大致相同。

（2）临床应用 适用于痛点固定、压痛明显、病程日久的病症。如头痛、关节痛、腰背痛、足跟痛、腰椎增生症和肌纤维组织炎等。

2. 齐刺法 以病变局部或腧穴为中心，直刺一针，再于其两旁各刺一针，三针齐用，故称齐刺法（图 2-40）。此法源于《灵枢·官针》，云："齐刺者，直入一，傍入二，以治寒气小深者。或曰三刺，三刺者，治痹气小深者也。"

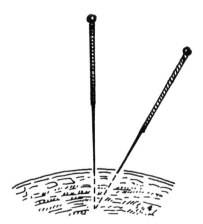

图 2-39 傍针刺法

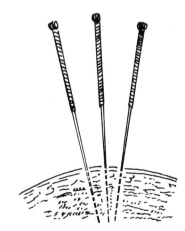

图 2-40 齐刺法

（1）操作方法 一般以痛点为中心，直刺一针，得气后，再在其两旁（或上下，或左右）0.5 ～ 1 寸处斜向刺入两针。针尖靠近直刺的毫针针尖，三针的针刺深度大致相同。

（2）临床应用 与傍针刺法的临床应用相近。

3. 扬刺法 在病变中心部位直刺一针，然后在其四周各浅刺一针，刺的部位较为分散，故称扬刺（图2-41）。此法源于《灵枢·官针》，云："扬刺者，正内（纳）一，傍内（纳）四而浮之，以治寒气之博大者也。"

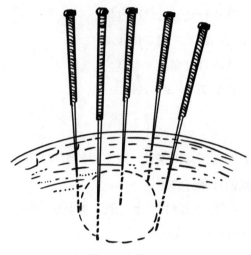

图2-41　扬刺法

（1）操作方法　选取病变中心部位直刺一针，得气后，再于其上下左右（即病变部位的周边）向病变中心各斜刺一针，五针的针刺深度大致相同。

（2）临床应用　适用于病变范围大、病变位置较浅、寒邪凝滞为主的病症。如风湿痛、皮神经炎和软组织损伤等。近代的梅花针叩刺法即为扬刺法的演变。

4.围刺法　以病变部位为中心，在其边缘多针直刺或平刺，形成包绕病变之势的多针刺法。此法由扬刺法发展而来，应用更为广泛。

（1）操作方法　根据病变之大小深浅，选择长短适宜的毫针，围绕病变区域周边，或斜刺或平刺数针，进针深浅与针刺方向可根据病变性质和病灶大小决定。

（2）临床应用　适用于局限性肿块、结节、麻木等病症，以及部分皮肤病变。如四肢关节软组织损伤、肱骨外上髁炎、荨麻疹、带状疱疹等。

三、运动针法

运动针法是指在针刺得气的基础上，医师实施行针手法的同时，令患者活动患处或相关部位，医患配合、提高临床疗效的针刺方法。本法的特点在于针刺过程中强调患者的运动配合。因其强调医师和患者间的配合互动，又称互动式针刺法。

1.操作方法

（1）针刺方法　常规针刺操作得气后，医师继续实施或提插或捻转或提插捻转的手法1～2分钟，同时指导患者做相关的功能活动，每隔5～10分钟施行1次，2～3次为宜。实施行针手法应由弱变强，并注意观察患者反应，防止过于疼痛或发生晕针。

（2）运动方式　患病部位不同，患者进行功能活动的方式也有所不同。关节部位的运动方式以屈伸、旋转形式为主，如做行走、举臂、摇臂，甚或负重举臂、手指精细动作等；五官九窍等部位的运动方式以其生理活动为主，如做吞咽、叩齿、缩肛、发音等动作；内脏或胸腹部的运动方式以呼吸活动为主，例如岔气、胸闷等病症的患者以做胸式或腹式深呼吸为主。

无论患者做何种方式的运动，其速度都应由慢变快，幅度由小到大，渐至生理活动极限；可以间歇进行，某些病症可逐步向疼痛明显的方向去强化活动。

（3）选穴原则　以远道取穴为主。一般是病在上取之下，病在下取之上；病在左取之右，病在右取之左；病在中，取之外。

2. 临床应用　此法适用于急性腰扭伤、肩关节周围炎、软组织损伤和中风偏瘫等运动障碍性疾病。

3. 注意事项　患者的体位选择要适合活动患处，并有助于保持针刺部位的相对稳定。因需反复施行手法，加之患者的活动，要防止滞针或弯针。

第七节　分部腧穴刺法

针刺临床要辨证施治，结合患者病情、病症等具体情况，合理选择腧穴与刺法。但具体操作时，熟悉针刺部位的解剖特点，选择更为恰当的针刺角度、方向与深度，更有助于提高针刺治疗效果，防止针刺意外的发生。

一般而言，部位相近的腧穴，其针刺方法也相近，在此结合人体解剖学相关知识，择要阐述身体各部位的常规针刺方法。

一、头面颈项部腧穴刺法

1. 头部腧穴刺法

（1）一般刺法　头部腧穴，可直刺 0.1 ～ 0.2 寸，或斜刺 0.5 ～ 1.5 寸。多选用快速刺入的方法，斜刺时，针刺方向可以按照顺逆经脉循行方向来选择，或从操作便利角度，或从上往下，或从前往后进行针刺，针体与皮肤成 30° 角左右进针，针尖抵达帽状腱膜下层，行针手法以捻转为主。

（2）注意事项　头部血运丰富，出针后要多加按压，以防出血。小儿囟门未闭时，禁刺囟会穴。头部头发较为密集，容易出现落针的情况，务必要核对针数。

2. 眼部腧穴刺法

（1）一般刺法　针刺承泣、睛明、球后等穴时，嘱患者闭目，用押手轻推眼球，以充分暴露针刺部位，针沿眼眶内缘缓慢刺入 0.3 ～ 0.7 寸，不宜超过 1.5 寸。一般不行提插手法，手法要轻。出针后，用消毒干棉球按压针孔 2 ～ 3 分钟。

（2）注意事项　眼区血运丰富，但组织疏松，血管移动性大，而提插等手法更易导致针刺出血，要慎重使用。针刺过深，又易伤及视神经，患者会感到头痛、头晕，继而感觉眼内有火光闪烁，甚至伴有恶心、呕吐等。此时应立即退针，若继续深刺，则针尖透过眶上裂至海绵窦，造成颅内出血，引起剧烈头痛、恶心、呕吐，严重者会导致休克、死亡。若进针时贴近眼球或眼球未用押手固定，则容易刺中眼球。

3. 耳部腧穴刺法

（1）一般刺法　针刺耳门、听宫、听会三穴，须嘱患者微微张口放松，直刺或稍向后斜刺 0.5 ～ 1 寸。针刺完骨穴时，宜向下斜刺 0.5 ～ 0.8 寸；针刺翳风穴，则宜直刺 0.8 ～ 1 寸，或向内下斜刺 0.5 ～ 1 寸。

（2）注意事项　留针期间，口颊自然放松。翳风穴深部正当面神经从颅骨穿出处，故进针时不宜过深，以免损伤面神经。

4. 面部腧穴刺法

（1）一般刺法 额部及颞部腧穴横刺 0.3 ～ 0.8 寸，攒竹可向下透刺睛明，治疗目疾，向外透刺鱼腰，治疗面瘫不能皱眉；印堂穴多向下平刺 0.3 ～ 1 寸；丝竹空、瞳子髎、太阳穴多向后平刺 1 ～ 1.5 寸；四白穴多直刺或向下斜刺 0.2 ～ 0.5 寸；水沟、素髎穴多向上斜刺；地仓、颊车穴可透刺；迎香穴多直刺或沿鼻向上斜刺；大迎穴针刺时避开动脉；地仓、颊车穴可相互透刺，治疗面瘫。

（2）注意事项 四白穴直对眶下孔（内含眶下动、静脉），极易刺伤，造成出血。《铜人腧穴针灸图经》云："凡用针稳审方得下针，若针深即令人目乌色。"所以此穴不可深刺，出针后亦需按压针孔，防止出血。

5. 项部腧穴刺法

（1）一般刺法 针刺哑门、风府等穴多向下颌方向刺入 0.5 ～ 1 寸，风池穴可向鼻尖方向刺入 0.5 ～ 1 寸。

（2）注意事项 针刺哑门、风府及风池穴过深、角度不当，会刺伤延髓，故要严格控制针刺角度和深度（图 2-42）。针刺时，若针刺至寰枕后膜时，伴阻力感增大；当针进入蛛网膜下腔时，则有落空感；当针刺入延髓时，针刺为松软感，同时患者有触电样感觉向肢端放散，伴有濒死样感觉等神经异常，轻者可伴有头项强痛、恶心呕吐、头晕、眼花、心慌、汗出、表情淡漠或嗜睡等症，重者还可见呼吸困难、神志昏迷、抽搐、瘫痪，甚至死亡等延髓出血现象。

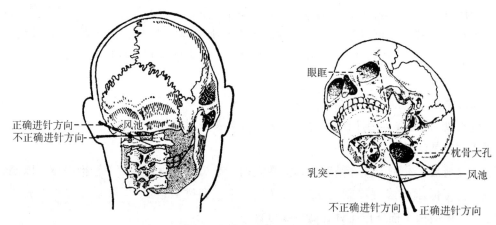

图 2-42 风池穴解剖与针刺

6. 颈部腧穴刺法

（1）一般刺法 多直刺、浅刺，深度多在 0.3 ～ 0.8 寸，避开颈部动脉，进针宜缓，少行手法，辅助手法以刮法、震颤法为宜。针刺人迎穴时，先用押手扪住搏动的颈总动脉，刺手沿动脉内侧刺入 0.2 ～ 0.8 寸；针刺天突穴时，先直刺入皮下 0.2 ～ 0.3 寸深，再沿胸骨柄与气管之间向下缓慢刺入 0.5 ～ 1 寸（图 2-43）。

（2）注意事项 颈部腧穴须确定胸锁乳突肌，以及颈动脉位置等，才能有助于保证针刺安全。颈部内组织松弛，针感多为松软感，若有其他异样感觉应停止针刺，以防意外发生。若针下柔软有弹性，搏动明显，则说明刺中动脉；若刺中迷走神经，会使心率减慢、冠状血管收缩，患者感到胸闷、气短、心悸、面色苍白等，严重危及生命；若针下遇到坚韧而有弹性的阻力，患者感觉喉中发痒，说明此时刺中气管。

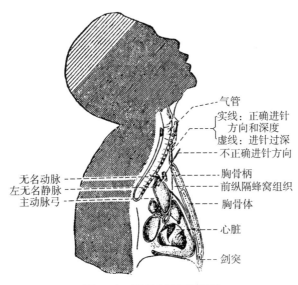

图 2-43 天突穴解剖与针刺

二、胸腹部腧穴刺法

1. 胸部腧穴刺法

（1）一般刺法 胸部腧穴多以斜刺或平刺为主，刺入 0.5 ～ 0.8 寸为宜。其中任脉所属腧穴多平刺。针刺膻中穴时，一般向下平刺，治疗乳房疾患则向外平刺。乳中穴不针不灸，仅作为定位标志。位于肋间隙中的腧穴，一般沿肋骨间隙向外斜刺或平刺，而针刺乳根穴时，多向上方平刺。

（2）注意事项 胸部内含心、肺等重要脏器，无论斜刺、平刺，其深度均不宜深入胸廓。针刺角度也多小于 25°。

2. 胁肋部腧穴刺法

（1）一般刺法 多向下或外侧方向斜刺 0.5 ～ 0.8 寸。章门、京门等穴可直针浅刺。

（2）注意事项 胁肋部内有肝、脾等重要脏器，故不宜深刺，对于肝脾大者更应注意。

3. 腹部腧穴刺法

（1）一般刺法 腹部腧穴大多可直刺 0.5 ～ 1.5 寸。上、下腹部宜浅刺，或向下斜刺；神阙穴多选用灸法，以隔盐灸或艾卷灸为主；脐周腧穴可适当深刺。腹部行针手法以小幅度提插捻转或震颤法等为主。

（2）注意事项 上腹部腧穴深刺易伤及肝脏，引起肝出血；若刺中胃，再加上大幅度提插捻转，将胃内容物带入腹腔，可能引发腹膜炎，尤其是胃过度充盈时；针刺下腹部腧穴如曲骨、中极、横骨、关元等腧穴时，应嘱患者排空膀胱后针刺为宜。腹部行针不宜幅度过大，防止刺破肠壁。孕妇禁用或慎用。

三、背腰骶部腧穴刺法

1. 背部腧穴刺法

（1）一般刺法 胸椎棘突呈叠瓦状向下排列，故针刺督脉腧穴，多沿棘突间隙向上斜刺，刺入 0.5 ～ 1 寸。针刺膀胱经第 1 侧线的腧穴，多浅刺，或向脊柱斜刺 0.5 ～ 0.8 寸；针刺膀胱经第 2 侧线的腧穴，多浅刺，或沿肩胛骨缘向下斜刺或平刺 0.5 ～ 0.8 寸；斜刺时针刺的角度以小于 25° 为宜。

（2）注意事项　针刺督脉穴过深会出现落空感，提示刺入脊髓腔，应立即停止进针，否则可伤及脊髓。针刺膀胱经腧穴时，以保证不刺入胸廓内为基本要求。通过棘突和肩胛骨等骨性标志定位。

2. 腰部腧穴刺法

（1）一般刺法　腰椎棘突呈垂直板状，故针刺督脉腧穴，多直刺 0.5～1.5 寸。针刺膀胱经腧穴以直刺、浅刺为主。

（2）注意事项　针刺督脉穴过深会出现落空感，提示刺入脊髓腔，应立即停止进针。脊柱两侧的腧穴，如胃俞、三焦俞、肾俞、志室等，不可深刺或向外侧深刺，以防伤及肾脏。

3. 骶部腧穴刺法

（1）一般刺法　针刺上髎穴时针尖应稍向内下，即向耻骨联合方向进针，易刺及骶后孔，针刺深度多为 1～1.5 寸。次髎、中髎、下髎直刺以刺达骶后孔为宜。长强、腰俞穴均向上斜刺 0.5～1 寸。

（2）注意事项　针刺长强穴时针尖向上与尾骨平行，在直肠与尾骨之间刺入，避免刺穿直肠引起感染。蛛网膜下腔的下端止于第 2 骶椎平面，针刺腰俞穴不可过深，以免引起蛛网膜下腔出血。

四、四肢部腧穴刺法

1. 上肢部腧穴刺法

（1）一般刺法　上臂肩髃、臂臑、肩髎等腧穴均可直刺或斜刺，深度以 0.8～1.5 寸为宜；肩井穴宜向前、向外方向平刺，不低于锁骨深部为宜，或向肩胛骨方向针刺。前臂腧穴多以直刺为主，深度宜为 0.5～1.2 寸。骨缘的偏历、养老等腧穴以沿骨缘针刺为多。井穴、十宣、四缝等多点刺放血。针刺极泉穴以向上斜刺为宜，深度多为 0.5～1 寸。

（2）注意事项　极泉穴当注意避开腋动脉且不宜深刺。太渊穴应避开动脉针刺；合谷、后溪等穴透刺时应防止伤及掌深弓。肩井穴直刺宜防止伤及胸膜、肺脏，孕妇亦当禁用。心包经前臂的腧穴，其深部有正中神经，针刺时如有触电样感觉向中指放散，是刺中了正中神经，如进行大幅度提插，会损伤正中神经。

2. 下肢部腧穴刺法

（1）一般刺法　下肢多直刺，深度为 1～3 寸。大腿部的肌肉较为丰厚，一般直刺 1～3 寸。环跳取侧卧屈膝屈髋位，下面的腿伸直，上面屈曲，直刺 2～3 寸，局部有胀重感，同时针感向足跟部放射效果较好。小腿部腧穴一般直刺 0.5～2 寸。针刺犊鼻穴时，患者取屈膝位，向内上方向针刺，或向内膝眼透刺 0.5～1.5 寸。足部井穴、八风等可点刺出血，其余穴位均可直刺或斜刺，针刺深度多在 1 寸以内。

（2）注意事项　针刺气冲、冲门、箕门、阴廉、急脉、冲阳等穴时，应防止伤及动脉。针刺神经干时应控制刺激强度和刺激次数。

第八节　针刺异常情况的预防与处理

针刺是一种既简便又安全的治疗方法，但如操作不慎、疏忽大意，或犯刺禁，或针刺手法不当，或对人体解剖部位缺乏全面的了解，也会出现晕针、滞针、弯针、折针、针后异常感、损伤内脏、创伤性气胸等异常情况。一旦出现异常情况，应立即进行有效的处理。现就常见的针刺异常情况的预防与处理介绍如下。

一、晕针

晕针是指在针刺过程中患者发生晕厥的现象。

【表现】

在针刺过程中，患者出现神情异常、头晕目眩、恶心欲吐等；甚见心慌气短、面色苍白、冷汗出、四肢厥冷、脉沉细等；重者出现神志昏迷、唇甲青紫、大汗淋漓、二便失禁、脉微欲绝等。

【原因】

晕针多见于首次接受针刺，恐针、畏痛、情绪紧张者；或素体虚弱，或劳累过度，或空腹者，或大汗、大泻、大出血者；或体位不当，或刺激手法过强，或诊室闷热，或过于寒冷等。

【处理】

立即停止针刺，迅速全部出针。令患者平卧，头部放低，松解衣带，保温；服用糖类饮料或制品（可能影响患者自身原有疾病者慎用）或温开水；通畅空气。重者在行上述处理后，可选水沟、素髎、内关、合谷、太冲、涌泉、足三里等穴指压或针刺之，亦可灸百会、气海、关元等穴；一般患者可逐渐恢复正常。若见不省人事、呼吸微弱、脉微欲绝者，可配合西医学的急救措施。如出针后患者有晕针现象，应休息观察并做相应处理。

【预防】

对于初次接受针刺治疗，特别是精神紧张者，要先做好解释工作，消除其恐惧心理；对体质虚弱、大汗、大泻、大出血等患者，取穴宜精，手法宜轻。对于饥饿或过度疲劳者，应推迟针刺时间，待其体力恢复、进食后再行针刺。注意患者体位的舒适自然，尽可能选取卧位。注意室内空气流通，消除过热、过冷因素。医师在治疗施术过程中，应守神入微，密切观察患者的神态，随时询问其感觉，如有不适立即处理。

二、滞针

滞针是指在行针或出针时，医师捻转、提插、出针均感困难，并且患者感觉疼痛或疼痛加剧的现象。

【表现】

在行针或出针时，医师捻转、提插和出针均感困难，若强行捻转、提插时，患者痛不可忍。

【原因】

针刺入腧穴后，引起局部肌肉痉挛；进针后患者移动体位；医师向单一方向捻针太过，肌纤维缠绕于针身所致。若留针时间过长，也可出现滞针。

【处理】

如患者精神紧张而致肌肉痉挛引起者，须做好耐心解释，消除其紧张情绪；患者体位移动者，须帮助其恢复原来体位；单向捻转过度者，须向反方向捻转；或用手指在滞针邻近部位做循按手法，或弹动针柄，或在针刺邻近部位再刺一针，以宣散邪气、解除滞针。

【预防】

对于初诊患者和精神紧张者，要做好针刺前解释工作，消除紧张情绪。针刺时选择较舒适体位，避免留针时移动体位。痉挛性疾病行针时手法宜轻巧，不可捻转角度过大。若用搓法时，应注意防止滞针。

三、弯针

弯针是指进针、行针或留针时，针身在患者体内出现弯曲的现象。

【表现】

针柄改变了进针时或留针时的方向和角度，医师提插、捻转和出针均感困难，患者感觉针刺部位疼痛。

【原因】

医师手法不熟练，进针用力过猛过速，或针下碰到坚硬组织；进针后患者改变了体位；或外力碰击或压迫针柄；或针刺部位处于痉挛状态；或滞针处理不当等。

【处理】

出现弯针后，不得再行手法，切忌强拔针、猛退针，以防引起折针、出血等。若体位移动所致者，须先恢复原来体位，局部放松后始可退针。若针身弯曲度较小者，可按一般的起针方法，随弯针的角度将针慢慢退出。若针身弯曲度大者，可顺着弯曲的方向轻微地摇动退针。如针身弯曲不止一处，须结合针柄扭转倾斜的方向逐次分段退出，切勿急拔猛抽，以防断针。

【预防】

首先医师手法要熟练、轻巧，避免进针过猛、过速。患者的体位选择应适当，留针期间不可移动体位。防止针刺部位和针柄受外力碰压。另外，针刺痉挛状态的部位时尤宜慎重。

四、断针

断针又称折针，是指针刺过程中，毫针针身折断在患者体内的现象。

【表现】

在行针、出针时，发现针身折断，或部分针身浮露于皮肤之外，或全部没于皮肤之下。

【原因】

针具检查疏忽或使用劣质针具；针刺或留针时患者改变了体位；针刺时将针身全部刺入；行针时强力提插、捻转，引起肌肉痉挛；遇弯针、滞针等异常情况处理不当，并强力出针；外物碰撞、压迫针柄等。

【处理】

医师应冷静、沉着，并告诫患者不要恐惧，保持原有体位，以防残端向深层陷入。若残端尚有部分露于皮肤之外，可用镊子钳出。若残端与皮肤相平或稍低，而折面仍可看见，可用左手拇、示两指垂直向下挤压针孔两旁皮肤，使残端露出皮肤之外，右手持镊子将针拔出。若残端深入皮下，须采用外科手术方法取出。

【预防】

针刺前必须仔细检查针具，尤其是针根部分，对于不符合质量的针具应剔除不用。避免过猛、过强地行针。选择的毫针长度必须大于应行针深度，针刺时切勿将针身全部刺入腧穴，更不能进至针根，应留部分针身在体外。行针和退针时，如果发现有弯针、滞针等异常情况，应及时处理，不可强力硬拔。

五、针刺导致血管损伤

针刺导致血管损伤包括出血和皮下血肿。出血是指出针后针刺部位出血；皮下血肿是指针刺部位因皮下出血而引起肿痛等现象。

【表现】

出针后针刺部位出血或肿胀疼痛，甚见皮肤呈青紫等现象。

【原因】

针刺过程中刺伤血管，或者患者凝血机制障碍所致。

【处理】

出血者，可用干棉球行长时间按压。若微量的皮下出血而出现局部小块青紫时，一般不必处理，可自行消退。若局部肿胀疼痛较剧，青紫面积大而且影响到活动功能时，在 24 小时内先冷敷止血，24 小时之后，再做热敷或在局部轻轻按揉，使局部瘀血吸收消散。

【预防】

术前仔细检查针具，熟悉腧穴解剖结构，避开血管针刺。针刺时避免针刺手法过重，并嘱患者不可随意移动体位。分层延时出针，出针时立即用消毒干棉球按压针孔。有出血倾向者，针刺时要慎重。

六、针后异常感

针后异常感是指患者针刺后，针刺部位遗留疼痛、沉重、麻木、酸胀等不适的现象。

【表现】

出针后患者不能挪动体位；患者被针刺的局部或肢体，遗留酸痛、沉重、麻木、酸胀等不适感；或原有症状加重，并妨碍患者的正常生活；或针孔出血，或针处皮肤青紫、结节等。

【原因】

肢体不能挪动体位，可能是有针遗留，未完全出完，或针刺时体位选择不当，患者移动体位或外物碰压针柄。医师手法不熟练，行针手法过重，留针时间过长等。原有症状加重，多因手法与病情相悖。针前失于检查针具，针尖带钩，使皮肉受损，个别可能由凝血功能障碍引起。

【处理】

如有遗留未出之针，应随即出针，退针后让患者休息片刻，不要急于离去。在患者针刺局部做循按或推拿手法，后遗感即可消失或改善。对原病加重者，应查明原因，调整治则和手法，另行针治。局部出血、青紫者，可用棉球按压片刻，血肿青紫明显者，应先冷敷再热敷。

【预防】

针前要仔细检查针具。手法要熟练，进针要迅速，行针手法要适当，不可过强。嘱患者不可随意改变体位，防止外物碰压针柄。留针时间不宜过长。退针后应清点针数，避免遗漏。临诊时要认真辨证施治，处方选穴精练，补泻手法适度。要仔细查询有无出血病史。要熟悉浅表解剖知识，避免刺伤血管。

七、气胸

针刺引起创伤性气胸是指针刺入胸腔，使胸膜破损，空气进入胸膜腔所造成的气胸。

【表现】

患者突感胸闷、胸痛、心悸、气短、呼吸不畅、刺激性干咳，严重者呼吸困难、发绀、冷汗、烦躁、精神紧张，甚至出现血压下降、休克等危急现象。

体格检查：视诊可见患侧肋间隙变宽、胸廓饱满，叩诊患侧呈鼓音，听诊患侧呼吸音减弱或消失，触诊或可见气管向健侧移位。

影像学检查可见患侧肺组织被压缩。部分患者，出针后并不立即出现症状，而是过一定时间才逐渐感到胸闷、疼痛、呼吸困难等。

【原因】

针刺胸部、背部及邻近穴位不当，刺伤胸膜，空气聚于胸腔而造成气胸。

【处理】

一旦发生气胸，应立即出针；患者采取半卧位休息，避免屏气、用力、高声呼喊，应平静心情，尽量减少体位翻转。一般轻者可自然吸收；如有症状，可对症处理，如给予镇咳、消炎等药物，以防止因咳嗽扩大创孔，避免加重和感染。重者，如出现呼吸困难、发绀、休克等现象，应立即组织抢救。

【预防】

为患者选择合适体位。对于胸部、背部及邻近腧穴，根据患者体形，严格掌握针刺的角度、方向和深度，施行提插手法的幅度不宜过大。

八、刺伤神经系统

针刺不当，可刺伤脑、脊髓、内脏神经，以及穴位附近的神经等。

（一）刺伤中枢神经

刺伤中枢神经系统是指针刺颈项部、背部、脊柱及附近腧穴不当，刺入脑、脊髓，引起头痛、恶心、呕吐，甚至昏迷等现象。

【表现】

刺伤延髓时，可出现头痛、恶心、呕吐、抽搐、呼吸困难、休克和神志昏迷等，甚至危及生命。刺伤脊髓时，可出现触电样感觉向肢端放射、暂时性肢体瘫痪等，有时可危及生命。

【原因】

针刺项部穴时，若针刺的方向及深度不当，容易伤及延髓，造成脑组织损伤，严重者出现脑疝等严重后果。针刺胸、腰段，以及棘突间腧穴时，针刺过深，或手法太强，可误伤脊髓。

【处理】

立即出针；轻者加强观察，安静休息，能逐渐恢复；重者应配合西医学措施进行及时救治。

【预防】

凡针刺督脉腧穴，头项及背腰部的腧穴，特别是风府、哑门、风池等穴时，不可向上针刺，也不可刺之过深。医师应认真掌握进针深度、方向和角度。行针中必须随时注意针感，选用捻转手法，尽量避免提插等手法。

（二）刺伤周围神经

刺伤周围神经是指针刺引起的周围神经损伤，出现损伤部位感觉异常、肌肉萎缩、运动障碍等现象。

【表现】

针刺误伤周围神经，可立即出现触电样的放射感觉，甚至出现沿神经分布路线发生麻木、热、痛等感觉异常，或有程度不等的运动障碍、肌肉萎缩等。

【原因】

在有神经干或主要分支分布的腧穴上，针刺或使用粗针强刺激出现触电感后仍然大幅度提插，或留针时间过长，或同一腧穴反复针刺等。

【处理】

应该在损伤后立即采取治疗措施，轻者可做按摩，嘱病人加强功能锻炼，可应用 B 族维生素类药物治疗。如在相应经络腧穴上进行 B 族维生素类穴位注射；重者应配合西医学措施进行处理。

【预防】

针刺神经干附近的腧穴时，手法宜轻，出现触电感时，勿继续提插捻转。刺激时间不宜过长，刺激次数不宜过多，留针时间不宜过长。

九、刺伤内脏

针刺引起其他内脏损伤是指针刺胸、腹和背部相关腧穴不当，引起心、肝、脾、肾等内脏损伤而出现的各种症状。

【表现】

刺伤心脏时，轻者可出现胸部强烈的刺痛；重者有剧烈的撕裂痛，引起心外射血，导致立即休克、死亡。

刺伤肝、脾时，可引起内出血，患者可感到肝区或脾区疼痛，或向背部放射；如出血过多，可出现腹痛、腹肌紧张、压痛，以及反跳痛等症状。

刺伤肾脏时，可有腰痛、肾区压痛及叩击痛，或见血尿；严重时血压下降、休克。

刺伤胆囊、膀胱、胃、肠等空腔脏器时，可引起局部疼痛、腹肌紧张、压痛及反跳痛等症状。

【原因】

医师缺乏腧穴解剖学知识，或未能掌握正确进针的角度、方向和深度。

【处理】

损伤轻者，卧床休息后，一般即可自愈。如果损伤严重或出血征象明显者，应用止血药等对症处理。密切观察病情及血压变化。若损伤严重，出血较多，出现失血性休克时，则必须迅速进行输血等急救或外科手术治疗。

【预防】

熟悉腧穴解剖学知识，明确腧穴下的脏器组织。凡脏器组织、大血管、神经干处，肝、脾、胆囊大，心脏扩大及膀胱充盈的患者，其相应部位的穴位，都应注意针刺的角度、方向和深度，特别是针刺的深度。

【思考题】

1. 毫针由哪几部分构成？

2. 毫针的规格主要是根据什么区分的？

3. 简述纸垫练针法的目的与操作方法。

4. 临床上常用的体位有哪些？

5. "刺手"和"押手"的作用分别是什么？

6. 双手进针法共分为几种？分别适合在哪种情况下应用？

7. 针刺的角度分为几种？

8. 临床上针刺的深度取决于哪些因素？

9. 何谓行针法？其基本手法包括哪些方法？

10. 行针的辅助手法包括哪些方法？

11. 飞法如何操作？

12. 何谓留针？简述其具体方法。

13. 何谓得气？针刺得气有何作用？

14. 影响得气的因素有哪些？促使得气的方法有哪些？

15. 什么叫治神法？治神法有何意义？

16. 简述治神的方法。

17. 什么叫针刺补法？什么叫针刺泻法？

18. 针刺补泻的原则是什么？依据是什么？

19. 简述提插补泻法、捻转补泻法、徐疾补泻法、迎随补泻法、呼吸补泻法、开阖补泻法、平补平泻法的操作方法。

20. 简述烧山火、透天凉的操作与应用。

21. 简述决定针刺补泻的主要因素。

22. 什么叫透穴刺法？其临床特点如何？

23. 透穴刺法有哪几种操作方法？简要介绍其具体操作与应用。

24. 什么叫局部多针刺法？

25. 简述傍针刺法、齐刺法、扬刺法、围刺法的操作与应用。

26. 何谓运动针刺法？简述其操作与应用。

27. 简述睛明、哑门、风池、天突的针刺操作要点。

28. 简述耳门、听宫、听会的针刺操作要点。

29. 简述中极、横骨、曲骨、关元的针刺操作要点。

30. 试述胸背腧穴的刺法。

31. 晕针的表现、原因、处理、预防有哪些？

32. 弯针的表现、原因、处理、预防有哪些？

33. 滞针的表现、原因、处理、预防有哪些？

34. 气胸的表现、原因、处理、预防有哪些？

扫一扫，查阅本章数字资源，含PPT、音视频、图片等

第一节 灸法的概念与特点

一、灸法的概念

灸法是指利用艾叶等易燃材料或药物，点燃后在穴位上或患处进行烧灼或熏熨，借其温热性刺激及药物的药理作用，以达到防病治病目的的一种外治方法。

灸法是针灸疗法中的重要组成部分。灸法同针法一样，都是建立在脏腑、经络、腧穴等理论基础上，通过刺激腧穴来调整经络与脏腑的功能而起到防病治病的作用，因而其临床适应范围也非常广泛。灸法的刺激因素、作用方式、操作特点及作用效果等均有别于针法，因此，灸法与针法在临床适应范围上各有侧重。

二、灸法的特点

1. 灸法擅长治疗虚寒病症和预防保健。灸法的临床治疗范围十分广泛，可应用于寒、热、虚、实多种类型的疾病。由于灸法对穴位或患处产生的温热性的刺激，所以一般认为其温补的作用比针法好，因此，灸法常用于寒证、虚证及预防保健。

2. 灸法有特殊功效，可补针、药之不足。针法、灸法和中药疗法，各具特点，又各有其局限性。许多疾病在用针刺或中药后，无效或疗效不明显的情况下，用灸法往往能取得较好效果。《黄帝内经》中所说的"针所不为，灸之所宜"和《医学入门》所说的"凡病药之不及，针所不到，必须灸之"，即概括了灸法在临床上的应用价值。如临床上单纯采用灸法或配合针刺的其他疗法，治疗风湿性关节炎、风湿性肌纤维炎、类风湿关节炎、肩周炎，慢性支气管炎、支气管哮喘等，有显著的疗效。另外，灸法的种类很多，每一种灸法各具所长，有些灸法还为专病而设，大大提高了临床治疗效果。

3. 灸法易于接受，适宜推广。除化脓灸外，其他多数灸法无痛苦，无畏惧感，很容易为患者所接受。又因其操作简便，安全有效，患者容易掌握而能自我治疗，有利于常见病的家庭保健和治疗及基层单位推广使用。

第二节 施灸材料

灸法所用的材料，古今均以艾叶加工制作的艾绒为主，但也常常针对不同病症采用其他材料施灸。

一、艾及艾制品

（一）艾、艾叶与艾绒

1. 艾 艾为菊科多年生灌木状草本植物，自然生长于山野之中，我国各地均有生长，古时以蕲州产者为佳，特称"蕲艾"。艾在春天抽茎生长，茎直立，高 60～120cm，具有白色细软毛，上部有分枝。茎中部的叶呈卵状三角形或椭圆形，有柄，羽状分裂，裂片椭圆形至椭圆状披针形，边缘具有不规则的锯齿，表面深绿色，有腺点和极细的白色软毛，背面布有灰白色绒毛，7～10月开花，瘦果呈椭圆形，艾叶有芳香型气味（图 3-1）。艾产于各地，便于采集，价格低廉，所以几千年来一直为针灸临床所应用。

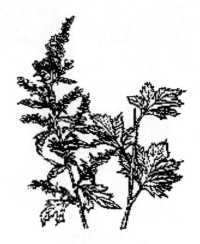

图 3-1 艾叶

2. 艾叶的化学成分 艾叶中纤维质较多，水分较少，同时还有许多可燃的有机物、溶醚与离子成分等（表 3-1）。

表 3-1 艾叶的化学成分

成　分	百分率（%）
无氮素有机物（主要是纤维质）	66.85
含氮素有机物（主要是蛋白质）	11.31
水分	8.98
溶醚成分（其中含挥发油 0.02%）	4.42
离子成分（包括钾、钠、钙、镁、铝）	8.44

3. 艾叶的性能 艾叶气味芳香，味辛、微苦，性温热，具纯阳之性。古人认为，艾叶"能回垂绝之阳，通十二经，走三阴，理血气，逐寒湿，暖子宫，止诸血，温中开郁，调经安胎……以之灸火，能透诸经而除百病"（《本草从新》）。说明用艾叶作为施灸材料，有通经活络、祛除阴寒、回阳救逆等多方面的作用。

4. 艾绒的制作 艾绒是艾叶经加工制成的淡黄色细软的绒状物。用艾绒作施灸材料有两大优点，一是便于搓捏成大小不同的艾炷，易于燃烧，气味芳香；二是燃烧时热力温和，能渗透皮肤，直达组织深部。

艾绒的制作，多于每年阴历 3～5 月间，采集肥厚新鲜的艾叶，放置日光下曝晒干燥，然后放在石臼中，用木杵捣碎，筛去杂梗和泥沙，再晒再捣再筛，如此反复多次，就成为淡黄色洁净细软的艾绒。艾绒按加工（捣筛）程度不同，分粗细几种等级，临床根据病情的需要而选用，如施艾炷灸时宜用细艾绒；制艾卷时多用粗艾绒。

艾绒的质量，对施灸的效果有一定影响。绒质细绵、无杂质、干燥、存放久的效力大，疗效好；反之则差。劣质艾绒，生硬而不易团聚，燃烧时火力暴躁，易使患者感觉灼痛，难以忍受，并且杂质较多，燃烧时常有爆裂的弊端，散落燃烧的艾绒易灼伤皮肤，须加注意。

5. 艾绒的贮藏 艾绒以陈久者为佳，其点燃后火力较温和，而新制艾绒内含挥发性油质较多，灸时火力过强，易伤人肌脉，故古人有用"陈艾"之说。《孟子》中也记载："七年之病，求三年之艾。"因艾绒以陈久为好，故制成后须经过一段时间的贮藏。因其性吸水，故易于受潮，保存不善则易霉烂虫蛀，影响燃烧。因此，平时应贮存在干燥之处，或密闭于干燥的容器内存放。比较潮湿的地区，每年当天气晴朗时要重复曝晒几次，以防潮湿和霉烂。

（二）艾制品

1. 艾炷　艾炷是以艾绒为材料制成的圆锥形或圆柱形的小体。圆锥形艾炷为传统形式，至今仍广泛应用，圆柱形艾炷为现代生产的新式艾炷。

（1）艾炷的大小　古代多以物比喻，最小者如黍米大，最大者如鸡卵大，常用者如麦粒、黄豆、蚕豆大。现代分为大、中、小三号。大号艾炷的高和炷底直径均为1cm，如蚕豆大；中号艾炷的高和炷底直径均为0.5cm，如黄豆大或半个枣核大；小号艾炷的高和炷底直径均为0.3cm，如麦粒大。施灸时，每燃烧一个艾炷即称为1壮。圆柱形艾炷有商品销售，形似铆钉，也有大小号之分。

（2）传统式艾炷的制作　有手工制作与艾炷器制作两种方法。

手工制作法：一般用手捻。根据所制艾炷的大小来取适量的艾绒，放在桌面上，用拇、示、中三指一边捏，一边旋转，把艾绒捏成上尖下平的圆锥形小体即成。手工制作艾炷要求紧实均匀，大小一致（图3-2）。

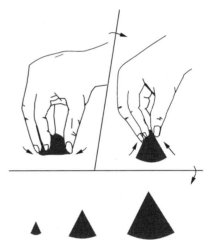

图3-2　手工制作艾炷法

艾炷器制作：艾炷器由艾炷模、压棒和探针三部分组成，艾炷模多由铜铸或有机玻璃制成，模上有锥形空洞，洞下留一小孔透至背面。制作时将艾绒放入艾炷器的空洞中，然后用压棒直插孔内紧压，即成为圆锥形小体，再用探针从艾炷模背后的小孔中，将艾炷顶出即成。用艾炷器制作的艾炷，艾绒紧实，大小一致，更便于应用（图3-3）。

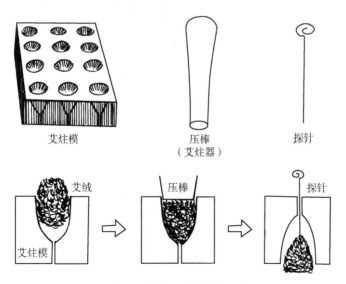

艾炷模　　　压棒　　　探针
　　　　　　（艾炷器）

艾绒　　　压棒　　　探针

艾炷模

图3-3　艾炷器制作艾炷法

2. 艾条　又称艾卷，是用艾绒为主要成分卷成的圆柱形长条。根据内含药物的有无，又分为纯艾条（清艾条）和药艾条两种。一般长20cm，直径约1.5cm。因其使用简便，患者可以自灸，故临床应用广泛。制作方法如下（图 3-4）。

（1）纯艾条   取艾绒 26g，平铺在长 26cm、宽 20cm 的细棉纸上，不加任何药物，将其卷成直径约 1.5cm 的圆柱形，用胶水或糨糊封口而成。卷制时松紧要适中，太紧不易燃烧，太松则施灸时易掉火星。

（2）药艾条   主要包括普通药艾条、太乙针、雷火针等。

①普通药艾条：取肉桂、干姜、木香、独活、细辛、白芷、雄黄、苍术、没药、乳香、川椒各等份，研成细末。将药末混入艾绒中，每支艾条加药末 6g。制法同纯艾条。

②太乙针：又称太乙神针，其药物配方历代医家记载各异。近代处方为：人参 125g，参三七 250g，山羊血 62.5g，千年健 500g，钻地风 500g，肉桂 500g，川椒 500g，乳香 500g，没药 500g，穿山甲（土炮）（代）250g，小茴香 500g，蕲艾 2kg，甘草 1kg，防风 2kg，麝香少许，共研为末。取棉皮纸一层，高方纸二层（纸宽 41cm，长 40cm），内置药末约 25g，卷紧成爆竹状，越紧越好，外用桑皮纸糊 6～7 层，阴干待用。

③雷火针：又称雷火神针，用艾绒 94g，沉香、木香、乳香、茵陈、羌活、干姜、穿山甲（代）各 9g，研为细末，过筛后，加入麝香少许。取棉皮纸二方，一方平置桌上，一方双折重复于上。铺洁净艾绒于棉皮纸上。拿木尺轻轻叩打使其均匀成一正方形，然后将药料均匀铺于艾绒上，卷成爆竹状，外涂鸡蛋清，以桑皮纸糊 6～7 层，阴干勿令泄气待用。

一般纯艾条和药物艾条均有产品销售，无须自己制作，但若加入特殊处方药物，则须自制。

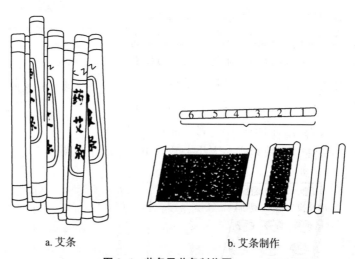

a. 艾条　　　　　　　　　b. 艾条制作

图 3-4　艾条及艾条制作图

二、其他材料

除了艾绒以外，灸法还有其他一些物质可作为施灸的材料，包括一些天然的易燃物质如灯心草、桑枝、桃枝、硫黄、竹茹等；特制的灸材如药锭、药捻及黄蜡等。还有一些刺激性较强的药物如毛茛、斑蝥、白芥子等，常作为天灸的材料，本书放在穴位敷贴疗法中。此外，还有一些作为辅助灸材，如生姜、大蒜、附子、豆豉及食盐等。

第三节　灸法的分类及应用

灸法的种类十分丰富，一般依据施灸材料可分为艾灸法和非艾灸法两大类。凡以艾叶为主要施灸材料的均属于艾灸法。艾灸法是灸法的主体，临床应用最为广泛，依据操作方式的不同，又可分为艾炷灸、艾条灸、温针灸、温灸器灸及较为特殊的艾灸法，临床上以艾炷灸和艾条灸最为常用，是灸法的主体部分。在使用艾炷灸时，根据艾炷是否直接置于皮肤穴位上燃灼的不同，又分为直接灸和间接灸两法。非艾灸类包括灯火灸、黄蜡灸、药锭灸、药捻灸、药线灸、药笔灸等。灸法分类见表3-2。

表 3-2　灸法分类

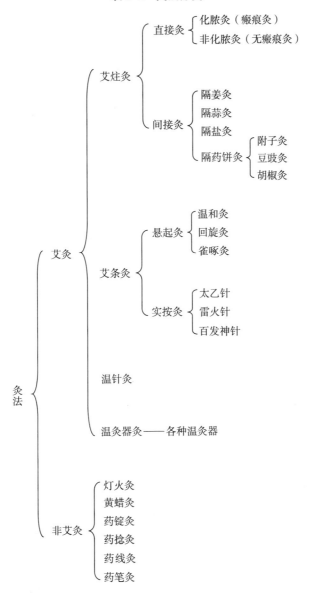

一、艾灸类

（一）艾炷灸

将艾炷放在穴位上施灸，称为艾炷灸。艾炷灸可分为直接灸和间接灸两种。

1. 直接灸　直接灸又称着肤灸、明灸，是将艾炷直接放在皮肤上点燃施灸的方法。根据施灸的程度不同，即灸后有无烧伤化脓，又分为化脓灸（瘢痕灸）和非化脓灸（非瘢痕灸）。

（1）化脓灸 化脓灸法（图 3-5）灼伤较重，可使局部皮肤溃破、化脓，并留永久瘢痕，故又称烧灼灸、瘢痕灸。本法古代盛行，而现代多用于一些疑难病症如哮喘、慢性胃肠病和预防中风等，有较好疗效，但不宜被患者接受。施灸方法和灸后处理如下：

1）选择适宜体位与点准穴位：体位与取穴有直接关系，既要注意患者体位的平整舒适，又要考虑到取穴的准确性，一般原则为坐点坐灸、卧点卧灸，取准穴后用笔做一标记。

2）施灸：在穴位皮肤上涂少许大蒜汁，立即将艾炷（一般用中艾炷或大艾炷）黏附在穴位上，并用线香点燃。待艾炷自然燃尽，用镊子除去艾灰，另换 1 炷依法再灸。每换 1 炷须涂蒜汁 1 次。如此反复，灸满规定的壮数，一般每穴灸 5～9 壮。古人强调要用大艾炷，即炷底直径"须三分阔"。

3）减轻灼痛：化脓灸时，为了减轻患者的烧灼疼痛，可采用以下两种方法。

①指压或拍打：术者用双手拇指于穴位两旁处用力按压，或于穴位附近用力拍打。

②局部麻醉：施灸前，取川乌、细辛、花椒各 30g，蟾酥 1.8g，用 75% 乙醇 300mL 浸泡 24 小时，取其上清液用棉签涂于穴位皮肤上，5 分钟后再施灸。也可用盐酸普鲁卡因 1～2mL 注射于穴位处皮下，1～5 分钟后再施灸。

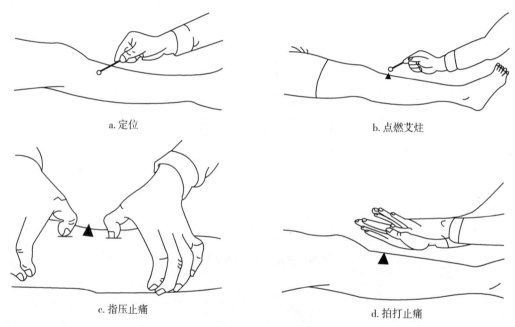

a.定位　　　　　　　　　　　　　　b.点燃艾炷

c.指压止痛　　　　　　　　　　　　d.拍打止痛

图 3-5　化脓灸法

4）灸疮处理：灸后，穴位局部呈黑痂状，周围有红晕色，继而起水疱，约 7 日左右，皮肤溃烂，出现无菌性化脓，脓液呈白色，此即灸疮。对灸疮的处理，可于灸后立即敷贴玉红膏、伤湿止痛膏或创可贴，可 1～2 日换贴 1 次。数天后，灸穴逐渐出现无菌性化脓反应，如脓液多，膏药亦应勤换，经 35～45 日，灸疮结痂后脱落，留有永久性瘢痕。如偶尔发现有灸疮不愈合者，可采用外科予以处理。

5）灸后调理：灸后应注意休息，避免过度劳累，多食富含蛋白质的食物。应注意局部清洁，以防感染。

本法的关键在于务必使其化脓形成灸疮，这与疗效有着密切关系。如《针灸资生经》中说："凡着艾得灸疮，所患即瘥，若不发，其病不愈。"说明古代应用灸法，无论是治病，还是保健，一般要求达到化脓，即所谓"灸疮"，认为能否形成灸疮是取得疗效的关键。但由于现代人难以接受本法，所以临床应用并不广泛，而对于一些疑难病症使用本法有着施灸次数少、疗效高的优点。

（2）非化脓灸 本法以达到温烫为主，使穴位局部皮肤发生红晕或轻微烫伤，灸后不化脓，不留瘢痕，近现代应用较多。其方法是，先将施灸部位涂以少量凡士林，然后将小艾炷放在穴位上，并将之点燃，不等艾火烧到皮肤，当患者感到灼痛时，即用镊子将艾炷移去或压灭，更换艾炷再灸，灸满规定的壮数为止，一般每穴灸3～7壮，以局部皮肤出现轻度红晕为度。

本法适应证广泛，一般常见病均可应用，因其灸时痛苦小且灸后不化脓、不留瘢痕，易被患者接受。

2. 间接灸 间接灸也称隔物灸、间隔灸，是将艾炷与皮肤之间衬隔某种物品而施灸的一种方法。本法根据所隔物品的不同，可分为数十种。所隔物品大多为药物，既可用单味药物，也可用复方药物，药物性能不同，临床应用的范围也有所异。临床常用的有隔姜灸、隔盐灸、隔蒜灸、隔附子饼灸等。

（1）隔姜灸 切取厚约0.3cm的生姜1片，由中心向外周用针穿刺数孔，上置艾炷，放在穴位上，用火点燃艾炷施灸（图3-6）。若病人感觉灼热不可忍受，可将姜片向上提起，稍待片刻，重新放下再灸。艾炷燃尽后另换一炷依前法再灸，直到局部皮肤潮红为止，一般每穴灸5～7壮。本法可根据病情反复施灸，适用于风寒咳嗽、腹痛、泄泻、风寒湿痹、痛经、面神经麻痹等，尤宜于寒证。

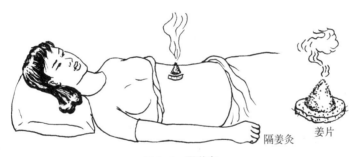

图 3-6 隔姜灸

（2）隔盐灸 又称神阙灸，用于脐窝部施灸，用干燥纯净的食盐末适量，将脐窝填平，使其略高于脐，上置艾炷，用火点燃施灸（图3-7）。如病人感到灼痛时即用镊子移去残炷，另换一炷再灸，灸满规定的壮数为止，一般每可灸5～7壮。本法可治疗急性腹痛、泄泻、痢疾、风湿痹证及阳气虚脱证。本法有强身健体之功。

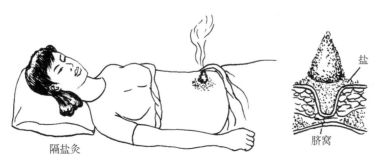

图 3-7 隔盐灸

（3）隔蒜灸 用独头蒜，或较大蒜瓣横切成0.3cm厚的蒜片，由中心向外周用针穿刺数孔，置于穴位或患处皮肤上，再将艾炷置于蒜瓣之上，用火点燃艾炷施灸（图3-8）。当患者感到灼痛时，另换一炷再灸，每灸4～5壮可换一新蒜片。也可将大蒜捣烂如泥，敷于患处，上置艾炷点燃施灸。两种隔蒜灸法每穴每次宜灸足7壮，以灸处泛红为度。本法多用于未溃之化脓性肿块，如乳痈、疖肿，以及瘰疬、牛皮癣、神经性皮炎、关节炎、手术后瘢痕等。

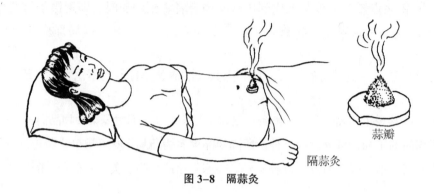

蒜瓣

隔蒜灸

图3-8　隔蒜灸

（4）隔附子饼灸　将生附子研为细末，用黄酒或姜汁调和制饼，直径1～2cm，厚约0.5cm，中心处用针穿刺数孔，上置艾炷，放于穴位或患处皮肤上，点燃艾炷施灸，当病人感到灼痛时另换一炷再灸，一般每穴灸5～10壮，以肌肤温热、局部潮红为度。附子辛温大热，有温肾益火作用，故此灸法多用来治疗各种阳虚病症。如灸关元、命门等穴，可用于治疗男性肾阳虚的阳痿、早泄、不育症，女性宫寒不孕、痛经、闭经。外科中的疮毒窦道、盲管久不收口，或既不化脓又不消散的阴性、虚性外症，多在患处进行施灸，灸至皮肤出现红晕，有利于疮毒的好转（图3-9）。

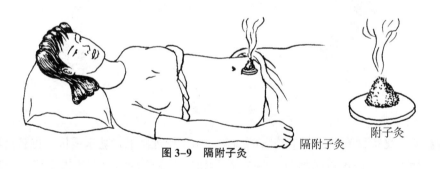

附子灸

隔附子灸

图3-9　隔附子灸

（5）铺灸　铺灸是在隔蒜灸法的基础上变化而来，选取背腰部督脉部施灸，如长蛇状，故也称"长蛇灸"。其艾炷大、火力足、灸治时间较长，在灸温、灸量上都有所增强，而且施术面广，施灸部位可涉及多个腧穴，功效非一般灸法所及。近年来，临床上将衬隔物大蒜改为生姜，并发小疱，称为"督灸"，主要治疗强直性脊柱炎等风湿免疫疾病。

操作方法：先将500g大蒜捣烂如泥，挤去部分汁液，嘱患者将后背裸露，穿着治疗衣，俯卧在治疗床上，术者在大椎穴至腰俞穴的脊柱部位按压"十"字定位，用75%乙醇棉球消毒3遍后，再涂抹蒜汁1遍，将铺灸粉均匀地撒在施灸部位成一条直线，然后将桑皮纸覆盖在中药粉上，随后将蒜泥呈梯状铺在桑皮纸上，最后在蒜泥上面的中线压一凹槽，放置梭形艾炷，点燃艾炷的头、中、尾三点，等其自燃自灭，连灸3壮（燃完一整条艾炷为一壮），约需2小时，3壮燃完后将蒜泥、铺灸粉和艾灰移除，并用温热的湿毛巾将患者背部清理干净，治疗结束。3～4次为1个疗程。

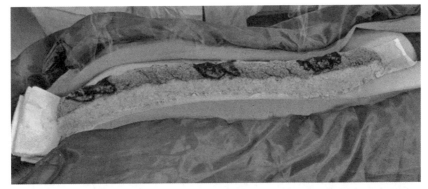

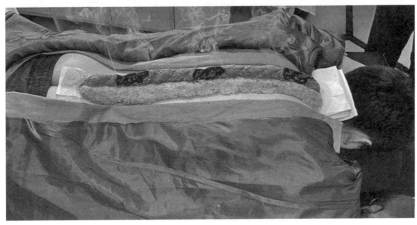

图 3-10 铺灸

中医学认为，督脉总任六阳经，为"阳脉之海"。铺灸于督脉处，可用于治疗风、寒、湿邪侵袭，或阳虚寒凝所致的疾病，如颈椎病、腰痛、痹证、风湿性关节炎、强直性脊柱炎、经行身痛、产后身痛等。对局部气滞血瘀者，也可于局部施灸而温经通络、活血止痛。

（二）艾条灸

艾条灸，又称艾卷灸，是用特制的艾条在穴位皮肤上熏烤或温熨的施灸方法。如在艾绒中加入辛温芳香药物制成的药艾条施灸，称为药条灸。艾条灸分为悬起灸和实按灸两种。

1. 悬起灸 悬起灸是将点燃的艾条悬于施灸部位之上的一种灸法。一般艾火距皮肤 2～3cm，灸 10～15 分钟，以灸至皮肤温热红晕，而又不致烧伤皮肤为度。悬起灸又分为温和灸、回旋灸和雀啄灸。

（1）温和灸 将艾卷的一端点燃，对准应灸的腧穴部位或患处，距离皮肤 2～3cm，进行熏烤，使患者局部有温热感而无灼痛为宜，一般每穴灸 10～15 分钟，至皮肤红晕为度（图 3-11）。如遇到昏厥或局部知觉减退的患者及小儿时，医师可将示、中两指置于施灸部位两侧，这样可以通过医师的手指来测知患者局部受热程度，以便随时调节施灸距离，掌握施灸时间，防止烫伤患者皮肤。

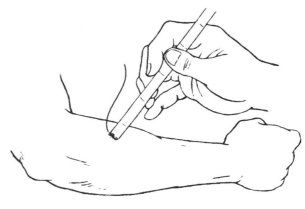

图 3-11 温和灸法

（2）雀啄灸   将点燃的艾卷置于穴位或患处上方约3cm高处，施灸时，艾卷点燃的一端与施灸部位的皮肤并不固定在一定的距离，而是像鸟雀啄食一样，将艾卷一上一下地移动（图3-12）。

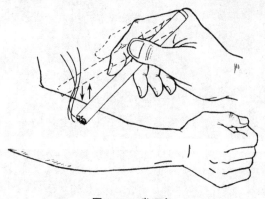

图3-12   雀啄灸

（3）回旋灸   施灸时，艾卷点燃的一端与施灸皮肤保持在一定的距离，但位置不固定，而是均匀地向左右方向移动或反复旋转地进行灸治（图3-13）。

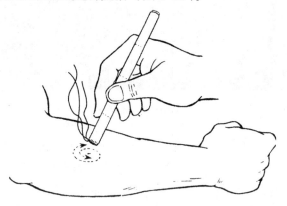

图3-13   回旋灸

2. 实按灸   实按灸法多采用药物艾条，古代的太乙针、雷火针等多为此法。施灸时，先在施灸腧穴或患处皮肤垫上布或纸数层，然后将药物艾卷的一端点燃，趁热按到施术部位上，使热力透达深部（图3-14）。由于用途不同，艾绒里掺入的药物处方各异。

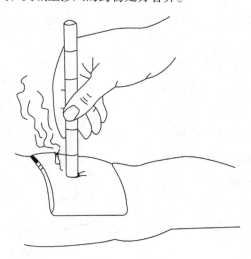

图3-14   实按灸

（三）温针灸

温针灸是针刺与艾灸相结合的一种方法，适用于既需要针刺留针，又需施灸的疾病。操作方法为，在针刺得气后，将针留在适当的深度，在针柄上穿置一段长约1.5cm的艾卷施灸，或在针尾搓捏少许艾绒点燃施灸（图3-15）。待艾卷燃尽，除去灰烬，再将针取出。此法是一种简便易行的针灸并用方法。其艾绒燃烧的热力，可通过针身传入体内，使其发挥针与灸的作用，达到治疗的目的。应用此法须注意防止艾火脱落，烧伤皮肤或衣物，灸时嘱患者不要移动体位，并在施灸的下方垫一纸片，以防艾火掉落烫伤皮肤。

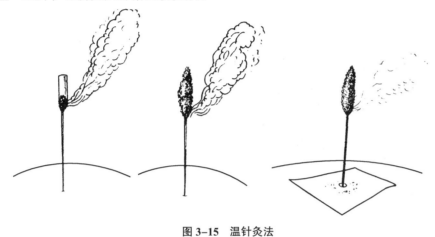

图 3-15　温针灸法

（四）温灸器灸

温灸器是便于施灸的器械，常用的有3种类型，即温灸盒、温灸筒、温灸架。

温灸盒是一种特制的盒形灸具，内装艾卷或无烟艾条（图3-16），用温灸盒每次灸15～30分钟。温灸筒为筒状的金属灸具，常用的有平面式和圆锥式两种（图3-17）。平面式底部面积较大，布有许多小孔，内套有小筒，用于放置艾绒施灸，适用于治疗较大面积的皮肤病。圆锥式底面瘦小，只有一个小孔，适用于点灸某一个穴位。温灸架为架状灸具（图3-18），将艾卷的一端点燃，插入灸疗架的上孔内灸15～30分钟。

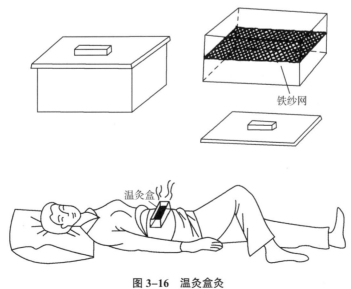

铁纱网

温灸盒

图 3-16　温灸盒灸

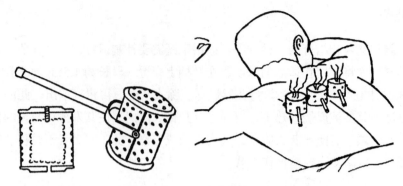

图 3-17   温灸筒灸

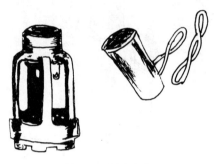

图 3-18   温灸架灸

二、非艾灸类

（一）灯火灸

灯火灸，是用灯心草蘸油点燃后快速按在穴位上进行焠烫的方法，又称灯草灸、油捻灸。

灯心草，为灯心草科植物，秋季采收，入药者为干燥茎髓，呈细长圆柱形，一般长50～60cm，表面呈乳白色至淡黄白色，粗糙，有细纵沟纹。

操作方法：根据疾病选定穴位后，用水笔做一标记，取灯心草一根约10cm，将一端浸入植物油中（香油、麻油、苏子油均可）1～2cm，取出用棉纸吸去浮油，右手拇、示指捏住前1/3处，用明火点燃，火焰不宜过大，将火焰慢慢向穴位移动，并稍停瞬间，待火焰略一变大，则立即垂直接触穴位，一触即离，并听到清脆的"叭"的焠爆声，火焰也随之熄灭（图3-19）。一般每穴焠灸2～4次。灸后局部保持清洁，防止感染。

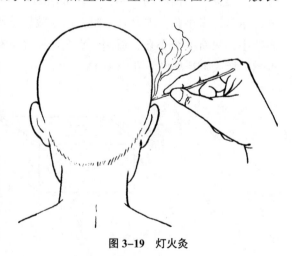

图 3-19   灯火灸

（二）黄蜡灸

黄蜡灸是指以黄蜡为施灸材料的施灸方法。黄蜡即蜂蜡之黄色者，为蜜蜂科昆虫中华蜜蜂等分泌的蜡质，经精制而成，具有收涩、生肌、止痛、解毒的功效。

黄蜡灸的操作方法：取面粉适量，用水调和制成条状，按疮疡范围大小围成一圈，高3～4cm，底部紧贴于皮肤上，以无空隙渗漏为准；圈外用棉布或卫生纸数层覆盖，防止炭火烘肤。圈内填入黄蜡屑0.6～1.0cm厚。用铜勺盛炭火置于黄蜡之上烘烤，使黄蜡熔化。疮疡浅者，皮上觉热痛难忍时即移去炭火停灸；疮疡深者，不觉热痛即再入蜡片，随化随填至圈满为度，仍用炭火使蜡液沸动，初觉有痒感，继之灼热疼痛，于痛不可忍时移去炭火，用少许冷水浇于蜡上，待蜡冷却凝结后将其与面圈、围布一起揭去（图3-20）。

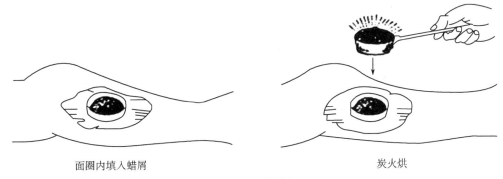

面圈内填入蜡屑　　　　　　　　　　　　　炭火烘

图 3-20　黄蜡灸

本法用于灸治各种疮疡，疮浅者1～3次便消，疮深者3～4次可脓去肿消而愈。

（三）药锭灸

药锭灸是将多种药品研末，和硫黄熔化在一起，制成药锭放在穴位上，点燃后进行灸治的一种方法。药锭因药物处方的不同而有阳燧锭、香硫饼、救苦丹等多种。临床最常用的为阳燧锭灸。

操作方法：取蟾酥、朱砂、川乌、草乌各1.5g，僵蚕1条（阳燧锭处方），各研细末后和匀；用硫黄45g，置铜勺内用微火炖化，加入以上药末搅匀，离火后再入麝香0.6g，冰片0.3g搅匀。立即倾入湿瓷盘内速荡转成片，待冷却后收入罐内备用。灸时，将一直径为2cm的圆形薄纸片铺于灸穴上，取药锭一小块如瓜子大，置于纸片中央，用火点燃药锭，燃至将尽时用纱布将火压熄即可（图3-21）。每穴可灸1～3壮。灸后皮肤起水疱，可用消毒针挑破，涂上甲紫，保护疮面。

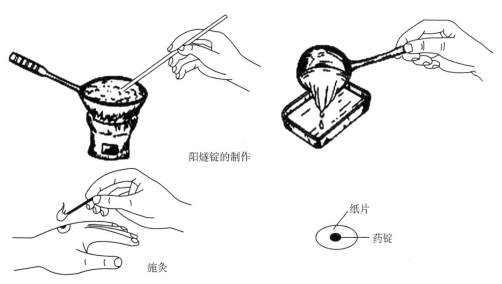

阳燧锭的制作

纸片
药锭

施灸

图 3-21　药锭灸

本法主要用于灸治痈疽、瘰疬及风湿痹证，多于局部施灸。

（四）药捻灸

药捻灸是用多种药物制成药捻以施灸的一种方法。《本草纲目拾遗》所载的"蓬莱火"，即是药捻灸。

操作方法：取西黄、雄黄、乳香、没药、丁香、麝香、火硝各等份，或去西黄加硼砂、草乌。用紫棉纸裹药末，搓捻成紧实的条状，如官香粗细。施灸时，剪取 0.5 ～ 1cm 长一段，以凡士林粘于皮肤上，点燃施灸。

本法主要用于治疗风痹、瘰疬、水胀、膈气等证。

（五）药线灸

药线灸是使用特制的药线点燃后进行施灸的一种灸疗方法。本法为广西壮族的一种民间疗法，故又称壮医药线灸法。

药线是利用广西壮族自治区出产的苎麻卷制成线，再放在名贵药物溶液中浸泡加工而成。一般线长 30cm，直径有 1cm、0.7cm、0.25cm 三种，分别称为 1、2、3 号药线。

操作方法：以拇、示指持线的一端，露出 0.5 ～ 1cm 长的线头，将露出的线头在酒精灯上点燃，吹灭火焰，线头留有星火，将星火对准穴位或患处点灸，同时拇指把星火压在穴位上，火灭即起（图 3-22）。一般每个穴位灸 1 下。患处也可点灸呈莲花形、梅花形。

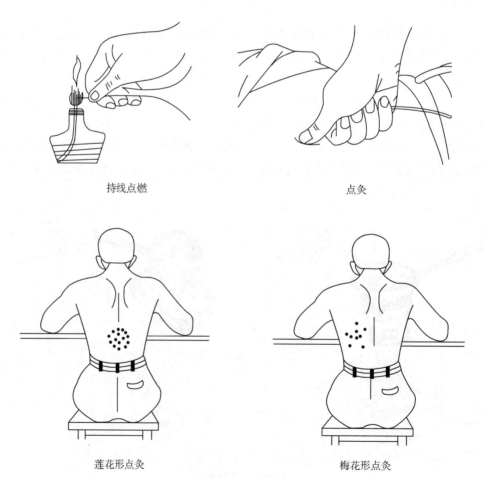

持线点燃   点灸

莲花形点灸   梅花形点灸

图 3-22   药线灸

本法临床适应范围广泛，对外感、风湿痹证、肩周炎、高血压、面瘫、乳腺小叶增生、肢体瘫痪、脑炎后遗症等均可选穴灸治。

（六）药笔灸

药笔灸法是使用万应点灸笔点燃后进行施灸的一种灸疗方法。

万应点灸笔是一种特制的新型施灸材料与工具，它是在古代"太乙神针""雷火神针"，以及"阳燧锭"灸法的基础上，选用了舒筋活络、活血行瘀、祛风解毒、镇痛消炎等20余味中药与浸膏压缩成笔形而成。除药笔外，还有配套的药纸，以增强疗效与保护皮肤。

操作方法：将药笔下端点燃，左手将药纸紧铺在穴位皮肤上并固定，右手呈执笔式持药笔，将灸火隔纸对准穴位像雀啄样进行点灼4～5次（图3-23）。患者局部有虫咬样轻微疼痛。手法轻重宜适中，太轻效果不佳，过重将药纸烧穿易造成烫伤。灸后立即于局部擦涂少许薄荷油或特制的冰片蟾酥油，以防止起疱及避免出现褐色瘢痕（此种瘢痕不加处理也能很快脱落，不留痕迹）。

本法在临床应用时根据病情、所选穴位、患处的情况，可对穴位呈梅花状点灸，对患部呈片状或环状点灸，按经络循行呈条状点灸，有利于提高治疗效果。本法临床适应范围广泛，特别是对各种疼痛性疾病、急性化脓性或非化脓性炎症、高热、高血压、胃肠病等有很好的治疗效果。

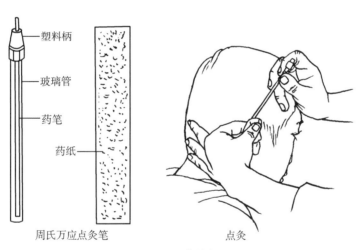

塑料柄
玻璃管
药笔
药纸

周氏万应点灸笔　　　　　点灸

图 3-23　药笔灸

第四节　灸感、灸量与补泻

一、灸感

灸感，一般是指施灸时患者的自我感受。同针感一样，灸感既有施灸部位的局部感觉，也有向远处传导或循经感传的感觉。局部的感觉中，化脓灸局部为烧灼疼痛的感觉，其他多数灸法多为温热或微有灼痛的感觉。局部的热感也有不同的表现形式，有仅表面有热感者，可称为表热；有表面不热或微热而深部较热者，可称为深热；有表面的热感进一步透达组织深部者，可称为透热；有热感以施灸穴位为中心向周围逐渐扩散者，可称为扩热；也有局部的热感向远处传导者，称为传热；或热感沿着经脉传导的，称为循经感传。灸法的循经感传有时不是热感的传导，而是类似针法经气传导的感觉。在灸感中还有比较特殊的现象，即施灸局部不热或微热而远部较热，或与所灸经穴相关的脏腑、器官热。

灸感的出现及不同的表现方式与多方面的因素有关，如施灸的方法、施灸部位、病情、体质，以及对热刺激的敏感度等。近年来的研究表明，凡是在施灸中，能够出现透热、扩热、传热、循经感传、局部不热或微热而远部较热等灸感者，多属于对灸法的热刺激较为敏感者，其灸疗的效果也好，因此提出了"热敏学说"和"热敏灸法"。

二、灸量

灸量，即施灸的剂量，是指灸法施灸时灸火在皮肤上燃烧所产生的刺激强度，而刺激的强度等于施灸的时间与施灸的程度的总和。灸量与疗效密切相关，达到一定的灸量就会产生一定的灸效。灸效，是不同的灸法与不同的灸量协同产生的灸治效果。

古代灸法中，虽然没有"灸量"一词，但有"灸之生熟"之说，生，即少灸；熟，即多灸。少灸与多灸的掌握是根据患者的体质、年龄、施灸部位、所患病情等方面来决定，每次施灸的壮数及累计的壮数是不同的。古人还强调施灸时必须要达到一定的温热程度，产生一定的灸感，仅皮表有热感，往往达不到治疗目的，如《医宗金鉴·刺灸心法要诀》所说："凡灸诸病，必火足气到，始能求愈。"

临床上施灸的量，不同的施灸方法有不同的计算方法。一般艾炷灸以艾炷的大小和壮数来定，艾卷灸、温灸器多用时间计算，太乙针、雷火针则以熨灸的次数计算，还有各种灸法在施灸过程中所累积施灸的量，即疗程的总灸量。

灸量的掌握要按照年龄大小、病情轻重、体质、施灸部位等综合因素来确定。小儿、老年灸量宜小，青壮年灸量宜大；病轻者宜小，病重者宜大；病人体质强壮者，每次灸量可大，但累计灸量宜小；病人身体虚弱甚者，每次灸量宜小，但累计灸量宜大；头面、四肢、胸背等皮薄肌少处，灸炷均不宜大而多；腰腹、臀、四肢皮厚肌多处，不妨大炷多壮。若治初感风寒等邪气轻浅之证，或上实下虚之疾，欲解表通阳、驱散外邪，或引导气血下行时，不过三、五、七壮已足，炷亦不宜过大；但对沉寒痼冷、元气将脱等证，须扶助阳气、温散寒凝时，则须大炷多壮，灸量宜大，尤其对危重症，甚至不计壮数，灸至阳回脉复为止（表3-3）。

施灸疗程的长短，是灸疗量的另一个方面，可根据病情灵活掌握。急性病疗程较短，有时只须灸治1～2次即可；慢性病疗程较长，可灸治数月乃至一年以上。一般初灸时，每日1次，3次后改为2～3天1次。急性病亦可1天灸2～3次，慢性病须长期灸治者，可隔2～3日灸1次。

表3-3　灸量的掌握

	灸量大	灸量小
年龄	青壮年	小儿、老年
体质	体实（单次灸量大，但疗程宜短）	体弱（单次灸量小，但疗程宜长）
部位	腰腹以下的皮肉深厚处	头胸四肢的皮肉浅薄处
病情	元气欲脱，沉寒痼冷	邪气轻浅，上实下虚

影响灸量的关键因素有：①灸火的大小：灸火的大小是决定单位时间内产生灸量的决定因素。②施灸时间的长短：灸法和用药一样也有量的积累，施灸时间越长，施灸时释放的能量和化

学活性物质被机体吸收越多，即产生的灸量越大。③灸距的长短：灸距是指艾条灸、温灸器灸时灸火至皮肤之间的距离。灸距决定了施灸局部温度的高低和灸材燃烧释放的化学活性物质的吸收。④施灸频度：施灸频度不仅与灸量的积累有关，而且也直接关系到灸法的疗效。了解影响灸量的关键因素，对于能否恰当地应用灸量，探索不同病症灸量的应用规律，提高灸疗效果，以及灸法操作的规范化有着重要的意义。

三、灸法补泻

灸法也有"补泻"之说。《灵枢·背腧》说："气盛则泻之，虚则补之。以火补者，毋吹其火，须自灭也；以火泻者，疾吹其火，传其艾，须其火灭也。"指出灸法亦须根据辨证施治的原则进行补虚泻实，并提出了艾炷直接灸的具体补泻方法。具体操作方法：补法是点燃艾炷后，不吹其火，待其慢慢燃烧、自灭；泻法是点燃艾炷后，以口速吹旺其火，快燃速灭（图3-24）。由此看来，补法是火力温和、时间稍长，能使真气聚而不散；泻法是火力较猛而时间较短，能促使邪气消散。

其他灸法虽没有提出过补泻的方法，但可根据施灸时灸火的温和与猛烈、时间的长与短来掌握。具体应用时，还须根据患者的具体情况，结合灸治的部位、穴位的性能、患者的体质和年龄等，灵活运用。

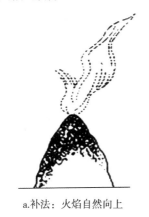
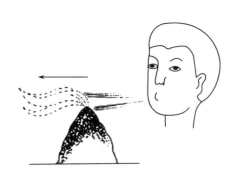

a.补法：火焰自然向上　　　　　　　　　　　b.泻法：吹火焰

图3-24　灸法补泻示意图

第五节　灸法的作用与临床应用

一、灸法的作用

1.温通经络，驱散寒邪　灸法以温热性刺激为主，灸火的热力能透达组织深部，温能助阳通经，又能散寒逐痹。因此，凡阳虚导致的虚寒证或寒邪侵袭导致的实寒证，都是灸法的治疗范围，这也是灸法作用的重要特点之一。

2.补虚培本，回阳固脱　灸能增强脏腑的功能，补益气血，填精益髓。因此，凡先天不足、后天失养及大病、久病导致的脏腑功能低下、气血虚弱、中气下陷皆为灸法的适宜病症。许多慢性疾病适宜灸法治疗，也正是基于灸法的这种补虚培本作用，通过扶正以祛邪而起到治疗与保健作用。另外，灸法对阳气虚脱而出现的大汗淋漓、四肢厥冷、脉微欲绝的脱证有显著的回阳固脱的作用，是古代中医急救术之一。

3. 行气活血，消肿散结　气为血之帅，血随气行，气得温则疾，气行则血行。灸之温热刺激，可使气血调和，营卫通畅，起到行气活血、消肿散结的作用。因此，凡气血凝滞及形成肿块者均是灸法的适宜病症，如乳痈初起、瘰疬、瘿瘤等。特别是疮疡阴证之日久不溃、久溃不敛者，使用灸法治疗，更显示出独特的治疗效果。

4. 预防保健，益寿延年　灸法不仅能治病，而且还可以激发人体正气，增强抗病能力，起到预防保健作用。对于中老年人，于无病时或处于亚健康的状态下，长期坚持灸关元、气海、神阙、足三里、曲池等穴不仅可以预防常见的中老年疾病，如高血压、中风、糖尿病、冠心病等的发生，还可延缓衰老，达到益寿延年的目的。因此，灸法又有"保健灸法""长寿灸法"之称。

二、灸法的临床应用

（一）灸法适应范围

灸法的适应范围非常广泛，它既可治疗经络体表的病症，也可以治疗脏腑器官的病症；既可以治疗多种慢性病症，又可以治疗一些急症、危重病症；既能治疗多种虚寒证，也可以治疗某些实热证。灸法可应用于临床上绝大多数病症的治疗及辅助治疗，尤其对风寒湿痹、寒痰喘咳、肩凝症，以及脏腑虚寒、元阳虚损引起的各种病症，疗效较好。近几十年来，灸法亦应用于慢性肝炎、恶性肿瘤、艾滋病等，对于改善症状、减轻放化疗副作用及病理性指标有一定的作用。关于灸法治疗热证的问题，在历代文献中有不少相关的记载，如灸法用于痈疽的阳证、阴虚火旺的消渴都有很好的疗效。

近代许多针灸医师对用不同的灸法治疗实热证及虚热证进行了大量的观察，如果用艾卷温和灸治疗急性乳腺炎、急性结膜炎、急性化脓性中耳炎；用艾炷灸治疗带状疱疹、急性睾丸炎、急性细菌性痢疾、流行性出血热、肺结核、糖尿病；用灯火灸治疗流行性腮腺炎、急性扁桃体炎等均取得了较好的疗效且无不良反应。这些病症从中医辨证的角度来看，大都属于实热证或虚热证，证实了灸法可以治疗实热证或虚热证。概言之，灸法无论用于何种疾病，都必须详查病情，细心诊断，根据病人的年龄和体质，选择合适的穴位和施灸方法，掌握适当的灸量，以达到预期的效果。

（二）灸法注意事项

1. 施灸的体位　患者体位要舒适，选能长时间维持并便于医师操作的体位。一般空腹、过饱、极度疲劳时不宜施灸。直接灸宜采取卧位，应注意防止晕灸的发生。

2. 施灸的顺序　一般是先灸上部，后灸下部；先灸背、腰部，后灸腹部；先灸头部，后灸四肢。

3. 禁灸与慎灸　颜面部、心区、体表大血管部和关节肌腱部不可用瘢痕灸。妇女妊娠期腰骶部和小腹部禁用瘢痕灸，其他灸法也不宜灸量过重。对昏迷肢体麻木不仁及感觉迟钝的患者，勿灸过量，以避免烧伤。

4. 灸疮、灸疱的处理　灸疮的处理，详见"化脓灸"。灸后起疱者，小者可自行吸收，大者可用注射器或采血针从下方穿破水疱，放出液体，敷以消毒纱布，用胶布固定即可。

5. 环境与防火　施灸过程中，室内宜保持良好的通风。严防艾火烧坏衣服、床单等。施灸完毕，必须把艾火彻底熄灭，以防火灾。

【思考题】

1. 灸法的作用、特点与灸法在临床的适应证有何关系？临床上什么情况下最宜选择灸法治疗？

2. 灸法的种类繁多并各有其特点，临床如何选择？

3. 化脓灸的操作步骤有哪些？如何在其施灸过程中缓解疼痛？

4. 何为灸感？灸感的出现与临床疗效有什么关系？

第四章
拔罐法

扫一扫，查阅本章数字资源，含PPT、音视频、图片等

拔罐法是一种以罐为工具，利用燃烧、抽吸、蒸汽等方法造成罐内负压，使罐吸附于体表腧穴或患处的一定部位，使局部皮肤充血、瘀血产生良性刺激，以达到调节脏腑、平衡阴阳、疏通经络、防治疾病目的的方法。

拔罐法拔罐后，可引起局部组织充血，致使经络气血通畅，因而具有行气止痛、消肿散结、祛风散寒、清热拔毒等功效。拔罐法的适应范围广，疗效好，见效快，并且具有易学易懂易推广、经济实用、操作简单、使用安全、毒副作用少等特点。

拔罐法属于中医传统外治法范畴，历史悠久。因古人使用兽角作为拔罐工具，故古称"角法"。起初人们使用牛、羊等的角磨成有孔的筒状，刺破痈疽后，以角吸出脓血，这便是拔罐法的起源。至目前为止，最早的记载见于马王堆出土的帛书《五十二病方》中对痔疾采取"以小角角之"的治法，说明当时角法已经用于痔疮的治疗了，这表明早在先秦时期已有应用负压原理治病的经验。此外，东晋医家葛洪在《肘后备急方》中也写到了用制成罐状的兽角拔脓血以治疗疮疡脓肿的疗法。

宋代角法中有"水角""水银角"的记载。《太平圣惠方》载："凡疗痈疽发背，肿高坚硬脓稠焮盛，色赤者，宜水角。"《苏沈良方》一书亦载用火筒法治疗久嗽的方法。明代的《外科正宗》《济急仙方》等医籍也都有角法的记载，申斗垣在《外科启玄》中将拔罐称为"吸法""煮竹筒法"，也用于疮疡的吸毒排脓。

清代，拔罐疗法又有了新的发展。吴谦的《医宗金鉴·外科心法要诀》中记载了先用针刺，继用中药（羌活、白芷、蕲艾等）煮罐后拔之以治疗痈疽阴证的针药筒疗法，并提出其预后判断。在《理瀹骈文》一书中可看到治疗风邪头痛、破伤风和黄疸等内科疾病使用拔罐的记载。赵学敏所著的《本草纲目拾遗》是第一部对于火罐疗法记载比较详细、完整的医学论著，书中专列了《火罐气》一节，对火罐的出处、大小、形状、使用方法、适应范围等都有比较详细的介绍，还指出火罐可治风寒、头痛及风痹、眩晕等。

20世纪50年代后，罐具种类从角罐、竹罐、陶瓷罐发展到玻璃罐、金属罐、塑料罐、橡胶罐，并相继出现了磁疗罐、红外线罐、激光罐等新型罐具。拔罐方法呈现多样化，如火罐法中的投火法、闪火法，水罐法、抽气罐法等；罐法的运用有闪罐法、走罐法、留针拔罐法、刺络拔罐法等。拔罐法的治疗范围也不断扩大，从最初的外科疮疡病症逐渐发展到了感冒、发热、咳嗽、胃肠疾病、风湿痹痛等内科病症，以及部分妇科病和皮肤病等。

一、罐的种类

（一）常用罐具

1. 玻璃罐　玻璃罐系由耐热质硬的透明玻璃烧制成的罐具，口平腔大底圆，罐口平滑，口缘稍厚略外翻，内外光滑，大小规格多样（图4-1）。其优点是质地透明，使用时可以随时观察罐内皮肤瘀血的程度，以便掌握治疗时间，缺点是传热较快，容易摔碎。

2. 竹罐　竹罐是用直径为3～5cm的竹子，制成6～10cm长的竹筒，一端留节做底，另一端打磨光滑，成管壁厚度为3～9mm、中间呈腰鼓型的竹罐（图4-2）。其特点是轻巧、价廉、取材容易、制作简单、不易摔破，可用于身体各部位的多种拔罐法。但是竹罐容易爆裂漏气，吸拔力不强且质地不透明，难以观察罐内皮肤的变化情况，不宜用作刺血拔罐法。

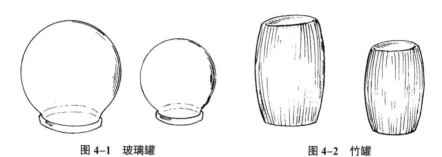

图4-1　玻璃罐　　　　图4-2　竹罐

3. 陶罐　陶罐又名陶瓷罐，是由陶土烧制而成，罐口平滑，形如钵。口底稍小、腔大如鼓。有大、中、小和特小几种类型。其优点是吸拔力较大，易于高温消毒，适用于全身各部的拔罐。但是陶罐体较重，易于破碎且质地不透明，目前已较少使用。

（二）新型罐具

1. 抽气罐　抽气罐是用有机玻璃等材料制成的带有抽气装置的罐具，分为罐体和抽气筒两部分，其罐口的大小规格很多（图4-3）。抽气罐的特点是可随意调节罐内负压，控制吸力。抽气罐的优点是可以避免烫伤，操作方法简单，容易掌握。不足之处是没有火力的温热刺激。

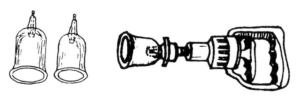

图4-3　抽气罐

2. 多功能罐　系配置有其他治疗作用的现代新型罐具。如在罐顶中央安置刺血针的刺血罐；在罐内架设艾灸，灸后排气拔罐的灸罐；或罐内安有电热元件（电阻丝等）的电热罐（电罐）等，具拔罐与相应疗法（如刺血、艾灸、电热）的双重治疗作用。

（三）代用罐具

凡是口小腔大，口部光滑平整，不怕热，能产生一定吸拔力的器具均可选作代用。临床上最为人们所喜欢使用的就是玻璃罐头瓶。其他如杯子、小口碗等，用时须选瓶口光滑、无破损者，以免伤及皮肤。代用罐具的优点是取材简便，缺点是瓶口薄、不耐高温、易碎。

二、罐的吸拔方法

（一）火罐法

火罐法是利用燃烧时消耗罐中部分氧气，并借火焰的热力使罐内的气体膨胀而排除罐内部分空气，使罐内气压低于外面大气压（统称负压），借以将罐吸附于施术部位的皮肤上。火罐法吸拔力的大小与罐具的大小和深度、罐内燃火的温度和方式、扣罐的时机与速度及空气在扣罐时再进入罐内的多少等因素有关。如罐具深而且大，在火力旺时扣罐，罐内热度高、扣罐动作快，下扣时空气再进入罐内少，则罐的吸拔力大，反之则小。临床上可根据治疗需要灵活掌握，常用的方法有以下几种：

1. 闪火法　用止血钳或镊子等夹住95%乙醇棉球（或用7～8号粗铁丝，一头缠绕石棉绳或线带，做成乙醇棒），一手握罐体，罐口朝下，将棉球点燃后立即伸入罐内摇晃数圈随即退出，迅速将罐扣于应拔部位，此时罐内已成负压即可吸住。此法适用于人体各部位，可用于留罐、闪罐、走罐等，临床最为常用。闪火法罐内无燃烧物坠落，不易烫伤皮肤，操作比较安全，不受体位限制。注意所蘸乙醇宜少且不能沾于罐口，以免烫伤皮肤。

2. 投火法　将易燃软质纸片（卷），或蘸乙醇的棉球点燃后投入罐内，趁火旺时迅速将罐扣于应拔部位。投火时，不论使用纸卷和纸条，都必须高出罐口1寸多，等到燃烧1寸左右后，纸卷和纸条都能斜立罐内侧面，火焰不会烧着皮肤。此法罐内燃烧物易坠落烫伤皮肤，故多用于身体侧面或横向拔罐、拔单罐、留罐、排罐等。

3. 贴棉法　将直径1～2cm的95%乙醇棉片，薄蘸乙醇，紧贴于罐内壁，点燃后迅速将罐扣于应拔部位。此法多用于侧面拔，亦用于身体侧面横向拔罐。操作时所蘸乙醇必须适量，乙醇过多或过少均易使棉片坠落，并且乙醇过多易淌流于罐口而引起皮肤烫伤。

4. 滴酒法　在罐内壁上中段滴2～3滴95%的乙醇，再将罐横侧翻滚一下，使乙醇均匀附于罐内壁上（不可流到罐口处），点燃乙醇后，迅速将罐扣在选定的部位，即可吸住。

5. 架火法　胶木瓶盖或矿泉水瓶盖放置于应拔的腧穴或患处，将95%乙醇棉球放置在瓶盖里面，点燃乙醇棉球后，迅速将罐扣在选定的部位，即可吸住。此法适用于在肌肉丰厚而平坦的部位垂直拔罐，不能用作闪罐、走罐。

（二）水罐法

此法一般使用竹罐。先将竹罐放在锅内加水煮沸（也可在水里加煮中药制成药液使用），使用时将罐子倾倒用镊子夹出，甩去水液，用折叠的湿冷毛巾紧扪罐口，降低罐口温度，乘热按在皮肤上，即能吸住。此法适用于任何部位，吸拔力较小，操作需快捷。

1. 水煮法　将竹罐放入水中或药液中煮沸2～3分钟，然后用镊子将罐倒置（罐口朝下）夹起，迅速用多层湿冷毛巾捂住罐口片刻，以吸去罐内水液，降低罐口温度（但保持罐内热气），趁热将罐拔于应拔部位，并轻按罐具30秒左右，令其吸牢。此法消毒彻底，温热作用强，并且可罐药结合，适用于任何部位的拔留罐、排罐等。此法操作要掌握好时机，出水后拔罐过快易烫伤皮肤，过慢又易致吸拔力不强。

2.蒸汽法 将水或药液（勿超过壶嘴）在小水壶内煮沸，至水蒸气从壶嘴或套于壶嘴的皮管内大量喷出时，将壶嘴或皮管插入罐内 2～3 分钟后取出，迅速将罐扣于应拔部位。扣上后用手轻按其罐半分钟，使之拔牢。此法适用于身体各部位的拔留罐、排罐等。

（三）抽气罐法

先将抽气罐紧扣在应拔部位，用抽气筒将罐内的部分空气抽出，使其产生负压，吸拔于皮肤上。或用抽气筒套在塑料杯罐活塞上，将空气抽出，即能吸着。此法适用于任何部位的拔罐。

（四）其他罐法

如挤气罐、电磁罐、远红外罐、药物多功能罐等，可根据相应的说明书进行操作。

三、拔罐法的操作方法

（一）拔罐的运用方法

1.闪罐 用闪火法将罐吸拔于应拔部位，随即取下，再吸拔，再取下，反复吸拔至局部皮肤潮红，或罐体底部发热为度，动作要迅速而准确，必要时也可在闪罐后留罐（图 4-4）。适用于肌肉较松弛，吸拔不紧或不易留罐的部位，以及局部皮肤麻木或功能减退的虚证患者及风湿痹证、中风后遗症等。

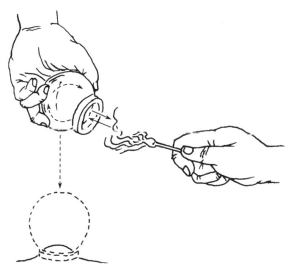

图 4-4 闪罐

2.留罐 又名坐罐法。拔罐后将吸拔在皮肤上的罐具留置一定时间（5～15 分钟），使浅层皮肤和肌肉局部潮红，甚或皮下瘀血呈紫红色后，再将罐具取下。罐大吸力强者应适当减少留罐时间，留罐时间视拔罐反应与体质而定；肌肤反应明显、皮肤薄弱、老年人与儿童留罐时间不宜过长；夏季及肌肤薄处，留罐时间也不宜过长，以免起疱伤及皮肤。此法多用于深部组织损伤、颈肩腰腿痛、关节病变，以及临床各科多种疾病。

3.走罐 又名推罐法、拉罐法。先于施罐部位涂上润滑剂（常用医用凡士林、医用甘油、液状石蜡或润肤霜、温水、药液等），使用闪火法将罐吸住后，立即用手握住罐体，略用力将罐沿着一定路线反复推拉，至走罐部位皮肤紫红为度，推罐时着力在罐口，用力均匀，防止罐漏气脱落（图4-5）。该法适用于病变范围较广、肌肉丰厚而平整的部位，如背部脊柱两旁、下肢股四头肌处、腰骶部、腹部及肩关节等。操作时应根据病情与患者体质，调节负压及走罐的快慢与轻重；若负压过大或用力过重、速度过快，患者往往疼痛难忍且易拉伤皮肤；负压过小，吸拔力不足，罐容易脱落，治疗效果较差。

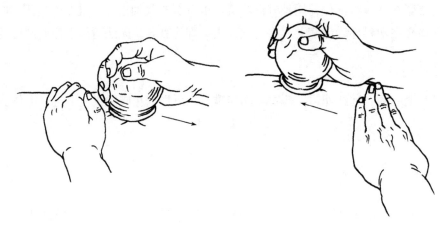

图4-5　走罐

4. 排罐　沿某一经脉循行路线或某一肌束的体表位置，按照顺序排列成行吸拔多个罐具，称为排罐法。

5. 针罐　本法根据针具使用不同分为如下3种。

（1）留针拔罐　在毫针针刺留针时，以针为中心拔罐，留置规定时间后，起罐再起针；此法不宜用于胸背部，因罐内负压易加深针刺深度，从而容易引起气胸（图4-6）。

（2）出针拔罐　在毫针针刺出针后，立即于该部位拔罐，留置规定时间后起罐，起罐后再用消毒棉球将拔罐处擦净。

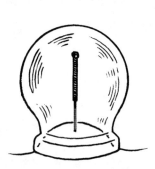

图4-6　留针拔罐

（3）刺络拔罐　用皮肤针、三棱针或粗毫针等，在腧穴或患处点刺出血，或三棱针挑刺后，再行拔罐留罐；起罐后用消毒棉球擦净血迹；挑刺部位用消毒敷料或创可敷贴贴。

针罐法适用于热证、实证、实寒证、瘀血证，以及某些皮肤病症。

（二）启罐的方法

启罐又名起罐，即将吸拔牢的罐具取下的方法。

操作方法：一般罐具启罐，一手握住罐体腰底部稍倾斜，将拇指或示指按压罐口边缘的皮肤，使罐口与皮肤之间产生空隙，空气进入罐内即可将罐取下。不可生硬拉拔，以免拉伤皮肤，产生疼痛。

抽气罐启罐时，提起抽气罐上方的塞帽，使空气注入罐内，罐具即可脱落；也可用一般罐的起罐方法起罐。水（药）罐启罐时，为防止罐内有残留水（药）液漏出，若吸拔部位呈水平面，应先将拔罐部位调整为侧面后再起罐。

（三）拔罐的程度

拔罐的程度决定于罐吸拔的程度和留罐的时间。一般情况下，罐吸拔力度轻、留罐时间短，拔罐后局部皮肤可出现潮红；罐吸拔力度重、留罐时间长，拔罐后局部皮肤可出现紫红色（瘀斑色）。拔罐的程度取决于病情的需要，一般来说，温阳益气、温经散寒可采用局部潮红充血的拔罐法（充血罐），活血化瘀、消肿止痛可采用局部紫红瘀斑的拔罐法（瘀血罐）。不可一味追求拔罐后局部出现瘀斑，以免反复过重拔罐引起局部损伤。留罐时间一般为 5 ～ 15 分钟，可每日 1 次或隔日 1 次，5 ～ 10 次为 1 个疗程；2 个疗程之间应间隔 3 ～ 5 天（或等拔罐斑痕消失）。

（四）施术后的处理

启罐后应用消毒棉球轻拭吸拔局部，若罐斑处微觉痛痒，不可搔抓，数日内自可消退。启罐后如果出现水疱，只要不擦破，可任其自然吸收；若水疱过大，可用一次性消毒针从疱底刺破，放出水液后，再用消毒敷料覆盖；若出血应用消毒棉球拭净；若皮肤破损，应常规消毒，并用无菌敷料覆盖其上；若用拔罐治疗疮痈，启罐后应拭净脓血，并常规处理疮口。

四、拔罐法的作用与临床应用

（一）拔罐法的作用

拔罐法具有祛风除湿、温经散寒、活血化瘀、消肿止痛、拔毒吸脓、祛腐生新、温阳益气、扶正固本等作用。

研究表明，拔罐法的机械刺激作用和温热作用，可以促进血液循环和新陈代谢，从而调节神经系统功能，调节肌肉及关节活动，缓解机体疼痛，改善功能状态，达到治疗疾病、预防疾病和强身健体的作用。

（二）拔罐法的临床应用

1. 适应证　拔罐法的适应范围非常广泛，尤其对于各种疼痛类疾病、软组织损伤、急慢性炎症、风寒湿痹证，以及脏腑功能失调、经脉闭阻不通所引起的各种病症均有较好的疗效。临床上使用已从早期的疮疡发展到包括内科、外科、妇科、儿科、皮肤科、五官科等 100 多种疾病的治疗。

（1）内科疾患　感冒、发烧、咳嗽、急慢性支气管炎、支气管哮喘等肺系疾病；呕吐、便秘、胃肠痉挛、慢性腹泻等胃肠疾病；此外还有中暑、高血压、面神经麻痹、头痛、三叉神经痛、神经衰弱、中风后遗症、尿潴留、尿失禁等其他内科疾病。

（2）妇科疾患　痛经、月经不调、闭经、带下、盆腔炎、更年期综合征、乳腺炎等。

（3）儿科疾患　厌食症、腹泻、消化不良、遗尿、百日咳、流行性腮腺炎等。

（4）外科疾患　疖、疔、痈、疽、丹毒、痔疮、脱肛、虫蛇咬伤等。

（5）皮肤科疾患　痤疮、湿疹、荨麻疹、神经性皮炎、皮肤瘙痒症、白癜风、带状疱疹，还可用于养颜美容等。

（6）耳鼻咽喉和口腔科疾患　鼻炎、牙痛、口腔溃疡、慢性咽喉炎、扁桃体炎等。

2. 禁忌证

（1）高热、抽搐和痉挛发作者。

（2）急性严重疾病、慢性全身虚弱性疾病及接触性传染病。

（3）有出血倾向的患者如白血病、血小板减少性紫癜、血友病等。

（4）有严重肺气肿的患者背部及胸部不宜负压吸拔；心力衰竭者；心尖区、体表大动脉搏动处、静脉曲张处。

（5）骨折患者在未完全愈合前；急性关节、韧带、肌腱严重损伤者。

（6）眼、耳、口、鼻等五官孔窍处；皮肤有溃疡、破裂处；局部原因不明的肿块。

（7）婴幼儿，孕妇的腰骶及腹部、前后阴、乳房部不宜拔罐。

（8）肺结核、恶性肿瘤、疝气处。

（9）过饥、醉酒、过饱、过度疲劳者均不宜拔罐。精神失常、精神病发作期、狂躁不安、破伤风、狂犬病等不能配合者不宜拔罐。

（三）拔罐法的注意事项

1. 拔罐部位或穴位的选择　一般选择肌肉丰满、皮下组织充实及毛发较少的部位为宜。吸拔力过大，吸拔时间过久，可能使拔罐部位的皮肤起疱。拔罐前应充分暴露应拔部位，有毛发者宜剃去，操作部位应注意防止烫伤。

2. 体位的选择　患者体位应舒适，局部宜舒展、松弛。拔罐时嘱患者不要移动体位，以免罐具脱落。拔罐数目多时，罐具之间的距离不宜太近，以免罐具牵拉皮肤产生疼痛，或因罐具间互相挤压而脱落。

3. 因人而宜　老年、儿童、体质虚弱及初次接受治疗、易发生意外反应的患者，拔罐数量宜少，留罐时间宜短，以卧位为宜。妊娠妇女及婴幼儿慎用拔罐方法。

4. 留针拔罐的注意事项　若留针拔罐，选择罐具宜大，毫针针柄宜短，以免吸拔时罐具碰触针柄而造成折针等损伤。

5. 其他罐具的使用注意　使用电罐、瓷罐时，应注意询问病人是否带有心脏起搏器等金属物件，有佩带者应禁用。

6. 拔罐手法　手法要熟练，动作要轻、快、稳、准。用于燃火的乙醇棉球，不可吸含乙醇过多，以免拔罐时滴落到皮肤上造成烧烫伤。若不慎出现烧烫伤，应按外科烧烫伤处理。

7. 晕罐的处理　拔罐过程中若出现头晕、胸闷、恶心欲呕、肢体发软、冷汗淋漓，甚者瞬间意识丧失等晕罐现象，应立即起罐，使患者呈头低脚高卧位，必要时可饮用温开水或温糖水，或掐水沟穴等。密切注意血压、心率变化，严重时按晕厥处理。

附：刮痧法

刮痧法是中国传统的自然疗法之一，它是以中医皮部理论为基础，用牛角、玉石等在皮肤相应部位刮拭，以达到疏通经络、活血化瘀之目的。刮痧可以扩张毛细血管，增加汗腺分泌，促进血液循环，对于高血压、中暑、风寒痹证都有立竿见影之效。经常刮痧，可起到调整经气、解除疲劳、增强免疫功能的作用。

一、操作方法

（一）刮痧工具

刮痧板是刮痧的主要工具，可在人体各部位使用。常见的刮痧板为水牛角和玉制品，水牛角及玉质刮痧板均有行气活血、疏通经络之功，而无毒副作用。此外，还有以贝壳（如蛤壳）、木制品（如木梳），以及边缘光滑的嫩竹板、瓷器片、小汤匙、铜钱、硬币、玻璃，或苎麻等制成的刮痧用具。

从形状上来说，刮痧板有鱼形、长方形、三角形及这几种形状的变形。不管什么形状的刮痧板，最好是选择两边厚薄不一致的，厚的一边可以作为日常保健用，薄的一边可以理疗用。

（二）刮痧方法

1. 持板方法　用手握住刮痧板，刮痧板的底边横靠在手掌心部位，拇指与另外四个手指自然弯曲，分别放在刮痧板的两侧。

2. 刮拭方法　在操作部位涂上刮痧油后，操作者手持刮痧板，在施术部位按一定的力度刮拭，直至皮肤出现痧痕为止。刮痧时，除了向刮拭的方向用力施加一定的压力外，还要对刮拭部位向下按压。向下的按压力因人而异，力度大小根据患者体质、病情及承受能力决定。每次刮拭应保持速度均匀、力度平稳，不要忽轻忽重。

刮拭时还应注意点、线、面结合，这是刮痧的一个特点。所谓点，其实就是穴位，线就是指经脉，面即指刮痧板边缘接触皮肤的部分，约有1寸宽。点、线、面结合的刮拭方法，是在疏通经脉的同时，加强重点穴位的刺激，并掌握一定的刮拭宽度，可以提高治疗效果。

（三）常用刮痧法

1. 面刮法　进行操作适用于身体比较平坦的部位。

2. 角刮法　进行操作多用于人体面积较小的部位或沟、窝、四陷部位，刮痧板与刮痧皮肤呈45°角倾斜进行操作。

3. 点按法　刮痧板的一角与操作部位呈90°垂直进行操作，由轻到重逐渐加点按，适用于人体无骨骼的凹陷部位。

4. 拍打法　用刮痧板一端的平面或五指合拢的手掌拍打体表部位的经穴。拍打前一定要在施术部位上先涂刮痧油，多用在四肢，特别是肘窝和腘窝处。

5. 揉按法　用刮痧板的一角，呈20°倾斜按压在操作部位上，做柔和的旋转运动，这种手法常用于对脏腑有强壮作用的穴位，以及后颈、背、腰部和全息穴区中的痛点。

二、临床应用

刮痧疗法具有疏通经络、活血化瘀、开窍泻热、通达阳气、泻下秽浊、排除毒素等作用，临床应用范围较广，可用于内、外、妇、儿、五官科等病症，还可用于强身健体、减肥、美容等。尤其对实热或湿热引起的急性"痧症"，或因气机闭阻、经络瘀滞所致的疼痛、酸胀类病症，有较好的治疗效果。

三、注意事项

（一）术前注意事项

1. 刮痧疗法须暴露皮肤且刮痧时皮肤汗孔开泄，如遇风寒之邪，可以引发新的疾病。故刮痧前要选择空气流通、清新的治疗场所，注意保暖。

2. 施术者的双手要消毒，刮痧工具也要严格消毒，防止交叉感染。刮拭前须仔细检查刮痧工具，以免刮伤皮肤。

3. 勿在病人过饥、过饱，以及过度紧张的情况下进行刮痧治疗，以防晕刮。

（二）术中注意事项

1. 刮拭手法要用力均匀，以患者能忍受为度，达到出痧为止。婴幼儿及老年人，刮拭手法用力宜轻。

2. 不可一味追求出痧而用重手法或延长刮痧时间。一般情况下，血瘀之证、实证、热证出痧多；虚证、寒证出痧少。

3. 刮拭过程中，如遇晕刮，出现精神疲惫、头晕目眩、面色苍白、恶心欲吐、出冷汗、心慌、四肢发凉或血压下降、神志昏迷时，应立即停止刮痧，抚慰患者勿紧张，让其平卧，注意保暖，饮温开水或糖水，一般即可恢复。

（三）术后注意事项

1. 刮痧治疗使汗孔开泄，要消耗体内津液，故刮痧后应饮温水一杯，休息片刻。

2. 刮痧治疗后，为避免风寒之邪侵袭，一般 3 小时左右方可洗浴。

【思考题】

1. 常用罐的种类有哪些？

2. 火罐的常用吸拔方法有哪些？

3. 拔罐法的临床应用方法有哪些？

4. 拔罐法的作用有哪些？

扫一扫，查阅本章数字资源，含PPT、音视频、图片等

在针刺方法中，除毫针刺法外，在临床上常用的还有三棱针、皮肤针、皮内针、火针、芒针、锓针等特种针具的刺法。这些刺法因采用的针具不同，刺法各异，主治有别，为临床治疗提供了更多的选择。本章学习应以掌握这些针具的操作为主，熟悉其适应范围、注意事项，了解这些针具的发展与演变。

第一节　三棱针法

三棱针法源于古代九针之一的"锋针"，也称刺络泻血法，是用三棱针刺破血络或腧穴，放出适量血液或挤出少量液体，或挑断皮下纤维组织以治疗疾病的方法。其中放出适量血液以治疗疾病的方法属刺络法或刺血法，又称放血疗法。

古人对刺络泻血法非常重视。如《灵枢·九针论》谈到九针中的锋针主要用于"泻热出血"。《素问·血气形志》曰："凡治病必先去其血。"《灵枢·九针十二原》提出了"宛陈则除之"的治疗原则。

一、针具

三棱针一般用不锈钢制成，分为大、中、小3种型号，大号规格2.6mm×65mm，中号规格2mm×65mm，小号规格1.6mm×65mm，针柄较粗呈圆柱形，针身呈三棱形，尖端三面有刃，针尖锋利（图5-1）。

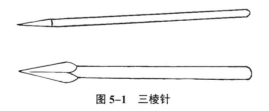

图5-1　三棱针

二、操作方法

（一）操作前准备

针具使用前应行高压消毒，或放入75%乙醇内浸泡30分钟。施针前对局部皮肤用2%碘酊

进行消毒，再用 75% 酒精棉脱碘。

（二）持针姿势

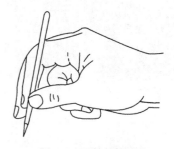

图 5-2　三棱针持针法

一般以右手持针，用拇、示两指捏住针柄中段，中指指腹紧靠针身侧面，露出针尖 2 ～ 3mm（图 5-2）。

（三）操作方法

三棱针的操作方法一般分为点刺法、刺络法、散刺法、挑刺法 4 种。

1. 点刺法　点刺法即点刺腧穴出血或挤出少量液体的方法。此法是用三棱针点刺腧穴或血络以治疗疾病的方法。

针刺前，在预定针刺部位上下用左手拇指、示指向针刺处推按，使血液积聚于点刺部位。常规消毒后，左手拇、示、中三指夹紧被刺部位，右手持针，直刺 2 ～ 3mm，快进快出，轻轻挤压针孔周围，使出血数滴，或挤出少量液体（图 5-3），然后用消毒干棉球按压针孔。为了刺出一定量的血液或液体，点刺穴位的深度不宜太浅。此法多用于指（趾）末端、面部、耳部的穴位，如十宣、十二井穴等处。

2. 刺络法　刺络法有浅刺和深刺两种。

（1）浅刺　即点刺随病显现的浅表小静脉出血的方法。常规消毒后，右手持针垂直点刺，快进快出，动作要求稳、准、快，一次出血 5 ～ 10mL。此法多用于有小静脉显现的部位，如下肢后面、额部、颞部、足背等部位。

（2）深刺　即点刺较深、较大静脉放出一定量血液的方法，称为泻血法。先用带子或橡皮管，结扎在针刺部位上端（近心端），然后迅速消毒，针刺时左手拇指压在被针刺部位下端，右手持三棱针对准被针刺部位的静脉，刺入静脉 1 ～ 2mm 深，即将针迅速退出，出血停止后，再用消毒棉球按压针孔（图 5-4）。本法出血量较大，一次治疗可出血几十甚至上百毫升，多用于肘窝、腘窝的静脉及小静脉瘀滞处。

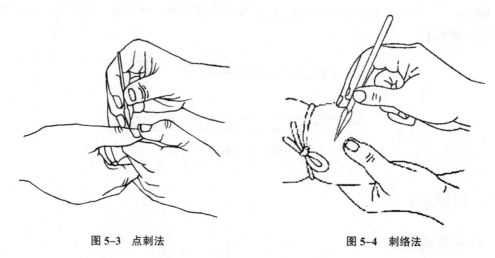

图 5-3　点刺法　　　　　　　　　　　**图 5-4　刺络法**

3. 散刺法　用一手固定被刺部位，另一手持针在施术部位点刺多点。根据病变部位大小不同，可刺数针，甚至十余针以上，由病变外缘环形向中心点刺，以促使瘀血或水肿的排泄，达到"宛陈则除之"、通经活络的目的（图5-5）。针刺深浅根据局部肌肉厚薄、血管深浅而定。此法多用于局部瘀血、水肿、顽癣等。

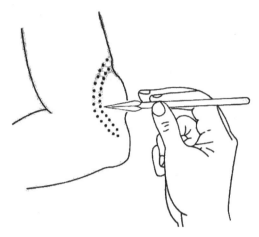

图5-5　散刺法

4. 挑刺法　此法是以三棱针挑断穴位皮下纤维组织以治疗疾病的方法。局部消毒后，左手捏起施术部位皮肤，右手持针先以15°～30°角进入皮肤，然后上挑针尖，挑破皮肤或皮下组织，并可挤出一定量的血液或少量液体，然后用无菌敷料保护创口，以胶布固定（图5-6）。对于一些畏惧疼痛者，可先用2%利多卡因局麻后再挑刺。挑刺的部位可以选用经穴，也可选用奇穴，更多选用阿是穴。在选用阳性反应点时，应注意与痣、毛囊炎、色素斑及背俞穴相鉴别。

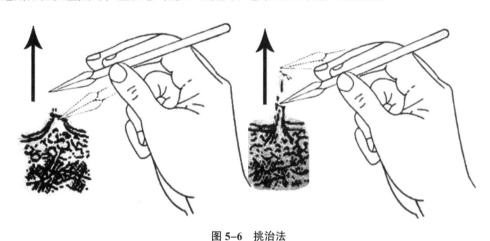

图5-6　挑治法

三、临床应用

（一）适应范围

三棱针刺络放血具有通经活络、开窍泄热、消肿止痛等作用，适应范围较为广泛，凡各种实证、热证、瘀血、疼痛等均可应用。

1. 急症　如昏厥、高热、中风闭证、急性咽喉肿痛、中暑等。

2. 慢性病　如顽癣、扭挫伤、头痛、肩周炎、丹毒、指（趾）麻木等。

（二）注意事项

1. 对患者要做必要的解释工作，以消除思想顾虑，尤其是对放血量较大者。

2. 严格消毒，防止感染。

3. 操作时手法宜轻、稳、准、快，不可用力过猛，防止刺入过深、创伤过大、损害其他组织，更不可伤及动脉。

4. 对体弱、贫血、低血压、孕妇和产后等，均要慎重使用。凡有出血倾向和血管瘤的患者，不宜使用本法。

5. 刺血治疗一般隔 2 ～ 3 天 1 次，出血量较多者可间隔 1 ～ 2 周 1 次。

第二节 皮肤针法

皮肤针法是以多支短针浅刺人体一定部位（穴位）的一种针刺方法。它是我国古代"半刺""浮刺""毛刺""扬刺"等针法的发展。皮肤针法通过叩刺皮部，以疏通经络，调和气血，促使机体恢复正常，从而达到防治疾病的目的。

一、针具

皮肤针由针头和针柄两部分组成，针头附有莲蓬状的针盘，下边散嵌着不锈钢短针。针柄有软柄和硬柄两种类型，软柄一般用有机玻璃或硬塑料制作，一般针柄长 15 ～ 19cm。根据所嵌针数的不同，又分别称为梅花针（五支针）、七星针（七支针）、罗汉针（十八支针）等（图 5-7）。针尖不宜太锐，应呈松针形。针柄要坚固且有弹性，全束针尖应平齐，防止偏斜、钩曲、锈蚀和缺损。针具的检查，可用干脱脂棉轻沾针尖，如果针尖有钩或有缺损则棉絮易被带动。

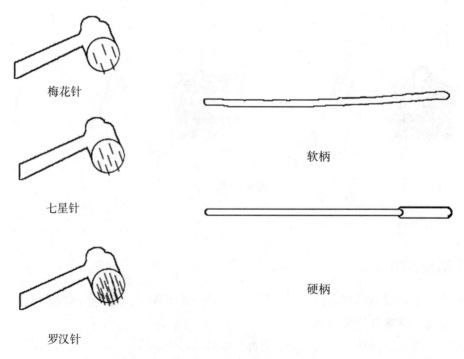

梅花针

七星针

罗汉针

软柄

硬柄

图 5-7 皮肤针针具

二、操作方法

（一）操作前准备

针具使用前应进行浸泡消毒，或使用一次性针具。施针前在局部皮肤用 2% 碘酊进行消毒，再用 75% 酒精棉脱碘。

（二）持针姿势

软柄和硬柄皮肤针的持针姿势不同，分述如下。

1. 软柄皮肤针 将针柄末端置于掌心，拇指居上，示指在下，余指呈握拳状固定针柄末端（图 5-8）。

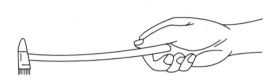

图 5-8 软柄皮肤针持针姿势

2. 硬柄皮肤针 用右手握针柄，以无名指、小指将针柄末端固定于小鱼际处，以拇、中两指夹持针柄，示指置于针柄中段上面（图 5-9）。

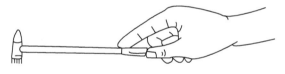

图 5-9 硬柄皮肤针持针姿势

（三）叩刺方法

皮肤常规消毒后，针尖对准叩刺部位，运用灵活的腕力垂直叩刺，即将针尖垂直叩击在皮肤上，并立刻弹起。如此反复进行。叩刺时要运用灵活的腕力直刺、弹刺、速刺。叩刺速度要均匀，防止快慢不一、用力不匀。针尖起落要呈垂直方向，即将针垂直地刺下、垂直地提起，如此反复操作。防止针尖斜着刺入和向后拖拉着起针，这样会增加病人的疼痛。针刺部位须准确，按预定应刺部位下针，每一针之间的距离，一般为 1.0 ～ 1.5cm。

（四）刺激强度

根据患者病情、体质、年龄和叩刺部位的不同，可分别采用弱刺激、中等刺激和强刺激。

1. 弱刺激 用较轻的腕力叩刺，冲力小，针尖接触皮肤的时间愈短愈好，局部皮肤略见潮红，患者无疼痛感觉。适用于年老体弱、小儿、初诊患者，以及头面五官肌肉浅薄处。

2. 强刺激 用较重的腕力叩刺，冲力大，针尖接触皮肤的时间可稍长，局部皮肤可见出血，患者有明显疼痛感觉。适用于年壮体强，以及肩、背、腰、臀、四肢等肌肉丰厚处。

3. 中等刺激 叩刺的腕力介于强、弱刺激之间，冲力中等，局部皮肤潮红，但无出血，患者稍觉疼痛。适用于多数患者，除头面五官等肌肉浅薄处，其他部位均可选用。

（五）叩刺部位

可分为循经叩刺、穴位叩刺和局部叩刺 3 种。

1. 循经叩刺 指沿着与疾病有关的经脉循行路线叩刺。主要用于项、背、腰、骶部的督脉和膀胱经，其次是四肢肘、膝以下的三阴经、三阳经。可治疗相应脏腑经络病变。

2. 穴位叩刺 指选取与疾病相关的穴位叩刺。主要用于背俞穴、夹脊穴和阳性反应点。

3. 局部叩刺 指在病变局部叩刺。如治疗头面五官、关节及局部扭伤、顽癣等疾病可叩刺病变局部。

三、临床应用

（一）适应范围

皮肤针具有疏通经络、调和气血、扶正祛邪等作用，并能够通过刺激皮部对相应脏腑的功能进行良性的调节。

1. 疼痛类疾病 如头痛、疱疹后遗痛、肩背痛、腰痛、痛经、痹证等。

2. 消化系统疾病 如呃逆、胃脘痛、腹痛等。

3. 呼吸系统疾病 如鼻塞、哮喘等。

4. 泌尿生殖系统疾病 如遗尿、遗精等。

5. 其他 如失眠、面瘫、斑秃、荨麻疹、痿证、肌肤麻木、小儿惊风、脑瘫等。

（二）注意事项

1. 注意检查针具，当发现针尖有钩毛或缺损或参差不齐者，须及时修理。

2. 针具及针刺局部皮肤均应消毒。重刺后，局部皮肤须用酒精棉球消毒并应注意保持针刺局部清洁，以防感染。

3. 操作时运用腕力垂直叩刺，并立即抬起。不可斜刺、压刺、慢刺、拖刺，避免使用臂力。

4. 局部皮肤有创伤、溃疡及瘢痕者，不宜使用本法。

5. 凝血功能障碍、急危重症、传染性疾病等，不宜使用本法。

6. 皮肤针治疗一般每日或隔日 1 次，10 次为 1 个疗程，疗程间可间隔 3 ～ 5 日。

第三节　皮内针法

皮内针法是以皮内针刺入并固定于腧穴部位的皮内或皮下，进行较长时间刺激以治疗疾病的方法。本法源于《素问·离合真邪论》中"静以久留"的方法，适用于需要持续留针的慢性疾病，以及经常发作的疼痛性疾病。

一、针具

皮内针是用不锈钢制成的小针，有揿钉型和颗粒型两种。

（一）揿钉型皮内针

针身长 2 ～ 3mm，针身直径 0.28 ～ 0.32mm，针柄呈圆形，其直径 4mm，针身与针柄垂直（图

5-10）。临床以针身长度为 2mm 和针身直径 0.28mm 者最常用。揿钉型皮内针也称图钉型皮内针。

（二）颗粒型皮内针

针身长 5 ～ 10mm，针身直径 0.28mm，针柄呈圆形，其直径 3mm，针身与针柄在同一平面（图 5-11）。颗粒型皮内针也称麦粒型皮内针。

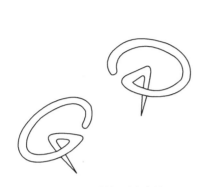 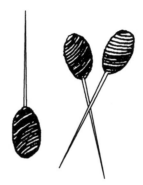

图 5-10　揿钉型皮内针　　　　　图 5-11　颗粒型皮内针

二、操作方法

（一）操作前准备

针刺前针具经高压蒸汽灭菌，或以 75% 酒精浸泡 30 分钟消毒，或使用一次性针具。施针前在局部皮肤用 2% 碘酊进行消毒，再用 75% 酒精棉脱碘。

（二）针刺方法

1. 进针

（1）揿钉型皮内针　一手固定腧穴部皮肤，另一手持镊子夹持针尾直刺入腧穴皮内。

（2）颗粒型皮内针　一手将腧穴部皮肤向两侧舒张，另一手持镊子夹持针尾平刺入腧穴皮内。

2. 固定

（1）揿钉型皮内针　用脱敏胶布覆盖针尾、粘贴固定。

（2）颗粒型皮内针　先在针尾下垫一橡皮膏，然后用脱敏胶布从针尾沿针身向刺入的方向覆盖、粘贴固定。

3. 固定后刺激　每日按压胶布 3 ～ 4 次，每次约 1 分钟，以患者耐受为度，两次间隔约 4 小时。埋针期间，患者可每天自行按压数次，以增强刺激量。

4. 出针　一手固定埋针部位两侧皮肤，另一手取下胶布，然后持镊子夹持针尾，将针取出。

皮内针可根据病情和季节决定其留针时间，一般为 3 ～ 5 天，最长可达 1 周。若天气炎热，留针时间不宜超过 2 天，以防感染。

三、临床应用

（一）适应范围

皮内针可以通过对穴位的长时间刺激作用，治疗慢性难治性疾病、反复发作类疾病等。

1. 慢性难治性疾病　如高血压、神经衰弱、支气管哮喘、软组织损伤、月经不调、小儿遗尿等。

2. 反复发作的疼痛类疾病　如偏头痛、三叉神经痛、面肌痉挛、痛经、胃脘痛、胆绞痛、关节痛等。

3. 其他　如戒烟、戒毒、减肥、美容等。

（二）注意事项

1. 埋针宜选用较易固定和不妨碍肢体运动的穴位。
2. 埋针后，若患者感觉局部刺痛，应将针取出重埋或改用其他穴位。
3. 埋针期间，针处不要着水，以免感染。
4. 热天出汗较多，埋针时间不宜过长。
5. 若发现埋针局部感染，应将针取出，并对症处理。
6. 溃疡、炎症、不明原因的肿胀部位，禁忌埋针。

第四节　火针法

火针古称"燔针"，火针刺法称为"焠刺"，是将特制的金属针具烧红，迅速刺入人体的一定部位或腧穴，并快速退出以治疗疾病的一种方法。

本法临床上常用于持续性疼痛，寒性、慢性疾病，涉及临床各科，并且多以病灶局部选穴为主，具有选穴少、奏效快、治疗次数少的优势。

一、针具

火针针具多选用能耐高温、不退热、变形少、不易折、高温下硬度强的钨合金或不锈钢丝制作，形似毫针，针型较粗，针柄多用铜丝缠绕而成。临床根据火针所刺部位深浅大小等情形的不同，可选用单头火针、三头火针、平头火针、三棱火针等。单头火针又有粗细不同，可分为细火针（针头直径约 0.5mm）和粗火针（针头直径约 1.2mm）（图 5–12）。

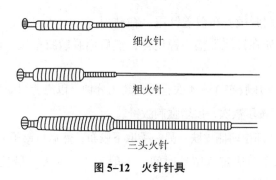

细火针

粗火针

三头火针

图 5–12　火针针具

二、操作方法

（一）操作前准备

针刺前针具应行浸泡消毒，局部皮肤先用 2% 碘酒消毒，再以 75% 酒精脱碘。

（二）火针常用刺法

1. 点刺法　在腧穴上施以单针点刺的方法。

2. 密刺法　在体表病灶上施以多针密集刺激的方法，每针间隔不超过 1cm。

3. 散刺法　在体表病灶上施以多针密集刺激的方法，每针间隔 2cm 左右。

4. 围刺法　围绕体表病灶周围施以多针刺激的方法，针刺点在病灶与正常组织的交接处。

5. 刺络法　用火针刺入体表血液瘀滞的血络，放出适量血液的方法。

（三）烧针与针刺

1. 烧针　烧针是使用火针的关键步骤，针烧得红与不红，可直接影响疗效。《针灸大成·火针》明确指出："灯上烧，令通红，用方有功。若不红，不能去病，反损于人。"因此，在使用火针前必须将针烧红，宜先烧针身，后烧针尖。火针烧灼的程度根据治疗需要，可将针烧至白亮、通红或微红（图 5-13）。若针刺较深，须烧至白亮，速进疾出，否则不易刺入，也不易拔出，而且剧痛；若针刺较浅，可烧至通红，速入疾出，轻浅点刺；若针刺表浅，烧至微红，在表皮部位轻而稍慢地烙熨。

2. 刺针　用左手拿点燃的酒精灯，右手持针，尽量靠近施治部位，烧针后对准穴位垂直点刺，速入疾出。出针后用无菌干棉球按压针孔，以减少疼痛并防止出血。要求术者全神贯注，动作熟练敏捷。

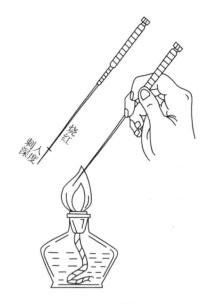

图 5-13　烧针

（四）针刺的深度

针刺的深度应根据病情、体质、年龄和针刺部位的肌肉厚薄、血管深浅、神经分布等而定。《针灸大成·火针》曰："切忌太深，恐伤经络，太浅不能去病，惟消息取中耳。"一般而言，四肢、腰腹部针刺稍深，可刺 2～5 分深；胸背部针刺宜浅，可刺 1～2 分深；至于痣疣的针刺深度以刺至基底的深度为宜。

三、临床应用

（一）适应范围

本法具有温经散寒、通经活络、软坚散结、去腐生肌等作用。适用病症如下：

1. 以疼痛为主的病症　如风湿与类风湿关节炎、网球肘、肩周炎、骨性关节炎、滑膜炎、腱鞘炎、腰椎病、腰肌劳损、痛经、胃脘痛、三叉神经痛等。

2. 皮肤病　如神经性皮炎、带状疱疹、硬皮病、湿疹、痣、疣等。

3. 外科感染性疾病　如痈疽、丹毒、瘰疬等。

4. 慢性疾病　如慢性结肠炎、癫痫、阳痿、下肢静脉曲张、小儿疳积等。

（二）注意事项

1. 施术时应注意安全，防止烧伤等异常情况。

2. 除治疗痣、疣外，面部禁用火针；有大血管、神经干的部位禁用火针。

3. 针刺后针孔局部若出现微红、灼热、轻度疼痛、瘙痒等表现，属正常现象，可不做处理，并且不宜搔抓，以防感染。

4. 针刺 1 ～ 3 分深，出针后可不做特殊处理，若针刺 4 ～ 5 分深，出针后用消毒纱布敷盖针孔，用胶布固定 1 ～ 2 天，以防感染。

5. 孕妇、产妇及婴幼儿慎用；糖尿病、血友病、凝血机制障碍者禁用火针。

6. 对初次接受火针治疗的患者，应做好解释工作，消除恐惧心理，以防晕针。

第五节　芒针法

芒针法是用芒针针刺一定的经络或腧穴以治疗疾病的方法。芒针由古代"九针"中的"长针"发展而来，用较细而富有弹性的不锈钢丝制成，因形状细长如麦芒，故称为芒针。

本法一般适用于普通毫针难以取得显著疗效且必须用长针深刺的疾病。

一、针具

芒针的结构与毫针一样，分为五个部分，即针尖、针体、针根、针柄和针尾。芒针多用银质、铜质或不锈钢制成，临床上弹性、韧性较好的是不锈钢丝制成的。芒针的长短、粗细规格主要是指针体而言，临床上针长以 5 ～ 8 寸、粗细以 26 ～ 28 号的最为常用。

二、操作方法

（一）操作前准备

针具行高压蒸汽消毒，或使用一次性针具。

（二）针具选择

根据病情需要和操作部位选择不同型号的芒针，所选择的芒针针体应光滑、无锈蚀，针尖宜端正不偏，光洁度高，尖中带圆。

（三）进针法

进针采用双手夹持进针法。

刺手持针柄下端，押手的拇、示两指用消毒干棉球捏住针体下段以固定针体，露出针尖，并将针尖对准穴位，当针尖接近穴位皮肤时，利用指力和腕力，压捻结合，双手同时用力迅速将针刺入（图 5-14）。根据不同穴位，缓慢运针，将针刺至所需深度。得气后可施以捻转、提插或捻转提插相结合的补泻手法，也可结合使用其他补泻手法。

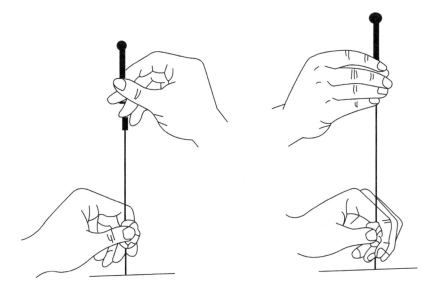

图 5-14　芒针进针法

（四）针刺角度

1. 直刺法　芒针垂直刺入皮肤，直达人体深部。一般适用于腹部、臀部及肌肉丰厚处。

2. 斜刺法　进针时，针体与皮肤约呈 45° 角倾斜刺入。一般适用于四肢、躯干、头项部、面部的穴位。

3. 平刺法　进针时，针体与皮肤约呈 15° 角刺入。一般适用于头及背部等皮肤浅薄的穴位。

（五）出针法

施针完毕后，应缓慢将针退至皮肤表层，再轻轻抽出，边退针边揉按针刺部位，以减轻疼痛。如出针后有血液溢出，应迅速以干棉球按压针孔，直至停止出血为止。

三、临床应用

（一）适应范围

芒针的适应范围与普通毫针一样，范围较广。主要用于治疗神经系统、运动系统、消化系统、呼吸系统、泌尿生殖系统、免疫系统疾病等。

1. 神经系统疾病　如瘫痪、脑血管病后遗症、神经痛、神经根炎。其中，神经痛包括坐骨神经痛、三叉神经痛、偏头痛、神经性头痛、面神经麻痹、面肌痉挛等。

2. 运动系统疾病　如关节痛、软组织损伤、肩关节周围炎、急性腰扭伤、梨状肌综合征、腰椎间盘突出症、肋软骨炎、膝骨关节炎等。

3. 消化系统疾病　如胃炎、胃下垂。内脏的各种痉挛性疼痛包括消化道溃疡、胃痉挛、胃及十二指肠溃疡、胃神经官能症、胆囊炎、胆石症等。

4. 呼吸系统疾病　如哮喘、肺气肿、支气管炎等。

5. 泌尿生殖系统疾病　如前列腺肥大和前列腺炎，脊髓损伤导致的尿潴留、尿失禁，以及泌尿系结石、子宫脱垂、月经紊乱、不孕不育症、阴痒、功能性阳痿等。

6.免疫系统疾病 如风湿性、类风湿关节炎等。

7.其他疾病 如下肢静脉曲张、喉异感症、癫、狂、痫、精神分裂症等。

（二）注意事项

1.对初次接受芒针治疗的患者，应耐心做好解释工作，操作时分散患者注意力，消除恐惧心理。同时选穴宜少，手法宜轻，而且必须熟练，减少患者疼痛。

2.由于芒针的针身长而细，针刺穴位较深，应告诫患者进针以后不可移动体位，以免造成弯针、滞针或断针。

3.针刺时必须缓慢，切忌快速提插，以免造成损伤血管、神经或内脏。

4.过饥、过饱、过劳、醉酒、年老体弱、孕妇儿童，以及某些不配合治疗者忌针。

5.医师态度要严肃认真，不可马虎轻率，避免针刺事故的发生。

6.芒针治疗一般每日或隔日1次，10次为1个疗程，疗程间可间隔3～5日。

第六节　鍉针法

鍉针法是以鍉针按压经脉或腧穴以治疗疾病的一种方法。鍉针为古代九针之一，为按压腧穴用具。因操作时以推按腧穴（按脉勿陷）为主，故近人又称为"推针"。用鍉针在经络或腧穴表面进行按压，具有疏通经络、调和气血、补虚泻实的作用。

在临床上本法既可用以治疗，又有辅助诊断的作用。

一、针具

鍉针针体长3.5寸，针身呈圆柱体，针头圆钝光滑如黍粟形，针头直径为2～3mm（图5-15）。鍉针多选用不锈钢、黄铜、银等金属材料制成。目前结合现代电磁技术，鍉针的种类更为多样化，有电鍉针、声电鍉针、电热鍉针、磁鍉针、木或骨鍉针等。

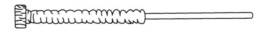

图5-15　鍉针

二、操作方法

（一）操作前准备

针刺操作前应进行针具的消毒，一般为高压蒸汽消毒。

（二）操作手法

以刺手的拇指、中指及无名指夹持针柄，示指抵押针尾或采用执笔式持针（图5-16），针体与所按压的经脉或腧穴皮肤垂直，每次按压持续1～10分钟，按压时可结合捻转或震颤法以加强刺激。根据病人的体质与病情，刺激的强度可分为弱刺激和强刺激两种。

1.弱刺激 弱刺激即是按压力度小而轻，形成的凹陷浅，局部有酸胀感，当按压部位周围发生红晕或症状缓解时，慢慢起针，并在局部稍加揉按。

2. 强刺激　强刺激即是按压力度大而重，形成的凹陷深，待患者感觉局部有胀痛感，或循经向上、下传导时，迅速起针，不加揉按。

每日治疗 1 ～ 2 次，重症每日可治疗 3 ～ 4 次，10 次为 1 个疗程。由于该法的操作简便，无须刺入皮肤，安全简便，可指导患者自行使用。

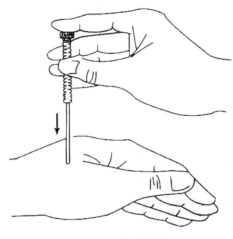

图 5-16　鍉针持针法

三、临床应用

（一）适应范围

鍉针按压具有疏通经络、调和气血、补虚泻实的作用，也可用于辅助诊断。

1. 治疗冠心病、高血压、偏头痛、胃脘痛、腹痛、呕吐、消化不良、胆绞痛、肋间神经痛、肩周炎、网球肘、月经不调、痛经、失眠、神经衰弱等病症。

2. 经络辨证时探查病变的经络、穴位，以辅助诊断；在灵龟八法和子午流注针法的开穴时亦可选用本法。

（二）注意事项

1. 所选用的鍉针，针头要光滑圆钝，不宜过尖，否则会产生疼痛等不适感。

2. 垂直按压，不宜斜刺，防止损伤皮肤。

3. 局部感染或有溃疡的部位，不宜使用。

【思考题】

1. 三棱针的针刺方法有哪几种？各种刺法都适合哪些穴位或部位？

2. 皮肤针法的刺激强度和叩刺部位各分哪几种？

3. 皮内针法的适用范围是什么？

4. 火针法临床上有哪些功用？

5. 芒针的针刺角度有哪些？芒针的注意事项是什么？

扫一扫，查阅本章数字资源，含PPT、音视频、图片等

特定部位刺法，泛指采用针刺等方法刺激人体相对独立的特定部位，以诊断和治疗全身疾病的各种针刺治疗方法，因其刺激部位有别于传统经穴且偏于短针的应用而得名。与传统经穴应用相比，具有穴位集中、操作简便、疗效独特等特点。依刺激部位的不同，有头针、耳针、眼针、腕踝针之别。

第一节　耳针法

耳针法是指采用毫针或其他方式刺激耳部特定部位，以预防、诊断和治疗全身疾病的一种方法。耳针治疗范围较广，操作方法简单易行，对于疾病的预防和诊治具有一定的意义。

耳针诊治疾病历史悠久，早在春秋战国即有记载，如《灵枢·五邪》曰："邪在肝，则两胁中痛……取耳间青脉起者去其掣。"《灵枢·厥病》曰："耳聋无闻，取耳中。"唐代《备急千金要方》中有取耳中穴治疗黄疸、寒暑疫毒等病的记载。其后，以耳郭诊断疾病，以针刺、按摩、塞药、艾灸、温熨等方法刺激耳郭以防治疾病等有关叙述更是散见于历代医书之中，为耳针的形成和发展奠定了理论基础。20世纪50年代，法国医学博士诺基尔（P. Nogier）提出了42个耳穴点和形如胚胎倒影的耳穴图，对我国医务工作者影响很大，在一定程度上推动了耳针疗法在我国的普及和发展。为促进耳穴应用的发展与研究，国家质量监督检验检疫总局和国家标准化管理委员会分别于1992年和2008年两次颁布和实施了中华人民共和国国家标准GB/T 13724—2008《耳穴名称与定位》。

迄今为止，采用耳针疗法治疗的疾病种类已达200余种，涉及内、外、妇、儿、五官、皮肤、骨伤等临床各科；不仅对某些功能性病变、变态反应疾病、炎症性疾病有较好疗效，对部分器质性病变，以及某些疑难杂症也具有一定疗效。

一、耳针法刺激部位

耳针法刺激部位即为耳穴，是耳郭表面与人体脏腑经络、组织器官、躯干四肢相互沟通的特殊部位。耳穴既是疾病的反应点，也是防治疾病的刺激点。

（一）耳郭表面解剖

1. 耳郭正面（图6-1、图6-2、图6-3）

耳垂：耳郭下部无软骨的部分。

耳垂前沟：耳垂与面部之间的浅沟。

耳轮：耳郭外侧边缘的卷曲部分。

耳轮脚：耳轮深入耳甲的部分。

耳轮脚切迹：耳轮脚棘前方的凹陷处。

耳轮结节：耳轮外上方的膨大部分。

耳轮尾：耳轮向下移行于耳垂的部分。

轮垂切迹：耳轮和耳垂后缘之间的凹陷处。

耳轮前沟：耳轮与面部之间的浅沟。

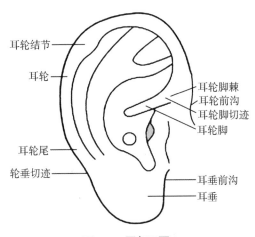

图 6-1　耳郭正面 1

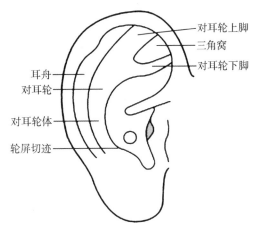

图 6-2　耳郭正面 2

对耳轮：与耳轮相对呈"Y"字形的隆起部，由对耳轮体、对耳轮上脚和对耳轮下脚三部分组成。

对耳轮体：对耳轮下部呈上下走向的主体部分。

对耳轮上脚：对耳轮向上分支的部分。

对耳轮下脚：对耳轮向前分支的部分。

轮屏切迹：对耳轮与对耳屏之间的凹陷处。

耳舟：耳轮与对耳轮之间的凹沟。

三角窝：对耳轮上、下脚与相应耳轮之间的三角形凹窝。

耳甲部分：部分耳轮和对耳轮、对耳屏、耳屏及外耳门之间的凹窝。由耳甲艇、耳甲腔两部分组成。

耳甲艇：耳轮脚以上的耳甲部。

耳甲腔：耳轮脚以下的耳甲部。

耳屏：耳郭前方呈瓣状的隆起。

屏上切迹：耳屏与耳轮之间的凹陷处。

上屏尖：耳屏游离缘上隆起部。

下屏尖：耳屏游离缘下隆起部。

耳屏前沟：耳屏与面部之间的浅沟。

对耳屏：耳垂上方，与耳屏相对的瓣状隆起。

对屏尖：对耳屏游离缘隆起的顶端。

屏间切迹：耳屏和对耳屏之间的凹陷处。

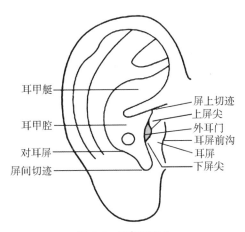

图 6-3　耳郭正面 3

外耳门：耳甲腔前方的孔窍。

2. 耳郭背面（图6-4）

耳轮背面：耳轮背部的平坦部分。

耳轮尾背面：耳轮尾背部的平坦部分。

耳垂背面：耳垂背部的平坦部分。

耳舟隆起：耳舟在耳背呈现的隆起。

三角窝隆起：三角窝在耳背呈现的隆起。

耳甲艇隆起：耳甲艇在耳背呈现的隆起。

耳甲腔隆起：耳甲腔在耳背呈现的隆起。

对耳轮上脚沟：对耳轮上脚在耳背呈现的凹沟。

对耳轮下脚沟：对耳轮下脚在耳背呈现的凹沟。

对耳轮沟：对耳轮体在耳背呈现的凹沟。

耳轮脚沟：耳轮脚在耳背呈现的凹沟。

对耳屏沟：对耳屏在耳背呈现的凹沟。

3. 耳根（图6-4）

上耳根：耳郭与头部相连的最上处。

下耳根：耳郭与头部相连的最下处。

（二）耳穴分布规律

耳穴在耳郭表面的分布状态形似倒置在子宫内的胎儿（头部朝下，臀部朝上，图6-5）。

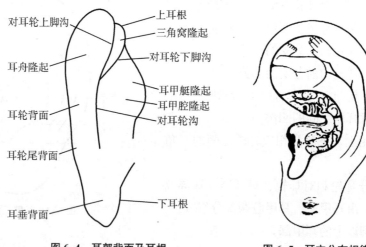

图6-4　耳郭背面及耳根　　　　图6-5　耳穴分布规律

其分布规律是：与头面相应的穴位分布在耳垂；与上肢相应的穴位分布在耳舟；与躯干相应的穴位分布在对耳轮体部；与下肢相应的穴位分布在对耳轮上、下脚；与腹腔脏器相应的穴位分布在耳甲艇；与胸腔脏器相应的穴位分布在耳甲腔；与盆腔脏器相应的穴位分布在三角窝；与消化道相应的穴位分布在耳轮脚周围等。

（三）耳郭区划定位标准与耳穴

1. 耳郭基本标志线（图6-6、图6-7、图6-8）

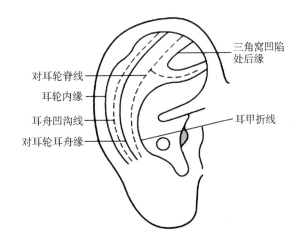

图 6-6　耳郭基本标志线 1

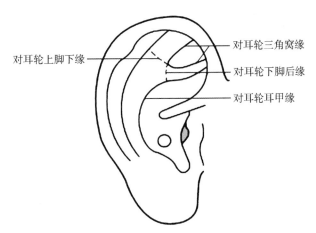

图 6-7　耳郭基本标志线 2

耳轮内缘：即耳轮与耳郭其他部分的分界线，是指耳轮与耳舟，对耳轮上、下脚，三角窝及耳甲等部的折线。

耳甲折线：是指耳甲内平坦部与隆起部之间的折线。

对耳轮脊线：是指对耳轮体及其上、下脚最凸起处之连线。

耳舟凹沟线：是指沿耳舟最凹陷处所作的连线。

对耳轮耳舟缘：即对耳轮与耳舟的分界线，是指对耳轮（含对耳轮上脚）脊与耳舟凹沟之间的中线。

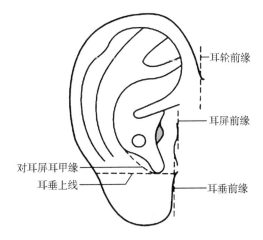

图 6-8　耳郭基本标志线 3

三角窝凹陷处后缘：是指三角窝内较低平的三角形区域的后缘。

对耳轮三角窝缘：即对耳轮上、下脚与三角窝的分界线，是指对耳轮上、下脚脊与三角窝凹陷处后缘之间的中线。

对耳轮耳甲缘：即对耳轮与耳甲的分界线，是指对耳轮（含对耳轮下脚）脊与耳甲折线之间的中线。

对耳轮上脚下缘：即对耳轮上脚与对耳轮体的分界线，是指从对耳轮上、下脚分叉处向对耳轮耳舟缘所作的垂线。

对耳轮下脚后缘：即对耳轮下脚与对耳轮体的分界线，是指从对耳轮上、下脚分叉处向对耳轮耳甲缘所作的垂线。

耳垂上线（亦作为对耳屏耳垂缘和耳屏耳垂缘）：即耳垂与耳郭其他部分的分界线，是指过屏间切迹与轮垂切迹所作的直线。

对耳屏耳甲缘：即对耳轮与耳甲的分界线，是指对耳屏内侧面与耳甲的折线。

耳屏前缘：即耳屏外侧面与面部的分界线，是指沿耳屏前沟所作的直线。

耳轮前缘：即耳轮与面部的分界线，是指沿耳轮前沟所作的直线。

耳垂前缘：即耳垂与面颊的分界线，是指沿耳垂前沟所作的直线。

2. 耳郭标志点线（图 6-9）

A 点：在耳轮的内缘上，耳轮脚切迹至对耳轮下脚间中、上 1/3 交界处。

D 点：在耳甲内，由耳轮脚消失处向后作一水平线与对耳轮耳甲缘相交点处。

B 点：耳轮脚消失处至 D 点连线中、后 1/3 交界处。

C 点：外耳道口后缘上 1/4 与下 3/4 交界处。

AB 线：从 A 点向 B 点作一条与对耳轮耳甲艇缘弧度大体相仿的曲线。

BC 线：从 B 点向 C 点作一条与耳轮脚下缘弧度大体相仿的曲线。

BD 线：B 点与 D 点之间的连线。

3. 耳轮部分区与耳穴（图 6-10、表 6-1）

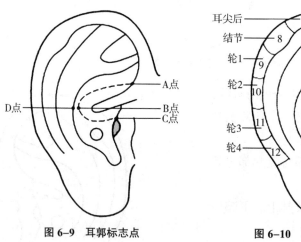

图 6-9　耳郭标志点

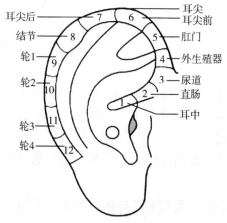

图 6-10　耳轮部分区与耳穴

耳轮部总计分为 12 区共有 13 穴。

耳轮脚为耳轮 1 区。

耳轮脚切迹到对耳轮下脚上缘之间的耳轮分为三等分，自下而上依次为耳轮 2 区、耳轮 3 区、耳轮 4 区。

对耳轮下脚上缘到对耳轮上脚前缘之间的耳轮为耳轮 5 区。

对耳轮上脚前缘到耳尖之间的耳轮为耳轮 6 区。

耳尖到耳轮结节上缘为耳轮 7 区。

耳轮结节上缘到耳轮结节下缘为耳轮 8 区。

耳轮结节下缘至轮垂切迹之间的耳轮分为 4 等分，自上而下依次为耳轮 9 区、耳轮 10 区、耳轮 11 区和耳轮 12 区。

表 6-1　耳轮穴位

穴名	定位	主治
耳中（HX_1）	在耳轮脚处，即耳轮 1 区	呃逆、荨麻疹、皮肤瘙痒、咯血
直肠（HX_2）	在耳轮脚棘前上方的耳轮处，即耳轮 2 区	便秘、腹泻、脱肛、痔疮
尿道（HX_3）	在直肠上方的耳轮处，即耳轮 3 区	尿频、尿急、尿痛、尿潴留
外生殖器（HX_4）	在对耳轮下脚前方的耳轮处，即耳轮 4 区	睾丸炎、附睾炎、阴道炎、外阴瘙痒
肛门（HX_5）	三角窝前方的耳轮处，即耳轮 5 区	痔疮、肛裂
耳尖前（HX_6）	在耳尖的前部，即耳轮 6 区	发热、结膜炎
耳尖（$HX_{6,7i}$）	在耳郭向前对折的上部尖端处，即耳轮 6、7 区交界处	发热、高血压、急性结膜炎、睑腺炎、痛证、风疹、失眠
耳尖后（HX_7）	在耳尖的后部，即耳轮 7 区	发热、结膜炎
结节（HX_8）	在耳轮结节处，即耳轮 8 区	头晕、头痛、高血压
轮 1（HX_9）	在耳轮结节下方的耳轮处，即耳轮 9 区	扁桃体炎、上呼吸道感染、发热
轮 2（HX_{10}）	在轮 1 区下方的耳轮处，即耳轮 10 区	扁桃体炎、上呼吸道感染、发热
轮 3（HX_{11}）	在轮 2 区下方的耳轮处，即耳轮 11 区	扁桃体炎、上呼吸道感染、发热
轮 4（HX_{12}）	在轮 3 区下方的耳轮处，即耳轮 12 区	扁桃体炎、上呼吸道感染、发热

4. 耳舟部分区与耳穴（图 6-11、表 6-2）

耳舟部总计分为 6 区，共有 6 穴。

耳舟部自上而下依次分为 6 等分，分别为耳舟 1 区、2 区、3 区、4 区、5 区、6 区。

表 6-2　耳舟穴位

穴名	定位	主治
指（SF_1）	在耳舟上方处，即耳舟 1 区	甲沟炎、手指疼痛和麻木
腕（SF_2）	在指区的下方处，即耳舟 2 区	腕部疼痛
风溪（$SF_{1,2i}$）	在耳轮结节前方，指区与腕区之间，即耳舟 1、2 区交界处	荨麻疹、皮肤瘙痒、过敏性鼻炎、哮喘
肘（SF_3）	在腕区的下方处，即耳舟 3 区	肱骨外上髁炎、肘部疼痛
肩（$SF_{4,5}$）	在肘区的下方处，即耳舟 4、5 区	肩关节周围炎、肩部疼痛
锁骨（SF_6）	在肩区的下方处，即耳舟 6 区	肩关节周围炎

5. 对耳轮部分区与耳穴（图 6-12、表 6-3）

对耳轮部总计分为 13 区共有 14 穴。

对耳轮上脚分为上、中、下 3 等分，下 1/3 为对耳轮 5 区，中 1/3 为对耳轮 4 区；再将上 1/3 分为上、下两等分，下 1/2 为对耳轮 3 区，再将上 1/2 分为前后两等分，后 1/2 为对耳轮 2 区，前 1/2 为对耳轮 1 区。

对耳轮下脚分为前、中、后 3 等分，中、前 2/3 为对耳轮 6 区，后 1/3 为对耳轮 7 区。将对耳轮体从对耳轮上、下脚分叉处至轮屏切迹分为 5 等分，再沿对耳轮耳甲缘将对耳轮体分为前 1/4 和后 3/4 两部分，前上 2/5 为对耳轮 8 区，后上 2/5 为对耳轮 9 区，前中 2/5 为对耳轮 10 区，后中 2/5 为对耳轮 11 区，前下 1/5 为对耳轮 12 区，后下 1/5 为对耳轮 13 区。

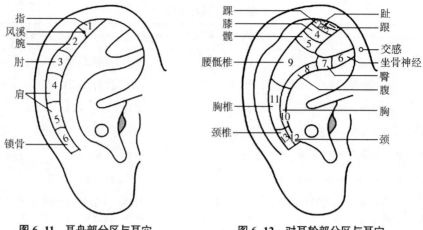

图 6–11　耳舟部分区与耳穴　　　　图 6–12　对耳轮部分区与耳穴

表 6–3　对耳轮穴位

穴名	定位	主治
跟（AH₁）	在对耳轮上脚前上部，即对耳轮 1 区	足跟痛
趾（AH₂）	在耳尖下方的对耳轮上脚后上部，即对耳轮 2 区	甲沟炎、足趾部麻木疼痛
踝（AH₃）	在趾、跟区下方处，即对耳轮 3 区	踝关节扭伤、踝关节炎
膝（AH₄）	在对耳轮上脚中 1／3 处，即对耳轮 4 区	膝关节肿痛
髋（AH₅）	在对耳轮上脚的下 1／3 处，即对耳轮 5 区	髋关节疼痛、坐骨神经痛、腰骶部疼痛
坐骨神经（AH₆）	在对耳轮下脚的前 2／3 处，即对耳轮 6 区	坐骨神经痛、下肢瘫痪
交感（AH₆ₐ）	在对耳轮下脚前端与耳轮内缘交界处，即对耳轮 6 区前端	自主神经功能紊乱及胃肠、心、胆、输尿管等疾病
臀（AH₇）	在对耳轮下脚的后 1/3 处，即对耳轮 7 区	坐骨神经痛、臀部疼痛
腹（AH₈）	在对耳轮前部上 2/5 处，即位于对耳轮 8 区	消化系统、盆腔疾病
腰骶椎（AH₉）	在腹区后方，即对耳轮 9 区	相应部位疾病
胸（AH₁₀）	在对耳轮体前部中 2/5 处，即对耳轮 10 区	相应胸胁部位疾病
胸椎（AH₁₁）	在胸区后方，即对耳轮 11 区	相应部位疾病
颈（AH₁₂）	在对耳轮体前部下 1/5 处，即对耳轮 12 区	落枕等颈项部疾病
颈椎（AH₁₃）	在颈区后方，即对耳轮 13 区	颈椎病等相应部位疾病

6. 三角窝部分区与耳穴（图 6–13、表 6–4）

三角窝部总计分为 5 区共有 5 穴。

将三角窝由耳轮内缘至对耳轮上、下脚分叉处分为前、中、后 3 等分，中 1/3 为三角窝 3 区；再将前 1/3 分为上、中、下 3 等分，上 1/3 为三角窝 1 区，中、下 2/3 为三角窝 2 区；再将后 1/3 分为上、下 2 等分，上 1/2 为三角窝 4 区，下 1/2 为三角窝 5 区。

表 6-4　三角窝穴位

穴名	定位	主治
角窝上（TF$_1$）	在三角窝前 1/3 的上部，即三角窝 1 区	高血压
内生殖器（TF$_2$）	在三角窝前 1/3 的下部，即三角窝 2 区	妇科病、男性病
角窝中（TF$_3$）	在三角窝中 1/3 处，即三角窝 3 区	哮喘、咳嗽、肝病等
神门（TF$_4$）	在三角窝后 1/3 的上部，即三角窝 4 区	失眠、多梦、各种痛证、咳嗽、哮喘、眩晕、高血压、过敏性疾病、戒断综合征
盆腔（TF$_5$）	在三角窝前 1/3 的下部，即三角窝 5 区	盆腔炎、附件炎等盆腔内病症

7. 耳屏部分区与耳穴（图 6-14、表 6-5）

耳屏部总计分为 4 区共有 9 穴。

耳屏外侧面分为上、下 2 等分，上部为耳屏 1 区，下部为耳屏 2 区。将耳屏内侧面分上、下 2 等分，上部为耳屏 3 区，下部为耳屏 4 区。

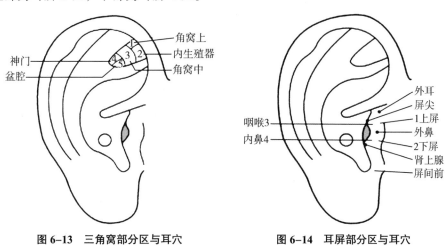

图 6-13　三角窝部分区与耳穴　　　　图 6-14　耳屏部分区与耳穴

表 6-5　耳屏穴位

穴名	定位	主治
上屏（TG$_1$）	在耳屏外侧面上 1/2 处，即耳屏 1 区	咽炎、单纯性肥胖症
下屏（TG$_2$）	在耳屏外侧面下 1/2 处，即耳屏 2 区	鼻炎、单纯性肥胖症
外耳（TG$_{1u}$）	在屏上切迹前方近耳轮部，即耳屏 1 区上缘处	各类耳病，如耳鸣、眩晕等
屏尖（TG$_{1p}$）	在耳屏游离缘上部尖端，即耳屏 1 区后缘处	五官炎症、痛证
外鼻（TG$_{1,2i}$）	在耳屏外侧面中部，即耳屏 1、2 区之间	各类鼻病，如鼻渊等
肾上腺（TG$_{2p}$）	在耳屏游离缘下部尖端，即耳屏 2 区后缘处	低血压、昏厥、休克、炎症、哮喘、过敏性疾病、无脉症等
咽喉（TG$_3$）	在耳屏内侧面上 1/2 处，即耳屏 3 区	咽喉肿痛、声音嘶哑、咽炎等
内鼻（TG$_4$）	在耳屏内侧面下 1/2 处，即耳屏 4 区	各类鼻病，如鼻渊、鼻塞流涕等
屏间前（TG$_{2I}$）	在屏间切迹前方耳屏最下部，即耳屏 2 区下缘处	眼病

8. 对耳屏部分区与耳穴（图 6-15、表 6-6）

对耳屏部总计分为 4 区共有 8 穴。

由对屏尖及对屏尖至轮屏切迹连线之中点，分别向耳垂上线作两条垂线，将对耳屏外侧面及其后部分成前、中、后 3 区，前为对耳屏 1 区、中为对耳屏 2 区、后为对耳屏 3 区。对耳屏内侧面为对耳屏 4 区。

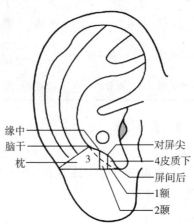

缘中
脑干
枕
对屏尖
4皮质下
屏间后
1额
2颞

图 6-15　对耳屏部分区与耳穴

表 6-6　对耳屏穴位

穴名	定位	主治
额（AT$_1$）	在对耳屏外侧面的前部，即对耳屏 1 区	额窦炎、头痛、头晕、失眠、多梦
屏间后（AT$_{1i}$）	在屏间切迹后方对耳屏前下部，即对耳屏 1 区下缘处	眼病
颞（AT$_2$）	在对耳屏外侧面的中部，即对耳屏 2 区	偏头痛
枕（AT$_3$）	在对耳屏外侧面的后部，即对耳屏 3 区	头痛、眩晕、哮喘、癫痫、神经衰弱
皮质下（AT$_4$）	在对耳屏内侧面，即对耳屏 4 区	痛证、间日疟、神经衰弱、假性近视、胃溃疡、腹泻、高血压、冠心病、心律失常、失眠
对屏尖（AT$_{1,2,4i}$）	在对耳屏游离缘的尖端，即对耳屏 1、2、4 区交点处	哮喘、腮腺炎、皮肤瘙痒、睾丸炎、附睾炎
缘中（AT$_{2,3,4i}$）	在对耳屏游离缘上，对屏尖与轮屏切迹之中点处，即对耳屏 2、3、4 区交点处	遗尿、梅尼埃病、功能性子宫出血
脑干（AT$_{3,4i}$）	在轮屏切迹处，即对耳屏 3、4 区之间	头痛、眩晕、假性近视

9. 耳甲部分区与耳穴（图 6-16、图 6-17、表 6-7）

耳甲部总计分为 18 区共有 21 穴。

将 BC 线前段与耳轮脚下缘间分成 3 等分，前 1/3 为耳甲 1 区，中 1/3 为耳甲 2 区，后 1/3 为耳甲 3 区。ABC 线前方，耳轮脚消失处为耳甲 4 区。将 AB 线前段与耳轮脚上缘及部分耳轮内缘间分成 3 等分，后 1/3 为 5 区，中 1/3 为 6 区，前 1/3 为 7 区。

将对耳轮下脚下缘前、中 1/3 交界处与 A 点连线，该线前方的耳甲艇部为耳甲 8 区。将 AB 线前段与对耳轮下脚下缘间耳甲 8 区以后的部分，分为前、后 2 等分，前 1/2 为耳甲 9 区，后 1/2 为耳甲 10 区。在 AB 线后段上方的耳甲艇部，将耳甲 10 区后缘与 BD 线之间分成上、下 2 等分，上 1/2 为耳甲 11 区，下 1/2 为耳甲 12 区。由轮屏切迹至 B 点作连线，该线后方、BD 线下方的耳甲腔部为耳甲 13 区。以耳甲腔中央为圆心，圆心与 BC 线间距离的 1/2 为半径作圆，该圆形区域为耳甲 15 区。过 15 区最高点及最低点分别向外耳门后壁作两条切线，切线间为耳甲 16 区。15、16 区周围为耳甲 14 区。将外耳门的最低点与对耳屏耳甲缘中点相连，再将该线下的耳甲腔部分为上、下 2 等分，上 1/2 为耳甲 17 区，下 1/2 为耳甲 18 区。

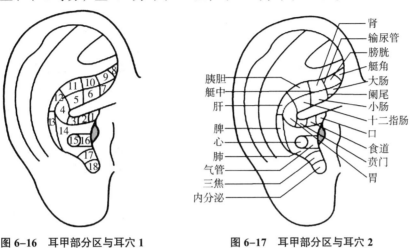

图 6-16 耳甲部分区与耳穴 1　　　　图 6-17 耳甲部分区与耳穴 2

表 6-7 耳甲穴位

穴名	定位	主治
口（CO_1）	在耳轮脚下方前 1/3 处，即耳甲 1 区	面瘫、口腔炎、胆囊炎、胆石症、戒断综合征、牙周炎、舌炎
食道（CO_2）	在耳轮脚下方中 1/3 处，即耳甲 2 区	食管炎、食管痉挛
贲门（CO_3）	在耳轮脚下方后 1/3 处，即耳甲 3 区	贲门痉挛、神经性呕吐
胃（CO_4）	在耳轮脚消失处，即耳甲 4 区	胃炎、胃溃疡、失眠、牙痛、消化不良、恶心呕吐
十二指肠（CO_5）	在耳轮脚及部分耳轮与 AB 线之间的后 1/3 处，即耳甲 5 区	十二指肠球部溃疡、胆囊炎、胆石症、幽门痉挛、腹胀、腹泻、腹痛
小肠（CO_6）	在耳轮脚及部分耳轮与 AB 线之间的中 1/3 处，即耳甲 6 区	消化不良、腹痛、心动过速、心律不齐
大肠（CO_7）	在耳轮脚及部分耳轮与 AB 线之间的前 1/3 处，即耳甲 7 区	腹泻、便秘、痢疾、咳嗽、痤疮
阑尾（$CO_{6,7i}$）	在小肠区与大肠区之间，即耳甲 6、7 区交界处	单纯性阑尾炎、腹泻、腹痛
艇角（CO_8）	在对耳轮下脚下方前部，即耳甲 8 区	前列腺炎、尿道炎
膀胱（CO_9）	在对耳轮下脚下方中部，即耳甲 9 区	膀胱炎、遗尿、尿潴留、腰痛、坐骨神经痛、后头痛
肾（CO_{10}）	在对耳轮下脚下方后部，即耳甲 10 区	腰痛、耳鸣、神经衰弱、水肿、哮喘、遗尿症、月经不调、遗精、阳痿、早泄、眼病、五更泻
输尿管（$CO_{9,10i}$）	在肾区与膀胱区之间，即耳甲 9、10 区交界处	输尿管结石绞痛
胰胆（CO_{11}）	在耳甲艇的后上部，即耳甲 11 区	胆囊炎、胆石症、胆道蛔虫症、偏头痛、带状疱疹、中耳炎、耳鸣、听力减退、胰腺炎、口苦、胁痛

续表

穴名	定位	主治
肝（CO_{12}）	在耳甲艇的后下部，即耳甲 12 区	胁痛、眩晕、经前期综合征、月经不调、更年期综合征、高血压、假性近视、单纯性青光眼、目赤肿痛
艇中（$CO_{6, 10i}$）	在小肠区与肾区之间，即耳甲 6、10 区交界处	腹痛、腹胀、腮腺炎
脾（CO_{13}）	在 BD 线下方，耳甲腔的后上部，即耳甲 13 区	腹胀、腹泻、便秘、食欲不振、功能性子宫出血、白带过多、梅尼埃病、水肿、痿证、内脏下垂
心（CO_{15}）	在耳甲腔正中凹陷处，即耳甲 15 区	心动过速、心律不齐、心绞痛、无脉症、自汗、盗汗、癔症、口舌生疮、心悸征忡、失眠、健忘
气管（CO_{16}）	在心区与外耳门之间，即耳甲 16 区	咳嗽、气喘、急慢性咽炎
肺（CO_{14}）	在心、气管区周围处，即耳甲 14 区	咳喘、胸闷、声音嘶哑、痤疮、皮肤瘙痒、荨麻疹、扁平疣、便秘、戒断综合征、自汗、盗汗、鼻炎
三焦（CO_{17}）	在外耳门后下，肺与内分泌区之间，即耳甲 17 区	便秘、腹胀、水肿、耳鸣、耳聋、糖尿病
内分泌（CO_{18}）	在屏间切迹内，耳甲腔的底部，即耳甲 18 区	痛经、月经不调、更年期综合征、痤疮、间日疟、糖尿病

10. 耳垂部分区与耳穴（图 6-18、表 6-8）

耳垂部总计分为 9 区共有 8 穴。

在耳垂上线至耳垂下缘最低点之间划两条等距离平行线，于该平行线上引两条垂直等分线，将耳垂分为 9 个区，上部由前到后依次为耳垂 1 区、2 区、3 区；中部由前到后依次为耳垂 4 区、5 区、6 区；下部由前到后依次为耳垂 7 区、8 区、9 区。

表 6-8　耳垂穴位

穴名	定位	主治
牙（LO_1）	在耳垂正面前上部，即耳垂 1 区	牙痛、牙周炎、低血压
舌（LO_2）	在耳垂正面中上部，即耳垂 2 区	舌炎、口腔炎
颌（LO_3）	在耳垂正面后上部，即耳垂 3 区	牙痛、颞颌关节紊乱症
垂前（LO_4）	在耳垂正面前中部，即耳垂 4 区	神经衰弱、牙痛
眼（LO_5）	在耳垂正面中央部，即耳垂 5 区	假性近视、目赤肿痛、迎风流泪
内耳（LO_6）	在耳垂正面后中部，即耳垂 6 区	梅尼埃病、耳鸣、听力减退
面颊（$LO_{5, 6i}$）	在耳垂正面，眼区与内耳区之间，即耳垂 5、6 区交界处	周围性面瘫、三叉神经痛、痤疮、扁平疣
扁桃体（$LO_{7, 8, 9}$）	在耳垂正面下部，即耳垂 7、8、9 区	扁桃体炎、咽炎

11. 耳背及耳根部分区与耳穴（图 6-19、表 6-9）

耳背及耳根部总计分为 5 区共有 9 穴。

分别过对耳轮上、下脚分叉处耳背对应点和轮屏切迹耳背对应点作两条水平线，将耳背分为上、中、下 3 部，上部为耳背 1 区，下部为耳背 5 区，再将中部分为内、中、外 3 等分，内 1/3 为耳背 2 区，中 1/3 为耳背 3 区、外 1/3 为耳背 4 区。

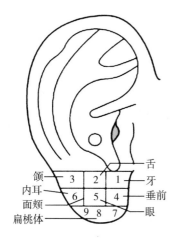

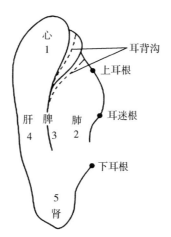

图 6-18 耳垂部分区与耳穴　　　　图 6-19 耳背及耳根部分区与耳穴

表 6-9　耳背及耳根穴位

穴名	定位	主治
耳背心（P₁）	在耳背上部，即耳背 1 区	心悸、失眠、多梦
耳背肺（P₂）	在耳背中内部，即耳背 2 区	咳喘、皮肤瘙痒
耳背脾（P₃）	在耳背中央部，即耳背 3 区	胃痛、消化不良、食欲不振、腹胀、腹泻
耳背肝（P₄）	在耳背中外部，即耳背 4 区	胆囊炎、胆石症、胁痛
耳背肾（P₅）	在耳背下部，即耳背 5 区	头痛、眩晕、神经衰弱
耳背沟（P₈）	在对耳轮沟和对耳轮上、下脚沟处	高血压、皮肤瘙痒
上耳根（R₁）	在耳郭与头部相连的最上处	鼻衄、哮喘
耳迷根（R₂）	在耳轮脚沟的耳根处	胆囊炎、胆石症、胆道蛔虫症、鼻炎、心动过速、腹痛、腹泻
下耳根（R₃）	在耳郭与头部相连的最下处	低血压、下肢瘫痪

二、耳针法操作技术

（一）操作前准备

1. 选穴　根据耳穴选穴原则或采用耳穴探测法进行选穴组方。

2. 消毒　先用 2% 碘伏消毒耳穴，再用 75% 乙醇脱碘消毒，或用络合碘消毒。

（二）刺激方法

1. 毫针刺法

针具选择：选用 28 ～ 30 号粗细的 0.5 ～ 1 寸长的毫针。

操作方法：进针时，押手固定耳郭，刺手持针速刺进针；针刺方向视耳穴所在部位灵活掌握，针刺深度宜 0.1 ～ 0.3cm，以不穿透对侧皮肤为度；多用捻转、刮法或震颤法行针，刺激强度视患者病情、体质和敏感性等因素综合决定；得气以热、胀、痛，或局部充血红润多见；一般留针 15 ～ 30 分钟，可间歇行针 1 ～ 2 次。疼痛性或慢性疾病留针时间可适当延长；出针时，押手托住耳背，刺手持针速出，同时用消毒干棉球压迫针孔片刻。

注意事项：同毫针刺法。

2. 电针法

针具选择：选用 28 ～ 30 号粗细的 0.5 ～ 1 寸长的毫针；G6805 型电针仪。

操作方法：押手固定耳郭，刺手持针速刺进针；得气后连接电针仪，多选用疏密波、适宜强度，刺激 15 ～ 20 分钟；起针时，先取下导线，押手固定耳郭，刺手持针速出，并用消毒干棉球压迫针孔片刻。

注意事项：同电针疗法。

3. 埋针法

针具选择：揿针型皮内针为宜。

操作方法：押手固定耳郭并绷紧欲埋针处皮肤，刺手用镊子夹住皮内针柄，速刺（压）入所选穴位皮内，再用胶布固定并适度按压，可留置 1 ～ 3 天，期间可嘱患者每日自行按压 2 ～ 3 次；起针时轻轻撕下胶布即可将针一并取出，并再次消毒。两侧耳穴交替埋针，必要时双侧耳穴同用。

注意事项：同皮内针疗法。

4. 压籽法

压籽选择：压籽法又称压豆法或埋豆法，压籽材料多以王不留行、磁珠、磁片等为主，或油菜籽、小绿豆、莱菔子等表面光滑、硬度适宜、直径在 2mm 左右的球状物为宜，使用前用沸水烫洗后晒干备用。

操作方法：将所选"压籽"贴于 0.5cm×0.5cm 大小的透气胶布中间，医师用镊子将其夹持，敷贴于所选耳穴并适当按揉，以耳穴发热、胀痛为宜；可留置 2 ～ 4 天，期间可嘱患者每日自行按压 2 ～ 3 次。

注意事项：

（1）使用中应防止胶布潮湿或污染，以免引起皮肤炎症。

（2）个别患者胶布过敏，局部出现红色粟粒样丘疹并伴有痒感，宜改用他法。

（3）孕妇选用本法时刺激宜轻，但有流产倾向者慎用。

（4）使用医用磁片注意事项同磁疗法。

5. 温灸法

灸具选择：艾条、灸棒、灯心草、线香等。

操作方法：灯心草灸，即医师手持灯心草，前端露出 1 ～ 2cm，浸蘸香油后点燃，对准耳穴迅速点烫，每次 1 ～ 2 穴，两耳交替；艾条或灸棒灸、线香灸等灸法操作类似，即将艾条等物点燃后，距欲灸耳穴 1 ～ 2cm 施灸，以局部红晕或热胀感为宜，持续施灸 3 ～ 5 分钟。

注意事项：同灸法。

6. 刺血法

针具选择：三棱针、粗毫针。

操作方法：针刺前在欲点刺部位的周围向中心处推揉，以使局部充血；常规消毒后，押手固定耳郭，刺手持针点刺出血；一般点刺 2 ～ 3 穴，3 ～ 5 次为 1 个疗程。

注意事项：同三棱针刺法。

7. 按摩法

操作方法：主要包括全耳按摩、手摩耳轮和提捏耳垂。全耳按摩，用两手掌心依次按摩耳郭前后两侧至耳郭充血发热为止；手摩耳轮，两手握空拳，以拇、示两指沿着外耳轮上下来回按摩至耳轮充血发热为止；提捏耳垂，用两手由轻到重提捏耳垂。按摩时间以 15 ～ 20 分钟为宜，双耳充血发热为度。

8. 割治法

针具选择：手术刀片或手术刀。

操作方法：在相应耳穴或曲张的血管处常规消毒后，押手固定耳郭，刺手持手术刀片或手术刀进行轻微的切割，以局部出血为度，最后用消毒干棉球压迫割治部位片刻；一般割治 2 ～ 3 穴，3 ～ 5 次为 1 个疗程。

注意事项：同三棱针刺法。

9. 穴位注射法

针具选择：1mL 注射器和 26 号注射针头。

操作方法：在所选耳穴处常规消毒后，押手固定耳郭，刺手持注射器将按照病情所选用的药物缓慢推入耳穴皮内或皮下 0.1 ～ 0.3mL，耳郭可有红、热、胀、痛等反应；注射完毕用消毒干棉球压迫局部片刻，一般注射 2 ～ 3 穴，3 ～ 5 次为 1 个疗程。

注意事项：同穴位注射法。

三、耳针法的临床应用

（一）辅助诊断

人体疾病的发生，往往会在耳郭的相应部位出现不同的病理反应（阳性反应），如皮肤色泽、形态改变（变形、变色、脱屑、丘疹），局部痛阈降低，耳穴电阻下降等。以上改变可以借助下列检查法加以判定，结合临床症状、体征，从而起到辅助诊断的作用。

1. 常用耳穴检查方法

（1）望诊观察法　在自然光线下，肉眼或借助放大镜观察耳郭皮肤有无变色、变形等征象，如脱屑、丘疹、硬结、充血，以及血管形状、颜色的改变等，以确定所在区域与脏腑的关系。

（2）压痛点测定法　围绕全耳或在与疾病相关耳穴的周围，用弹簧探棒等工具以均匀的压力触压耳穴，当触压某穴区时患者出现呼痛或躲闪、皱眉、眨眼等反应，即可确定为压痛敏感点。

（3）皮肤电阻测定法　用特制仪器如耳穴探测仪等，依照使用方法测定皮肤电阻、电位、电容等变化；仪器会以蜂鸣或指针等形式显示其异常，提示某穴区有电阻降低、导电增加等异常改变。

2. 注意事项

（1）多穴区敏感时，注意其间的联系与区别。任何疾病的发生都是多因素共同作用的结果，相关脏腑、组织、器官之间必然会产生内在的关联与影响，均可能在耳穴上有所表现。因此，要注意敏感穴区之间的主次关系和关联度。

（2）痛敏及变形变色与正常反应的区别。点压刺激健康人耳郭也可有不同程度的反应，可采用看压结合的方法综合判定痛敏点的性质，以避免假阳性。此外，如耳郭上的色素沉着、疣痣、冻疮、瘢痕等也要与疾病相关的变形、变色相区分。

（3）在观察中要做到全面望诊、有顺序、无遗漏；点压力度均匀一致，点压位置以穴区中心点为宜，注意不同程度痛敏点之间的差异。

（二）临床应用

1. 适应范围

（1）各种疼痛性病症　如偏头痛、三叉神经痛、肋间神经痛等神经性疼痛；扭伤、挫伤、落枕等外伤性疼痛；各种外科手术所产生的伤口痛；胆绞痛、肾绞痛、心绞痛、胃痛等内脏痛证。

（2）各种炎症性病症　如急性结膜炎、牙周炎、咽喉炎、扁桃体炎、胆囊炎、腮腺炎、支气管炎、风湿性关节炎、面神经炎等。

（3）功能紊乱性病症　如心脏神经官能症、心律不齐、高血压、多汗症、眩晕症、胃肠神经官能症、月经不调、遗尿、神经衰弱、癔症等。

（4）过敏与变态反应性疾病　如过敏性鼻炎、支气管哮喘、过敏性结肠炎、荨麻疹、过敏性紫癜等。

（5）内分泌代谢性疾病　如单纯性肥胖、糖尿病、甲状腺功能亢进或低下、更年期综合征等。

（6）其他　如用于手术麻醉，预防感冒、晕车、晕船，戒烟、戒毒，美容、延缓衰老、防病保健等。

2. 选穴组方原则

（1）辨证取穴　根据中医的脏腑、经络学说辨证选用相关耳穴。如皮肤病，按"肺主皮毛"的理论，选用肺穴；目赤肿痛，按"肝开窍于目"的理论，选用肝穴；骨折的病人，按照"肾主骨"的理论选取肾穴。

（2）对症取穴　即可根据中医理论对症取穴，如耳中与膈肌相应，可以治疗呃逆，又可凉血清热，用于治疗血证和皮肤病；也可根据西医学的生理病理知识对症选用有关耳穴，如月经不调选内分泌，神经衰弱选皮质下等。

（3）对应取穴　直接选取发病脏腑器官对应的耳穴。如眼病选眼穴及屏间前、屏间后穴；胃病取胃穴；妇女经带疾病取内生殖器穴。

（4）经验取穴　临床医师结合实践经验选取耳穴。如外生殖器穴可以治疗腰腿痛。

3. 处方示例

（1）胃痛　主穴为胃、脾、交感、神门；配穴为胰胆、肝。

（2）头痛　主穴为枕、颞、额、皮质下；配穴为神门、交感。

（3）痛经　主穴为内生殖器、内分泌、神门；配穴为肝、肾、皮质下、交感。

（4）失眠　主穴为神门、内分泌、心、皮质下；配穴为胃、脾、肝、肾、胰胆。

（5）哮喘　主穴为肺、肾上腺、交感；配穴为神门、内分泌、气管、肾、大肠。

（6）荨麻疹　主穴为肺、肾上腺、风溪、耳中；配穴为神门、脾、肝。

（7）痤疮　主穴为耳尖、内分泌、肺、脾、肾上腺、面颊；配穴为心、大肠、神门。

（8）梅尼埃病　主穴为内耳、外耳、肾、脑干；配穴为枕、皮质下、神门、三焦。

（9）近视眼　主穴为眼、肝、脾、肾；配穴为屏间前、屏间后。

（10）戒烟　主穴为神门、肺、胃、口；配穴为皮质下、内分泌。

4. 注意事项

（1）严格消毒，防止感染；埋针法不宜留置过久。

（2）耳穴多左右两侧交替使用。

（3）耳针治疗亦可发生晕针，应注意预防并及时处理。

（4）有习惯性流产史的孕妇应禁针。

（5）患有严重器质性病变和伴有高度贫血者不宜针刺，对年老体弱的高血压患者不宜行强刺激。

（6）凝血机制障碍患者禁用耳穴刺血法。

（7）脓肿、溃破、冻疮局部的耳穴禁用耳针。

（8）耳穴压丸、耳穴埋针留置期间应防止胶布过敏、脱落或污染等情况的发生。

（9）对运动障碍性疾病，结合运动针法有助于提高疗效。

四、耳针法的作用原理

（一）耳与经脉脏腑的关系

耳与经脉有着密切的关系。马王堆帛书《阴阳十一脉灸经》提及与上肢、眼、颊、咽喉相联系的"耳脉"。《黄帝内经》时期，不仅将"耳脉"发展成了手少阳三焦经，而且对耳与经脉、经别、经筋的关系均有详细的记载。在十二经脉循行中，有的经脉直接入耳中，有的分布在耳郭周围。如手太阳小肠经、手少阳三焦经、足少阳胆经等经脉、经筋分别入耳中，或循耳之前、后；足阳明胃经、足太阳膀胱经则分别上耳前，至耳上角；手阳明大肠经之别络入耳合于宗脉。六条阴经虽不直接联系耳郭，但均可借助经别与阳经相合而达于耳。因此，十二经脉均直接或间接上行到达于耳。故《灵枢·口问》曰："耳者，宗脉之所聚也。"《灵枢·邪气脏腑病形》亦云："十二经脉，三百六十五络，其血气皆上于面而走空窍。其精阳气上走于目而为睛，共别气走于耳而为听。"所以刺激耳郭上的穴位，就具有疏通经络、行气和血、调和百脉的作用。

耳与五脏六腑的关系十分密切，其论述散见于历代医典。最早的记载始见于《黄帝内经》和《难经》，如《素问·金匮真言论》载："南方赤色，入通于心，开窍于耳，藏精于心。"《灵枢·脉度》载："肾气通于耳，肾和则耳能闻五音矣。"又如，《素问·玉机真脏论》曰："（脾）不及，则令人九窍不通。"《素问·脏气法时论》载："肝病者……虚则目䀮䀮无所见，耳无所闻……气逆则头痛，耳聋不聪。"《难经·四十难》云："肺主声，故令耳闻声。"此后历代医著对于耳与脏腑的关系论述更为详细，如《备急千金要方》载："……神者，心之脏……心气通于舌，非窍也，其通于窍者，寄见于耳，荣华于耳。"《证治准绳》载："肾为耳窍之主，心为耳窍之客。"《厘正按摩要术》中进一步将耳背分为心、肝、脾、肺、肾五部，其云："耳珠属肾，耳轮属脾，耳上轮属心，耳皮肉属肺，耳背玉楼属肝。"说明耳与脏腑在生理方面相互联系，在病理方面相互影响，关系密切。

（二）耳与神经体液的关系

解剖学表明，耳郭内富含神经组织。与耳相关的神经主要有来自脊神经颈丛的耳大神经和枕小神经；来自脑神经的耳颞神经、面神经、舌咽神经、迷走神经的分支；以及伴随颈外动脉的交感神经。这些分布在耳郭上的四对脑神经和两对脊神经均和中枢神经系统联系紧密，如延髓发出的迷走神经和舌咽神经对呼吸中枢、心脏调节中枢、血管运动中枢、唾液分泌中枢（呕吐、咳嗽中枢）等都有明显的调节作用；由脑、脊髓部发出的副交感神经和脊髓胸、腰部发出的交感神经所组成的内脏神经，对全身的脏器几乎都有双重支配作用，两者相互抵抗，又相互协调，共同维持全身脏腑和躯干四肢的正常运动。

解剖学还表明，耳郭表皮至软骨膜中均含有各种神经感受器，如游离丛状感觉神经末梢、毛囊神经感觉末梢及环层小体；耳部肌腱和耳肌上含有单纯型和复杂型丛状感觉神经末梢、高尔基型腱器官、鲁菲尼神经末梢及肌梭。这些不同类型的感受器正是刺激耳穴产生综合调节作用的前提和基础。

此外，实验结果表明，耳与体液有一定的关系，即使将耳郭的全部神经切除，耳穴的电阻点也没有完全消除。因此，考虑体液也参与了耳穴与内脏联系的作用过程。

（三）耳与全息理论的关系

全息理论认为，每个生物个体中的具有生命功能又相对独立的局部（又称全息元），均包含了整体的全部信息，全息元在一定程度上即是整体的缩影。

耳郭就是一个相对独立的全息元，从形式上成为人体整体的缩影，并包含了人体各部分的主要信息。根据生物全息律，耳郭与脑内全息联系的神经元（反射中枢）、躯体（内脏）形成了全息反射路，并通过脑内神经元的全息联系起作用。脑内神经元的全息联系，是指机体的任一相对独立部分的每一位区在中枢内的投影，都与其相应的整体部分在中枢内的投射存在着双向突触联系。故每个耳穴在中枢内的投射也必然存在着这种联系。

从某种意义上说，这种"躯体（内脏）－中枢－耳郭"间的双向反射径路是耳穴刺激疗法的生理学基础。全身各部位的异常，通过全息反射路会在耳部引起相应的改变，从而为耳穴诊断疾病提供了生理学的依据。对耳穴实施的各种刺激，也会通过全息反射路传达给身体相应的器官，从而调节相应组织器官的状态，使其恢复正常状态，从而达到治疗疾病的目的。

第二节　头针法

头针法又称头皮针法，是指在头部特定部位针刺的治疗方法。针刺头部腧穴治疗疾病的方法由来已久，历代典籍对头部腧穴的定位、功能、主治范围及数目都有较明确的记载，但头针法成为一种有别于传统腧穴定位、刺激方法特殊的治疗手段则是在20世纪50年代初至70年代，头针学术流派纷呈，在国际针灸界颇有影响。

头针的临床应用，在我国已有数千年历史。《素问·脉要精微论》指出："头者，精明之府。""头为诸阳之会。"手足六阳经循行皆上至头面；六阴经中手少阴心经与足厥阴肝经循行可上行至头面部；阴经经别相合于其相表里的阳经经脉而上达头面；督脉可上至风府，入脑上颠；阳维脉至项后与督脉会合；阳跷脉至项后合于足少阳胆经；表明人体经气通过经脉、经别、皮部等联系均汇聚于头面部，故气街学说中"头之气街"列为首位。头面部是经气汇集的重要部位，明代张介宾曰："五脏六腑之精气皆上注于面而走空窍。"说明头与人体脏腑组织器官借助经络在生理病理上均有密切联系。此均为头针临床应用强实的中医理论依据。

大量实验结果表明，针刺头部穴区对大脑皮层功能有调节作用，可改善脑血流图，有舒缩血管、改善血管弹性等作用。大脑皮层的功能在相应的头皮部位存在一定的折射关系，主要表现为采用针刺等方法刺激相应的头皮，可影响相应的大脑皮层功能。

迄今为止，采用头针疗法治疗的疾病种类已达百余种，涉及内、外、妇、儿等临床各科，对脑源性疾病治疗效果尤为显著。

为促进头针应用的发展与研究，1984年世界卫生组织西太区会议通过了中国针灸学会依照"分区定经，经上选穴，结合传统穴位透刺方法"的原则拟定的《头皮针穴名标准化国际方案》，

2008 年国家质量监督检验检疫总局和国家标准化管理委员会再次颁布和实施了《针灸技术操作规范 第 2 部分：头针》，以及头针穴名国际标准化方案。

一、头针法刺激部位

标准化头针线共 14 条，分别位于额区（表 6-10、图 6-20）、顶区（表 6-11、图 6-21、图 6-22、图 6-23）、颞区（表 6-12、图 6-23）、枕区（表 6-13、图 6-24）4 个区域的头皮部。

表 6-10 额区

穴名	定位	与经脉的关系	主治
额中线	在额部正中，前发际上下各 0.5 寸，即自神庭穴向下针 1 寸	属督脉	头痛、强笑、自哭、失眠、健忘、多梦、癫狂痫、鼻病等
额旁 1 线	在额部，额中线外侧直对目内眦角，发际上下各 0.5 寸，即自眉冲穴起，沿经向下针 1 寸	属足太阳膀胱经	冠心病、心绞痛、支气管哮喘、支气管炎、失眠等上焦病症
额旁 2 线	在额部，额旁 1 线的外侧，直对瞳孔，发际上下各 0.5 寸，即自头临泣穴起，向下针 1 寸	属足少阳胆经	急慢性胃炎、胃和十二指肠溃疡、肝胆疾病等中焦病症
额旁 3 线	在额部，额旁 2 线的外侧，自头维穴内侧 0.75 寸处，发际上下各 0.5 寸，共 1 寸	属足少阳胆经和足阳明胃经之间	功能性子宫出血、阳痿、遗精、子宫脱垂、尿频、尿急等下焦病症

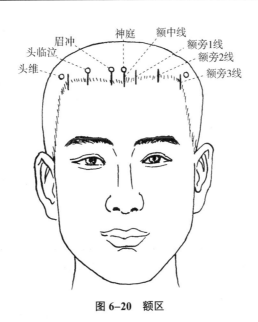

图 6-20 额区

表 6-11 顶区

穴名	定位	与经脉的关系	主治
顶中线	在头顶正中线上，自百会穴向前 1.5 寸至前顶穴	属督脉	腰、腿、足病症，如瘫痪、麻木、疼痛，皮质性多尿、小儿夜尿、脱肛、胃下垂、子宫脱垂、高血压、头顶痛等

穴名	定位	与经脉的关系	主治
顶颞前斜线	在头部侧面，从前顶穴至悬厘穴的连线	斜穿足太阳膀胱经、足少阳胆经	对侧肢体中枢性运动功能障碍。将全线分5等分，上1/5治疗对侧下肢中枢性瘫痪，中2/5治疗对侧上肢中枢性瘫痪，下2/5治疗对侧中枢性面瘫、运动性失语、流涎、脑动脉硬化等
顶颞后斜线	在头部侧面，从百会穴至曲鬓穴的连线	斜穿督脉、足太阳膀胱经和足少阳胆经	对侧肢体中枢性感觉障碍。将全线分为5等分，上1/5治疗对侧下肢感觉异常，中2/5治疗对侧上肢感觉异常，下2/5治疗对侧头面部感觉异常
顶旁1线	在头顶部，顶中线左、右各旁开1.5寸的两条平行线，自通天穴至络却穴的连线	属足太阳膀胱经	腰、腿、足病症，如瘫痪、麻木、疼痛等
顶旁2线	在头顶部，顶旁1线的外侧，两线相距0.75寸，距正中线2.25寸，自正营穴起沿经线向后针1.5寸	属足少阳胆经	肩、臂、手病症，如瘫痪、麻木、疼痛等

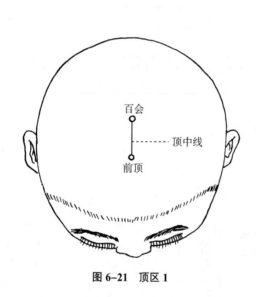

图6-21　顶区1

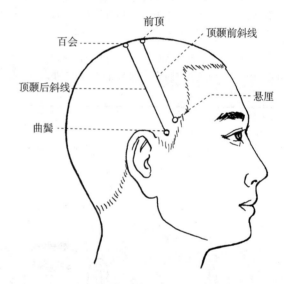

图6-22　顶区2

表6-12　颞区

穴名	定位	与经脉的关系	主治
颞前线	在头部侧面，颞部两鬓内，从额角下部向前发际处，颔厌穴至悬厘穴	属足少阳胆经	偏头痛、运动性失语、周围性面神经麻痹及口腔疾病等
颞后线	在头部侧面，颞部耳上方，耳尖直上率谷穴至曲鬓穴	属足少阳胆经	偏头痛、眩晕、耳聋、耳鸣等

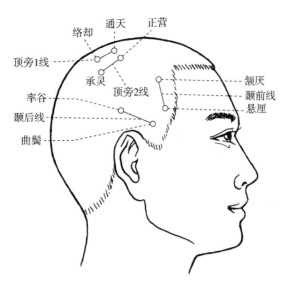

图 6-23 顶区及颞区

表 6-13 枕区

穴名	定位	与经脉的关系	主治
枕上正中线	在枕部，枕外粗隆上方正中的垂直线，自强间穴至脑户穴	属督脉	眼病
枕上旁线	在枕部，枕上正中线平行向外 0.5 寸		皮质性视力障碍、白内障、近视眼、目赤肿痛等眼病
枕下旁线	在枕部，从膀胱经玉枕穴，向下引一直线，长 2 寸	属足太阳膀胱经	小脑疾病引起的平衡障碍、后头痛、腰背两侧痛

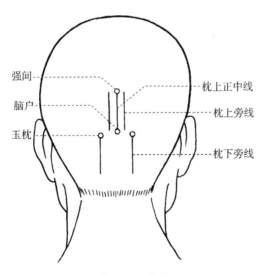

图 6-24 枕区

二、头针法操作技术

（一）针前准备

应根据病情和操作部位选择不同型号的毫针。应选择针身光滑、无锈蚀和折痕，针柄牢固，针尖锐利、无倒钩的针具。选择患者舒适、医师便于操作的治疗体位为宜。局部选用 75% 乙醇棉球或棉签在施术部位由中心向外环行擦拭。医师双手用肥皂水清洗干净，再用 75% 乙醇消毒棉球擦拭。

（二）进针方法

一般宜在针体与皮肤成 15°～30° 角进针，然后平刺进入穴线内。采用快速进针，将针迅速刺入皮下，当针尖达到帽状腱膜下层时，指下感到阻力减小，然后使针与头皮平行，根据不同穴线刺入不同深度。进针深度宜根据患者具体情况和处方要求决定。一般情况下，针刺入帽状腱膜下层后，使针体平卧，进针 3cm 左右为宜。

（三）行针方法

行针方法一般分为捻转、提插和弹拨针柄三种。

1. 捻转　在针体进入帽状腱膜下层后，医师肩、肘、腕关节和拇指固定不动，以保持毫针相对固定。示指第 1、2 节呈半屈曲状，用示指第 1 节的桡侧面与拇指第 1 节的掌侧面持住针柄，然后示指掌指关节做伸屈运动，使针体快速旋转，要求捻转频率在 200 次 / 分钟左右，持续 2～3 分钟。

2. 提插　医师手持毫针沿皮刺入帽状腱膜下层，将针向内推进 3cm 左右，保持针体平卧，用拇、示指紧捏针柄，进针提插，指力应均匀一致，幅度不宜过大，如此反复操作，持续 3～5 分钟。提插的幅度与频率视患者的病情而定。

3. 弹拨针柄　在头针留针期间，可用手指弹拨针柄，用力宜适度，速度不应过快，一般可用于不宜过强刺激的患者。

（四）留针方法

一般分为静留针与动留针两种。

1. 静留针　静留针是在留针期间不再施行任何针刺手法，让针体安静而自然地留置在头皮内。一般情况下，头针留针时间宜在 15～30 分钟。如症状严重、病情复杂，病程较长者，可留针 2 小时以上。

2. 动留针　动留针是在留针期间间歇重复施行相应手法，以加强刺激，在较短时间内获得即时疗效。一般情况下，在 15～30 分钟内，宜间歇行针 2～3 次，每次 2 分钟左右。

（五）出针方法

先缓慢出针至皮下，然后迅速拔出，拔针后必须用消毒干棉球按压针孔，以防出血。

三、头针法的临床应用

（一）适应范围

1. 中枢神经系统疾患　脑血管疾病所致的偏瘫、失语、假性延髓性麻痹，小儿神经发育不全和脑性瘫痪、颅脑外伤后遗症、脑炎后遗症，以及癫痫、舞蹈病和震颤麻痹等。

2. 精神疾患　精神分裂症、癔症（病）、考场综合征、抑郁症等。也可用于老年性痴呆和小儿先天愚型者。

3.疼痛和感觉异常 头痛、三叉神经痛、颈项痛、肩痛、腰背痛、坐骨神经痛、胆绞痛、胃痛、痛经等各种急慢性疼痛病症，以及肢体远端麻木、皮肤瘙痒症等病症。

4.皮层内脏功能失调所致疾患 高血压、冠心病、溃疡、性功能障碍和月经不调，以及神经性呕吐、功能性腹泻等。

（二）处方选穴原则

1.交叉选穴法 单侧肢体病，一般选用病症对侧刺激区；双侧肢体病，同时选用双侧刺激区；内脏病症，选用双侧刺激区。

2.对应选穴法 针对不同疾病在大脑皮层的定位，选用定位对应的刺激区为主；根据兼证选用其他有关刺激区配合治疗。

（三）处方示例

1.偏头痛 颞前线、颞后线（同侧）。

2.三叉神经痛 顶颞后斜线下 2/5（同侧）。

3.腰痛、坐骨神经痛 顶旁 1 线、顶中线（对侧）。

4.中风偏瘫 顶颞前斜线、顶颞后斜线、顶中线、顶旁 1 线（对侧）。

5.面瘫 顶中线、顶颞前斜线下 2/5、顶颞后斜线下 2/5、颞前线（对侧）。

6.眩晕、耳鸣 颞后线（同侧）。

7.高血压 顶中线、顶颞前斜线、顶颞后斜线（双侧）。

8.冠心病、咳喘 额旁 1 线（双侧）。

9.阳痿、阴挺 额旁 3 线、顶中线（双侧）。

10.皮层性视力障碍 枕上正中线、枕上旁线（对侧）。

（四）注意事项

1.囟门和骨缝尚未骨化的婴儿、颅骨缺损或开放性脑损患者、孕妇不宜用头针治疗。

2.头颅手术部位，头皮严重感染、溃疡和创伤处不宜使用，可在其对侧取相应头针治疗线进行。

3.头针刺入时要迅速，注意避开发囊、瘢痕。针刺深浅及方向，应根据治疗要求，并结合患者年龄、体质及敏感性决定。留针时不要随意碰撞针柄，以免发生弯针和疼痛。

4.严重心脏病、重度糖尿病、重度贫血、急性炎症和脑血管意外急性期患者或血压、病情不稳定者不宜使用。对精神紧张、过饱、过饥者应慎用。

5.头针治疗配合运动针法，对部分病症有提高临床疗效的作用。

第三节　眼针法

眼针法又称眼针疗法，是指采用毫针或其他针具刺激眼区特定部位，以诊断和治疗全身疾病的一种方法。该法主要建立在中医脏腑经络学说、五轮八廓学说、后汉华佗"看眼识病"，以及西医学生物全息论的基础上，如《灵枢·口问》说："目者，宗脉之所聚也。"《灵枢·邪气脏腑病形》说："十二经脉，三百六十五络，其血气皆上于面而走空窍，其精阳气上走于目而为之睛。"可见眼和经络存在密切的联系，眼需要经络不断地输送气血，才能维持其视觉功能。十二经脉之足厥阴肝经、手少阴心经、足三阳经以本经或支脉或别出之正经直接连于目系；手三阳经皆有 1 ～ 2 条支脉终止于眼或眼附近；足三阳经之本经均起于眼或眼附近。奇经八脉之任、督二脉系于两目下之中央；阴跷脉、阳跷脉相交于目内眦之睛明穴；阳维脉经过眉上。此外在十二经筋中，足太阳之筋为目上网，足阳明之筋为目下网，足少阳之筋为目之外维，手太阳之筋、手少阳之筋都联属目外眦。

此外，《素问·金匮真言论》曰："肝开窍于目。"《素问·五脏生成论》曰："肝气通于目，肝和则目能辨五色矣。"其论述均说明眼受五脏六腑精气之濡养。《证治准绳》载："五轮，金之精腾，结而为气轮；木之精腾，结而为风轮；火之精腾，结而为血轮；土之精腾，结而为肉轮；水之精腾，结而为水轮。"这是基于眼与脏腑关系的理论，将眼球从外至内分为五个部分，即肉轮、血轮、气轮、风轮、水轮，并将五轮分属于五脏，用以说明眼之生理、病理及脏腑的关系。五轮学说实质上是脏腑关系在眼部的分属，因此，对于指导临床观眼识病及治疗具有一定的指导意义。

眼针法通过观察眼球结膜脉络形色变化以诊断疾病，针刺特定的眼周八区十三穴为治疗方法，具有操作简便、无痛苦、疗效高、见效快等特点。迄今为止，眼针法的临床适应证已达四十余种，其中对中风偏瘫和各种急慢性疼痛疗效较为显著。

一、眼针法刺激部位

眼针法的刺激部位共分为 8 区，共 13 个穴位。具体划分方法是眼平视，经瞳孔中心画"十"字交叉线并分别延伸过内、外眦及上、下眼眶，将眼廓分为 4 个象限；再将每一个象限两等分，成 8 个象限，其八等分线即为代表八个方位的方位线；配以八卦定位，每个方位线各代表一个卦位；以左眼为标准，按上北、下南、左西、右东划分，首起乾卦于西北方，依次为正北方为坎，东北为艮，正东为震，东南为巽，正南为离，西南为坤，正西为兑；还可将乾、坎、艮、震、巽、离、坤、兑改用 1 ～ 8 八个阿拉伯数字代表。右眼的眼区划分是以鼻为中心，将左眼的穴区水平对折而确定的，即左眼经穴区顺时针排列，右眼经穴区逆时针排列，体现"阳气左行，阴气右行"的原则。

最后将上述 8 个象限等分为 16 个象限，以方位线为中心，其相邻的两个象限即为一个眼穴区，共计 8 个眼穴区。每区对应一脏一腑，中心线前象限为脏区，后象限为腑区。按照八卦、脏腑的五行配属，以及五行相生关系排列；乾属金，对应肺与大肠；坎为水，对应肾、膀胱；震属木，对应肝、胆；离属火，对应心、小肠；坤属土，对应脾、胃。艮为山，对应上焦；巽为风，对应中焦，兑为泽，对应下焦，总计 8 区 13 穴，具体位置如下图所示（图 6-25、表 6-14）。

口诀：乾一（金）肺大肠，坎二（水）肾膀胱，

艮三（山）属上焦，震四（木）肝胆藏，

巽五（风）中焦属，离六（火）心小肠，

坤七（土）脾和胃，兑八（泽）下焦乡。

眼针穴位的具体定位：距眼眶内缘外侧 2mm 的眶缘上，长度为 1/16 弧长；或对应位置的眼眶内缘中心点上。

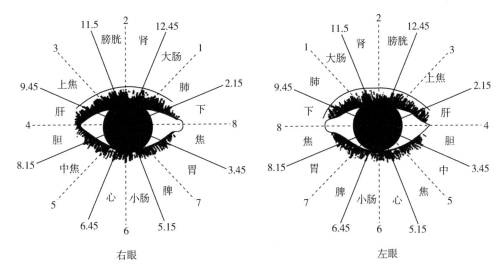

图 6-25　眼穴分区

表 6-14　眼针分区表

分区	方向	五行属性	所属脏腑	所属卦象
1区	西北	金	肺与大肠	乾
2区	正北	水	肾与膀胱	坎
3区	东北	（山）	上焦	艮
4区	正东	木	肝与胆	震
5区	东南	（风）	中焦	巽
6区	正南	火	心与小肠	离
7区	西南	土	脾与胃	坤
8区	正西	（泽）	下焦	兑

二、眼针法操作技术

1.针前准备　患者多取坐位；以规格为 0.30mm×15mm 的毫针为宜，穴位应进行常规严格消毒。

2.进针方法　主要分为眶内直刺法和眶外横刺法两种。押手固定眼睑并压于指下，刺手单手持针速刺进针。

3.行针方法及得气表现　刺入以后，不施行提插、捻转等手法；如未得气，可将针退出 1/3 稍改换方向再刺入；或用手刮针柄，或用双刺法。得气以局部酸、麻、胀、重或温热、清凉等感觉为宜，或针感直达病所。

4.留针方法　一般采用静留针法，留针 5～15 分钟。

5.出针方法　起针时用右手两指捏住针柄活动数次，缓缓拔出 1/2，稍停几秒钟再慢慢提出，迅速用干棉球压迫针孔片刻，以防出血。

6.注意事项

（1）穴位及针具严格消毒。

（2）多采用眶外横刺法。

（3）不宜施行提插捻转等手法，出针时宜缓慢并按压针孔，防止出血。

（4）眼睑过于肥厚者不宜用眼针。

三、眼针法临床应用

（一）辅助诊断作用

常人的白睛上可见隐约纵横交错的脉络，尤其是儿童的白睛，如无大病重病，白睛青白洁净，无异常脉络。若有疾病发生，可从眼白睛上显露，并且一经出现，其残痕难以消除。主要表现是白睛中与相关脏腑对应区域中的脉络发生形、色改变，如脉络怒张、延伸、离断；颜色鲜红、紫红或红中带黑等。

检查主要借助望诊观察法。医师双手常规消毒后，嘱患者放松，用拇、示两指分开，露出白睛，令病人眼球转向鼻侧，则可由 2 区看到 6 区，病人眼球转向外眦侧，可由 6 区转看到 2 区。先观察左眼，后观察右眼。

（二）治疗作用

1. 适应范围

（1）各种脑血管疾病，如中风偏瘫等。

（2）各种疼痛性病症，如偏头痛、腰腿痛、三叉神经痛、坐骨神经痛、急性扭伤、胆囊炎、痛经等。

（3）各种炎症性病症，如面神经炎等。

（4）功能紊乱性病症，如高血压、心律不齐、胃肠功能紊乱、月经不调、神经衰弱等。

（5）其他，如面肌痉挛、阳痿及遗精等。

2. 处方选穴原则

（1）循经取穴　即确诊病属于哪一经，即取哪一经区穴位，或同时对症取几个经区。

（2）看眼取穴　观眼，哪个经区络脉的形状、颜色最明显即取哪一经区穴。

（3）病位取穴　按上、中、下三焦划分的界限，病在哪里即针所属上、中、下哪个区。

3. 处方示例

（1）中风偏瘫　上焦区、下焦区。

（2）高血压　肝区（双）。

（3）心律不齐　心区（双）。

（4）胸痛　上焦区、心区。

（5）膈肌痉挛　中焦区。

（6）头痛　上焦区。

（7）三叉神经痛　上焦区。

（8）胃痉挛　中焦区。

（9）面肌痉挛　上焦区、脾区。

（10）面神经麻痹　上焦区。

4. 注意事项

（1）眼针法留针不宜过久。

（2）病势垂危及精神错乱、气血虚脱已见绝脉者禁用。

（3）震颤不止、躁动不安、眼睑肥厚（俗名内眼胞）患者慎用。

第四节　腕踝针法

腕踝针法是在手腕或足踝部的相应进针点，用毫针进行皮下针刺以治疗疾病的方法。其基本内容有刺激部位、操作技术及临床应用等。

标本、根结理论是腕踝针法的理论基础。标本、根结理论是经络学说的重要内容，对针灸临床有指导意义。该理论认为，四肢为十二经脉之本，其部位在下，是经气始生始发之处。在临床上，针刺这些部位的腧穴易于激发经气、调节脏腑经络的功能，所以四肢肘膝以下的腧穴主治病症的范围较广较远，不仅能治局部病，而且能治远离腧穴部位的脏腑病、头面五官病。腕踝法针的十二个刺激点均位于四肢肘膝以下的腕踝关节附近，相当于十二经脉的本部、根部，表明腕踝针的应用，恰恰体现了标本、根结理论。腕踝针法针尖所达部位为皮下，此处正是络脉之气散布之所在，结合腕踝针与十二皮部的关系，刺之可调整相应经脉之气及与之相联属脏腑的功能，起到祛邪扶正的治疗作用。

一、腕踝针法刺激部位

腕踝针法把人体的胸腹侧和背腰侧分为阴阳两个面，属阴的胸腹侧划为1、2、3区，属阳的背腰侧划为4、5、6区。并以横膈为界，将人体分为上、下两部分，符合十二经脉及皮部的分布规律。如手少阴经分布于上肢内侧后缘，足少阴经分布于下肢内侧后缘及胸腹部第1侧线，与腕踝针的1区相合。由此绕躯体从前向后，依次为厥阴、太阴、阳明、少阳、太阳，大体相当于从1～6区的划分。上1、2、3区在上肢内侧，相当于手三阴经的皮部；上4、5、6区在上肢外侧，相当于手三阳经皮部。下1～6区也相当于足三阴和足三阳经的皮部。

（一）腕踝针刺激部位

腕踝针法将人体体表划分为6个纵行区和上下两段（图6-26、图6-27、图6-28）。

1.纵行六区　包括头、颈和躯干六区和四肢六区两部分。

（1）头、颈和躯干六区　以前后正中线为标线，将身体两侧面由前向后划分为6个纵行区。

1区：从前正中线开始，向左、向右各旁开1.5同身寸所形成的体表区域，分别称之为左1区、右1区。临床常把左1区与右1区合称为1区，以下各区亦同。

2区：从1区边线到腋前线之间所形成的体表区域，左右对称。

3区：从腋前线至腋中线之间所形成的体表区域，左右对称。

4区：腋中线至腋后线之间所形成的体表区域，左右对称。

5区：腋后线至6区边线之间所形成的体表区域，左右对称。

6区：后正中线向左、向右各旁开1.5寸所形成的体表区域，分别称之为左6区、右6区。

（2）四肢的分区　以臂干线和股干线为四肢和躯干的分界。臂干线（环绕肩部三角肌附着缘至腋窝）作为上肢与躯干的分界，股干线（腹股沟至髂嵴）为下肢与躯干的分界。当两侧的上下肢处于内侧面向前的外旋位置，也就是使四肢的阴阳面和躯干的阴阳面处在同一方向并互相靠拢时，以靠拢处出现的缘为分界，在前面的相当于前中线，在后面的相当于后中线，这样四肢的分区就可按躯干的分区类推。

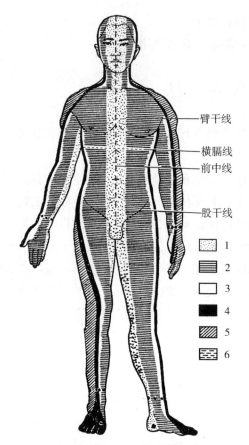

图 6-26 躯干定位分区正面

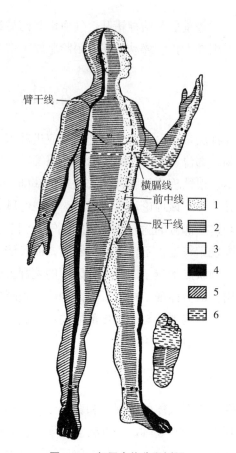

图 6-27 躯干定位分区侧面

上肢六区：上肢六区，将上肢的体表区域纵向六等分，从上肢内侧尺骨缘开始，右侧顺时针、左侧逆时针，依次为1区、2区、3区、4区、5区、6区，左右对称。

下肢六区：下肢六区，将下肢的体表区域纵向六等分，从下肢内侧跟腱缘开始，右侧顺时针、左侧逆时针，依次为1区、2区、3区、4区、5区、6区，左右对称。

2. 上下两段　以胸骨末端和两侧肋弓的交接处为中心，划一条环绕身体的水平线称横膈线。横膈线将身体两侧的六个区分成上下两段。横膈线以上各区分别叫作上1区、上2区、上3区、上4区、上5区、上6区；横膈线以下的各区叫下1区、下2区、下3区、下4区、下5区、下6区。如须标明症状在左侧还是右侧，在上还是在下，又可记作右上2区或左下2区等。

（二）腕踝针进针点

1. 腕部进针点、定位及主治　左右两侧共6对，约在腕横纹上2寸（相当于内关穴与外关穴）位置上，环前臂做一水平线，从前臂内侧尺骨缘开始，沿前臂内侧中央、前臂内侧桡骨缘、前臂外侧桡骨缘、前臂外侧中

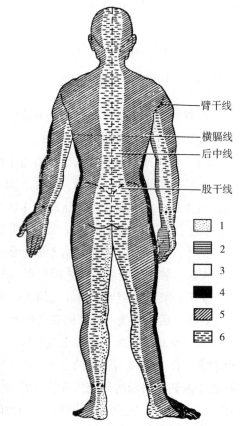

图 6-28 躯干定位分区背面

央、前臂外侧尺骨缘顺序六等分，每一等分的中点为进针点，并分别称之为上1、上2、上3、上4、上5、上6（图6-29、表6-15）。

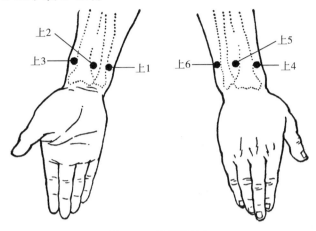

图 6-29　腕部进针点

表 6-15　腕部进针点、定位及主治

穴名	定位	适应病症
上1	在小指侧的尺骨缘与尺侧腕屈肌腱之间	前额、眼、鼻、口、门齿、舌、咽喉、胸骨、气管、食管及左上肢、右上肢1区内的病症，如前额痛、近视、鼻炎、牙痛、腕关节痛、小指疼痛麻木、荨麻疹、高血压、失眠、更年期综合征、糖尿病等
上2	在腕掌侧面中央，掌长肌腱与桡侧腕屈肌腱之间，相当于内关穴处	额角、眼、后齿、肺、乳房、心（左上2区）及左上肢、右上肢2区内的病症，如眼睑下垂、目赤肿痛、眶下疼痛、副鼻窦炎、牙痛、颈痛、胸痛、胁痛、乳腺增生、乳房胀痛、缺乳、回乳、心悸、心律不齐、腕关节屈伸不利、腕关节扭挫伤、中指和无名指扭挫伤等
上3	在桡动脉与桡骨缘之间	面颊、侧胸及左上肢、右上肢3区内的病症，如偏头痛、急性腮腺炎、牙痛、耳鸣、中耳炎、侧胸痛、腋臭、腋窝多汗症、肩关节疼痛、桡骨茎突炎、拇指和示指扭挫伤等
上4	在拇指侧的桡骨内外缘之间	颞、耳、侧胸及左上肢、右上肢4区内的病症，如耳后痛、胸锁乳突肌炎、耳鸣、中耳炎、侧胸痛、腋窝多汗症、肩关节疼痛、腕关节疼痛、桡骨茎突炎、拇指和示指扭挫伤等
上5	在腕背中央，即外关穴处	后头部、后背部、心、肺及左上肢、右上肢5区内的病症，如后头痛、颈椎病、落枕、眩晕、肩背痛、腕关节屈伸不利、腕关节肿痛、手背疼痛、中指和无名指疼痛等
上6	在距小指侧尺骨缘1cm处	后头部、脊柱颈胸段及左上肢、右上肢6区内的病症，如后头痛、颈项强痛、落枕、胸背痛、腕关节肿痛、小指麻木不仁等

2. 踝部进针点、定位及主治　左右两侧共6对，约在内踝高点与外踝高点上3寸（相当于悬钟穴与三阴交穴）位置上，环小腿做一水平线，并从小腿内侧跟腱缘开始，沿小腿内侧中央、小腿内侧胫骨缘、小腿外侧腓骨缘、小腿外侧中央、小腿外侧跟腱缘的顺序六等分，每一等分的中点为进针点，并分别称之为下1、下2、下3、下4、下5、下6（图6-30、表6-16）。

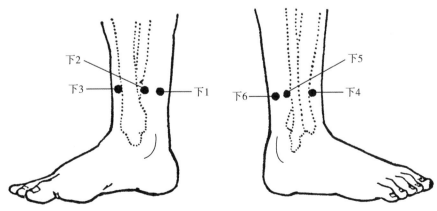

图 6-30　踝部进针点

表 6-16　踝部进针点、定位及主治

穴名	定位	适应病症
下 1	靠跟腱内缘	胃、膀胱、子宫、前阴及左下肢、右下肢 1 区内的病症，如胃痛、恶心呕吐、脐周痛、淋证、月经不调、痛经、盆腔炎、阴道炎、阳痿、遗尿、遗精、早泄、睾丸肿胀、膝关节肿痛、跟腱疼痛、足跟疼痛
下 2	在内侧面中央，靠胫骨后缘	胃、脾、肝、大小肠及左下肢、右下肢 2 区内的病症，如胸胁胀满、腹痛、腹泻、便秘、膝关节炎、内踝扭挫伤
下 3	在胫骨前嵴向内 1cm 处	肝、胆、脾、胁部及左下肢、右下肢 3 区内的病症，如胁痛、髋关节屈伸不利、膝关节炎、踝关节扭挫伤
下 4	在胫骨前嵴与腓骨前缘的中点	胁部、肝、脾及左下肢、右下肢 4 区内的病症，如侧腰痛、股外侧皮神经炎、膝关节炎、踝关节扭挫伤、坐骨神经痛
下 5	在外侧面中央，靠腓骨后缘	腰部、肾、输尿管、臀及左下肢、右下肢 5 区内病症，如肾绞痛、腰痛、臀上皮神经炎、股外侧皮神经炎、坐骨神经痛、膝关节屈伸不利或疼痛、外踝扭挫伤
下 6	靠跟腱外缘	脊柱腰骶部、肛门及左下肢、右下肢 6 区内的病症，如腰痛、急性腰扭伤、痔疮、肛门周围湿疹、尾骨疼痛、坐骨神经痛

二、腕踝针操作技术

1. 针前准备　患者可采用坐位或卧位，或针腕用坐位，针踝时取卧位。针刺时肢体位置非常重要，肌肉尽量放松，以免针刺时针体方向发生偏斜；穴位皮肤常规消毒；一般常选用（0.30～0.32）mm×（25～40）mm 毫针。

2. 进针方法　选定进针点后，以押手固定在进针点的下部，并且拉紧皮肤，刺手拇指在下，示指、中指在上夹持针柄，针与皮肤呈 15°～30° 角，快速刺入皮下，然后将针平放，使针身呈水平位沿真皮下进入 1.2～1.4 寸（图6-31）。

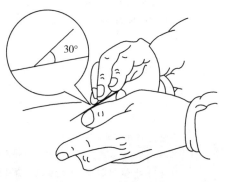

图 6-31　腕踝针进针法

3. 行针方法及得气表现　以针下有松软感为宜，不捻针；患者针下无任何感觉，但患者的主要症状可得到改善或消失。如患者有酸、麻、胀、重等感觉时，说明针刺入到筋膜下层，进针过深，须将针退至皮下，重新沿真皮下刺入。

4. 留针方法　一般情况下留针 20～30 分钟。若病情较重或病程较长者，可适当延长留针时间 1 至数小时，但最长不超过 24 小时；留针期间不行针。

5. 出针方法　与毫针出针法基本相同。

三、腕踝针临床应用

（一）适应范围

腕踝针疗法中，每个区所治疗的病症大致包括两方面：其一是同名区域内所属脏腑、组织、器官等所引起的各种病症；其二，主要症状能反映在同名区域内的各种病症。总的来说，本法适应范围广、见效快。

（二）处方选穴原则

1. 上病取上，下病取下　此原则针对上、下不同分区而言。如前额的体表区域属上部，故前额部疼痛选上 1 点治疗为主。

2. 左病取左，右病取右　此原则针对左、右对称的 6 个体表区域而言。如左侧乳房位于左上 2 区，故左侧乳痈选取左上 2 点治疗为主。

3. 区域不明，选双上 1　部分疾病无法确定其所属体表区域的，如失眠、高血压、全身瘙痒症、更年期综合征、风湿性舞蹈症、小儿多动症等，以及病因复杂难以明确判断其所属体表区域的疾病，均可取双上 1 点进行治疗。

4. 上下同取　患者主要症状表现位置靠近横膈线时，不仅要取上部的进针点，还要取与之相对应的下部进针点。如按体表区域的划分，胃脘部大致属于双下 1 区和右下 2 区，故治疗胃脘痛不仅取双下 1 点、右下 2 点，还应根据其病症表现靠近横膈线而加取双上 1 点和右上 2 点。

5. 左右共针　如患者的主要症状，表现在躯干部的 1 区，临床治疗时应取双上 1 或双下 1。又如患者的主要症状表现在躯干部的 6 区，临床治疗时应取双上 6 或双下 6。

（三）处方示例

1. 头痛　取上 1、上 2。

2. 偏头痛　取上 2、上 5。

3. 胃痛　取上 1、上 2、下 1、下 2。

4. 肝区痛　取下 2。

5. 痛经　取下 1。

6. 肩痛　取上 4、上 5、上 6。

7. 坐骨神经痛　取下 6。

8. 颞颌关节炎　取上 4。

9. 肠炎　取下 1、下 2。

10. 皮肤瘙痒、荨麻疹　取上 1。

（四）注意事项

1. 腕踝针法进针一般不痛、不胀、不麻等，如出现上述症状，说明进针过深，须调至不痛不胀等为宜。

2. 把握准确的针刺方向。即病症表现在进针点上部者，针尖须向心而刺；反之，病症表现在进针点下部者，针尖须离心而刺。

3. 进针点位置有时要根据针刺局部情况及针刺方向进行调整。如针要刺过的皮下有较粗静脉、瘢痕、伤口，针柄下端有骨粗隆不便针刺，针刺方向要朝向离心端等情况时，进针点位置要朝向心端适当移位，但点的定位方法不变，要处于区的中央。

4. 有几种症状同时存在时，要分析症状的主次，如症状中有痛的感觉，首先按痛所在区选点。

5. 如出现晕针、滞针、血肿等现象者，按毫针刺法中的异常情况的处理方法进行处理。

6. 对如疼痛、麻木、瘙痒等感觉及与痛有关联的一些运动症状，在一次针刺治疗中常能立即获得疗效，达到疼痛等症状完全消失或显效。若针刺入后疼痛等症状未能改变或改变不全，除疾病本身原因外，往往与针刺时体位不正、针刺点位置在区内不够居中、针刺进皮下不够表浅、方向不够正直、刺入长度不当等因素有关，有时即使差别甚微都会影响疗效，因此，要注意针刺的各个步骤。如属针刺方法问题，要在针尖退至皮下，酌情纠正后再进针。

【思考题】

1. 耳穴的分布规律是什么？

2. 耳穴有哪些基本标志线和标志点？

3. 耳郭各部是如何分区的？

4. 重点耳穴的定位和主治如何？

5. 耳穴的刺激方法有哪几种？

6. 耳穴的选穴原则有哪几种？

7. 耳穴的作用原理是什么？

8. 头针的刺激部位共分为哪几个区？共有哪些穴线，其治疗作用分别有哪些？

9. 头针的手法操作有哪些特点？

10. 头针在临床中的适应病种有哪些？

11. 眼针的分区有哪些，如何定位？

12. 眼针的操作有哪些？

13. 腕踝针的分区有哪些，治疗作用分别是什么？

14. 腕踝针的操作有哪些要求？

15. 腕踝针在临床中适用于哪些病种？

扫一扫，查阅本章数字资源，含PPT、音视频、图片等

第一节 电针法

电针法是在毫针针刺得气的基础上，应用电针仪输出脉冲电流，通过毫针作用于人体一定部位以防治疾病的一种针刺方法。电针是毫针与电生理效应的结合，不仅可以提高毫针的治疗效果，减少操作者的持续行针操作，还扩大了针刺的治疗范围，已经成为临床普遍使用的针刺治疗方法。

自 20 世纪 30 年代我国开始试制电针仪，至 50 年代后期，电针法得到迅速发展，一直兴旺至今。目前，电针仪的类型多种多样，如 G6805 型电针治疗仪、SDZ-V 型电针治疗仪、韩氏穴位神经刺激仪、电子针疗仪、音乐电针仪等。

一、电针仪器

目前我国普遍使用的电针仪均属于脉冲发生器的类型，其基本结构由电源电路、方波发生器电路、控制电路、脉冲主振电路和输出电路 5 部分组成（图 7-1）。

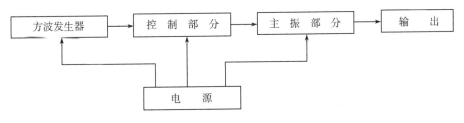

图 7-1 电针仪原理方框图

电针仪种类很多，本节介绍两种比较通用的电针治疗仪。

（一）SDZ-V 型电针治疗仪

SDZ-V 型电针治疗仪是在传统 SDZ 型系列电针治疗仪的基础上，根据临床的实际需要改进的电针仪。该仪器操作安全简便，疗效确信可靠，广泛适用于各级医疗机构及家庭自我保健。SDZ-V 型电针治疗仪运用低（频）脉冲电流刺激人体经络穴位，使组织内离子分布状况发生改变，从而调节神经肌肉组织的紧张度，促进周围血液循环，达到镇痛止痉、消炎消肿、促进组织再生的作用。其性能比较稳定，可使用交、直流两种电源，能够输出连续波、疏密波、断续波。连续波频率为 1 ～ 100Hz 可调；疏密波中疏波频率是密波频率的 1/5，密波频率为 5 ～ 100Hz 可调，疏波时间为 5 秒钟，密波时间为 10 秒钟；断续波其续波频率 1 ～ 100Hz 连续可调，断波时

间为 5 秒钟，续波时间为 15 秒钟。

（二）HANS-200 韩氏穴位神经刺激仪

该产品功能多样，操作简便，设计精巧，携带方便。其性能与特点主要有：微电脑控制刺激参数，刺激强度可精确到 0.1mA，并用液晶屏显示；恒流输出对称双向脉冲波，保证两电极间刺激量相同；具有特定时间间隔的 2 ～ 100Hz 优选疏密波，治疗效果好；波宽随频率变化，兼具经皮电神经刺激疗法（TENS）与针刺两者的优势；而且还有定时、剩余电量显示、按键自动锁定和开机自动复位等功能。该机电源为 9V 直流层叠电池，输出电流 0 ～ 50mA（经皮模式）或者 0 ～ 9.9mA（经针模式），波形频率 2 ～ 100Hz，有疏密、等幅、调幅等 15 种模式，脉冲宽度 0.2 ～ 0.6ms，可选择加宽 1.5 倍模式。该机既可作电针使用，又可作经皮穴位电刺激使用。

二、操作方法

（一）使用方法

以 SDZ-V 型电针治疗仪为例，介绍仪器的使用方法。

该仪器正面有 6 个并排旋钮，每只旋钮调节强度与相应输出插孔对应，当治疗时，将电极线插头端插入相应的主机输出插孔，每路输出可以根据临床需要和患者耐受性任意调节。在使用该仪器之前，首先应该逐一检查各输出旋钮或按键并确保已调整到"零"位，然后将电源插头插入 220V 交流电插座内。

治疗时，电极线输出端两极分别连接于毫针针柄或针体，应确保连接牢靠、导电良好。按电流回路要求，通常电针治疗选穴宜成对，以 1 ～ 3 对（2 ～ 6 个穴位）为宜。当选择单个腧穴进行治疗时，应使用无关电极，即可选取有主要神经干通过的穴位（如下肢的环跳穴），将针刺入后，接通电针仪的一个电极；另一个电极则用盐水浸湿的纱布裹上，作为无关电极，固定在同侧经脉的皮肤上。特别需要注意的是，一般将同一对输出电极连接在身体的同侧；在胸、背部的穴位上使用电针时，更不可将 2 个电极跨人体正中线接在身体两侧，避免电流回路经过心脏。

临床应用时，通常主穴接负极，配穴接正极。打开电针仪电源开关，选择治疗所需的波形、频率，调节对应输出旋钮，从零位开始逐级、缓慢加大电流强度，调节至合适的刺激强度，避免突然加大电流强度而给患者造成突然的刺激。

如进行较长时间的电针治疗，患者会产生适应性，即感到刺激逐渐变弱，此时可适当增加刺激强度，或采用间歇通电的方法。如有必要在电针治疗过程中对波形、频率进行调整时，应首先调节电流强度至最小，然后再变换波形和频率。电针治疗完成后，应首先缓慢将各个旋钮调至零位，关闭电针仪电源开关，然后从针柄或针体取下电极线。

各种不同疾病的疗程不尽相同，一般 5 ～ 10 日为 1 个疗程，每日或隔日治疗 1 次，急症患者每日可电针 2 次。2 个疗程中间可以间隔 3 ～ 5 日。

（二）电针选穴

电针的选穴方法除了按经络辨证、脏腑辨证取穴外，通常还可选用神经干通过和肌肉神经运动点取穴。例如：

头面部：选取听会、翳风（面神经）；下关、阳白、四白、夹承浆（三叉神经）。

上肢部：选取颈夹脊 6 ～ 7、天鼎（臂丛神经）；青灵、小海（尺神经）；手五里、曲池（桡神经）；曲泽、郄门、内关（正中神经）。

下肢部：选取环跳、殷门（坐骨神经）；委中（胫神经）；阳陵泉（腓总神经）；冲门（股神经）。

腰骶部：选取气海俞（腰神经）；八髎（骶神经）。

穴位的配对，若属神经功能受损，可按照神经分布特点取穴。如面神经麻痹，可取下关、翳风为主；皱额障碍配阳白、鱼腰；鼻唇沟变浅配水沟、迎香；口角㖞斜配地仓、颊车。坐骨神经痛除取环跳、大肠俞外，配殷门、委中、阳陵泉等穴。

以上电针腧穴的选用仅供参考，还应根据患病部位、病情需要、腧穴间的距离等进行配对和调整。

（三）刺激参数

电针仪输出的是脉冲电，所谓脉冲电是指在极短时间内出现的电压或电流的突然变化，即电量的突然变化构成了电的脉冲。一般电针仪输出的基本波形即是这种交流电脉冲，常为双向尖脉冲或双向矩形脉冲。

电针刺激参数包括波形、波幅、波宽、频率和持续时间等，集中体现为刺激量。波幅一般指脉冲电压或电流的最大值与最小值之差，也指它们从一种状态变化到另一种状态的跳变幅度值。临床操作时，一般选择和可调节的刺激参数是波形、频率、强度和时间。

1. 波形 单个脉冲波根据频率和不同输出方式组合形成了连续波、疏密波、断续波等（图7-2）。

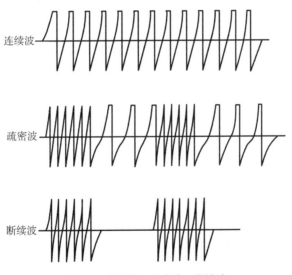

图 7-2 连续波、疏密波、断续波

（1）连续波 是一种时间间隔一样的连续脉冲，有频率可调性。根据频率变化，又可分为：

①疏波：频率低于30Hz的连续波一般称为疏波，但临床运用疏波时多采用10Hz以下的连续波。疏波刺激作用较强，能引起肌肉收缩，产生较强的震颤感，提高肌肉韧带张力，促进神经肌肉功能的恢复。常用于治疗痿证、慢性疼痛，各种肌肉、关节及韧带的损伤等。

②密波：频率高于30Hz的连续波一般称为密波，但临床运用密波时多采用50Hz以上的连续波。密波能降低神经应激功能，抑制脊髓兴奋性。常用于止痛、镇静、缓解肌肉和血管痉挛等，尤其适用于急性疼痛。

（2）疏密波 是疏波和密波交替出现的频率固定的组合波，疏密交替持续的时间各约1.5秒左右。该波具有克服单一波形产生电适应的特点，能引起肌肉有节奏地舒缩，刺激各类镇痛介质的释放，加强血液循环和淋巴循环，调节组织的营养代谢，消除炎症水肿等。常用于各种痛证、软组织损伤、关节炎、面瘫、肌肉无力等。

（3）断续波　是有节律地时断时续自动出现的组合波，频率可调。断时无脉冲电输出，续时密波连续输出，一般均在 1.5 秒左右。这种波形对人体有强烈的震颤感，机体不易产生电适应性，能提高肌肉组织的兴奋性，对横纹肌有良好的刺激收缩作用。常用于治疗痿证、瘫痪。

2. 频率　频率是指每秒钟内出现的脉冲个数，其单位为赫兹（Hz），目前使用的电针仪设置的常用频率为 1～100Hz。连续波可通过频率的调整而组合成不同的刺激波形，不同频率的电针可引起中枢释放不同类型的神经递质。就镇痛而言，低频（2Hz）主要刺激高位中枢释放脑啡肽和内啡肽等，而高频（100Hz）刺激脊髓释放强啡肽，因其生物效应不同，临床使用时应根据不同病情适当选择。

3. 强度　电针的刺激强度主要取决于波幅的高低，波幅的计量单位是伏特（V），如电压从 0～30V 间进行反复地突然跳变，则脉冲的幅度为 30V，治疗时通常不超过 20V。也有以电流表示或以电压和电流乘积表示的。波宽即指脉冲的持续时间，脉冲宽度也与刺激强度有关，宽度越大则意味着给患者的刺激量越大。电针仪一般采用适合人体的输出脉冲宽度约为 0.4 毫秒。

电针刺激强度一般通过电极输出端强度调节键实施，当电流开到一定强度时，患者有麻刺感，这时的电流刺激强度称"感觉阈"；当电流强度增加，患者产生刺痛感时，这时的电流刺激强度称为"痛阈"。一般适宜的电流刺激强度为介于"感觉阈"和"痛阈"之间。但总体来说，电针刺激时，局部肌肉应呈节律性收缩，但也无须过强刺激，应以患者能接受和耐受的强度为宜。因机体对电流刺激极易适应，做较长时间电针刺激时，一般应做强度调整。

4. 时间　电针单次刺激的时间一般为 15～60 分钟，刺激长短须因病、因人而异，用于镇痛一般须有 30 分钟及以上的电针刺激时间。电针时间过短可能尚未起效，过长则容易产生耐受。

三、临床应用

（一）适应范围

电针的适应范围和毫针刺法基本相同，可广泛应用于内、外、妇、儿、眼、耳鼻咽喉、骨伤等各科疾病，并可用于针刺麻醉，尤常用于头痛、三叉神经痛、坐骨神经痛、牙痛、痛经、面神经麻痹、多发性神经炎、精神分裂症、癫痫、神经衰弱、视神经萎缩、肩周炎、风湿性关节炎、类风湿关节炎、腰肌劳损、骨质增生、关节扭挫伤、脑血管病后遗症、耳鸣、耳聋、子宫脱垂、遗尿、尿潴留等。

（二）注意事项

1. 电针仪使用前必须检查其性能是否良好，输出是否正常。

2. 调节输出量应缓慢，开机时输出强度应逐渐从小到大，切勿突然增大，以免发生意外。

3. 靠近延髓、脊髓等部位使用电针时，电流量宜小，并注意电流的回路不要横跨中枢神经系统，不可过强刺激。

4. 禁止电流直接流过心脏，不允许左右上肢的两个穴位同时接受一路输出治疗。

5. 电针治疗过程中病人出现晕针现象时，应立即停止电针治疗，关闭电源，按毫针晕针的处理方法处理。

6.作为温针使用过的毫针，针柄表面往往氧化而不导电，应用时须将输出线夹在毫针的针体上或使用新的毫针。

7.年老、体弱、醉酒、饥饿、过饱、过劳等，不宜使用电针。

8.皮肤破损处、肿瘤局部、孕妇腹部、心脏附近、安装心脏起搏器者，以及颈动脉窦附近禁忌电针。

第二节　激光针法

激光针法是利用低功率激光束直接照射腧穴以治疗疾病的方法，又称"腧穴激光照射法""激光针灸""光针"等。激光是受激辐射光，具有单色性好、相干性强、方向性优和能量密度高等特点。激光束照射治疗具有无痛、无菌、简便、安全、强度可调和适应范围广等特点。

激光是 20 世纪 60 年代发展起来的一门学科，是人们对原子物理学、光学、光谱学、微波技术和量子力学等多种学科综合研究的结果。激光是一种受激辐射而发出的光，它和普通光一样，也是以波的形式运动的光子，又名"镭射"。1960 年美国梅曼制成第一台激光器，我国 1961 年也生产出了自己的激光器。20 世纪 60 年代中期，前联邦德国学者将激光引入针灸领域，70 年代我国开始推广应用，并对其进行了大量的基础和临床研究。目前，激光针法已被广泛应用于临床多种疾病的治疗。

一、激光针仪器

产生激光的装置叫激光器。按照工作方式来分，主要有连续照射激光器和脉冲激光器两种。以激光工作物质来分，主要有气体激光器和固体激光器两种。气体激光器如氦－氖（He-Ne）激光器、二氧化碳（CO_2）激光器；固体激光器如 YAG 激光器（掺钕钇铝石榴石激光器）、半导体激光器等。针对不同的疾病，可以使用不同激光工作物质的激光器。目前世界上正式投产的激光腧穴治疗仪，有我国生产的氦－氖（He-Ne）激光腧穴治疗仪、前联邦德国 MBB 公司的 Akupias HLM 石英纤维激光腧穴治疗仪和日本的氦－氖（He-Ne）激光腧穴治疗仪、YAG 激光腧穴治疗仪等，国内以氦－氖（He-Ne）激光腧穴治疗仪的应用最为广泛。

目前医学上常用的激光治疗仪有氦－氖（He-Ne）激光腧穴治疗仪、二氧化碳（CO_2）激光腧穴治疗仪两种。

（一）He-Ne 激光腧穴治疗仪

He-Ne 激光器是一种原子气体激光器，由放电管、光学谐振腔、激励源三部分组成，激光腧穴治疗的光源为红色，工作物质为 He-Ne 原子气体，发射波长 6328Å，功率从一到几十毫瓦，光斑直径为 1 ～ 2mm，通过柔软的导光纤维，可随意投射到穴位上。这种小功率的 He-Ne 激光束能穿透 10 ～ 15mm 深的组织，可代替毫针来刺激穴位而达到治病的目的，是针灸最常用的激光器。

（二）CO_2 激光腧穴治疗仪

二氧化碳激光，是由工作物质二氧化碳气体分子受电激励后所产生的激光束，波长 106000 Å，属中红外光。CO_2 激光照射穴位时，既有光热的作用，又有类似毫针的刺激作用。目前，多用 20 ～ 30W 二氧化碳激光束，通过石棉板小孔，照射人体穴位（以温暖为度），起到类似针和灸的双重作用。

激光腧穴治疗仪输出的波长，可以是连续或脉冲的，脉冲激光可起到捻针的作用。

二、操作方法

使用之前，必须检查机器性能是否良好，地线是否接好，保证无漏电、混线等问题后方可使用，否则易发生触电或致机器烧毁。

照射之前先确定好患者要照射的部位，然后接通电源，He-Ne 激光器应发射出红色的光束。若此时激光管不亮或出现闪烁现象时，可能是启动电压过低，此时应立即断电，并将电流调节旋钮顺时针方向转 1 ～ 2 档，停 1 分钟后，再打开电源开关。切勿多次反复开闭电源开关，以免引起机器故障。经调整电流，激光管发光稳定后，将激光束的光斑对准需要照射的穴位垂直照射，光源至皮肤的距离为 8 ～ 100cm，每次每穴照射 5 ～ 10 分钟，共计照射时间一般不超过 20 分钟，每日照射 1 次，10 次为 1 个疗程。

将光导纤维通过注射针把氦 - 氖激光直接导入穴位深处的新型激光治疗仪，主要由低功率氦 - 氖激光仪、光导纤维，以及特制的空心针组成。光导纤维直径为 50 ～ 125μm，长度根据需要为 1 ～ 2m。光导纤维一般用 2% 过氧乙酸或 75% 乙醇消毒。空心针为特制的，粗细根据部位和病症有不同选择。使用前，按一般毫针消毒法消毒。先将空心针刺入选定的穴位，缓慢进针并得气。然后，插入光导纤维输出端，直接进行照射。亦可预先将光导纤维输出端和空心针相连接，打开氦 - 氖（He-Ne）激光治疗仪的电源，调整至红光集中于一点时，再刺入穴位相应深度并得气。留针时间通常为 15 ～ 20 分钟。

三、临床应用

（一）适应范围

激光针法的临床适应证较广，如急慢性咽炎、扁桃体炎、鼻炎、副鼻窦炎、头痛、支气管炎、支气管哮喘、皮肤和黏膜的慢性溃疡、口腔黏膜病、皮肤血管瘤、湿疹、冻疮、白癜风、胃和十二指肠溃疡、高血压、慢性结肠炎、面神经麻痹、神经衰弱、关节炎、慢性盆腔炎、肩周炎、网球肘、周围神经损伤、前列腺炎、前列腺肥大、小儿腹泻、小儿遗尿等。

（二）注意事项

1. 使用穴位激光照射时，应注意避免直视激光束，以免损伤眼睛。工作人员及面部照射的患者，应佩戴防护眼镜。操作人员还应做定期检查，特别是眼底视网膜检查。

2. 照射部位的准确与否与疗效关系密切，照射时光束一定要对准需要照射的患处或穴位，嘱患者勿移动体位，以避免照射部位出现偏差。

3. 若照射治疗中出现头晕、恶心、心悸等类似晕针的现象，或出现轻度的腹胀、腹泻、月经周期紊乱等副作用，应增加照射距离，缩短照射时间，减少照射次数，或停止治疗。

第三节　微波针法

微波针法是在毫针针刺的基础上，把微波天线接到针柄上，向腧穴输入微波或者直接照射腧穴以治疗疾病的一种方法。它可以进行定量、定向辐射波照射，以加强腧穴得气感应，甚至可以沿经络传导发热。微波针综合了微波理疗和针灸的优势，是现代微波技术同传统的针灸方法相结合的现代针灸疗法。

微波是一种波长很短、频率很高、频率范围很宽的电磁波，目前医疗上最常用的微波频率为 2450MHz，波长为 12.5cm，在医用电磁波谱中，它位于超短波和长波红外线之间。微波穴位治疗仪，一方面具有类似灸法的作用特点，操作简单，其热能均匀，比艾灸深入，作用强、剂量可调；另一方面它又具有电针和高频电疗的作用特点，其热效应可使组织温度升高、局部血管扩张、血流加速及血液循环量增加。临床和实验还证明，它对神经、内分泌、心血管和消化等系统的功能产生影响而起到治疗作用。微波针对人体组织进行照射，具有无菌、无痛、简便、安全的特点，并且剂量准确，热度可调，适应范围广。

一、微波针灸仪器

微波针灸仪主要由微波发生器和微波天线两大部分组成（图 7-3）。天线采用一种同轴微波系统，分为外导体和内导体：外导体呈螺旋弹簧形，内导体即一般用的毫针。把微波定量、定向地通过微波针灸仪辐射到人体腧穴内，可产生微波热效应、热外效应、电磁场效应等多种治疗效应。其特点主要有：得气感较强，有良好的疏通经络、活血化瘀的作用；针感后效应较长，可维持 4 ～ 48 小时；操作安全，无副作用。

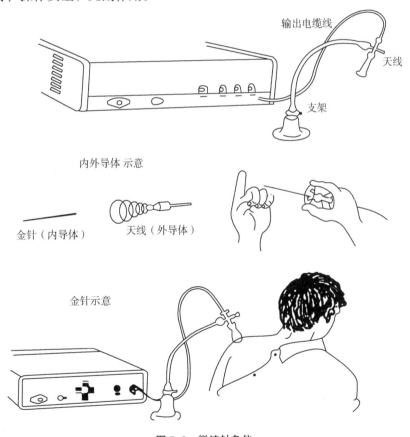

图 7-3 微波针灸仪

二、操作方法

先接好仪器的电源、天线和各连接线，预热。将毫针刺入所选穴位，行针得气，把微波针灸仪的天线接到针柄上，用支架固定好天线位置，再分别调节各路输出的功率，使微波沿针输入穴位。此外，也可用微波理疗机直接照射穴位或患处。输出大小以患者感觉舒适为度。成人使用电压不超过 25V，小儿不超过 20V，一般以 17 ～ 18V 为宜，每穴每次 5 ～ 20 分钟。治疗完毕，将输出功率旋钮转到零位，关闭输出开关，取下天线，起针。术后皮肤常有红晕或红斑，此为正常现象。每日或隔日 1 次，10 ～ 15 次为 1 个疗程。

三、临床应用

（一）适应范围

各种急慢性疼痛性疾患，如偏头痛、三叉神经痛、坐骨神经痛、胃脘痛、痛经、关节痛、腰痛等；还用于面神经麻痹、偏瘫、遗尿、关节炎、神经衰弱、乳腺炎、肠炎、滑膜炎、鼻窦炎、盆腔炎等。

（二）注意事项

1. 靠近眼睛、睾丸、脑等部位的腧穴不宜做微波针灸治疗。
2. 使用时，注意天线的内外导体之间不要发生碰撞，以免形成短路而烧毁机器。
3. 有出血倾向、高热、重度高血压、治疗部位感觉障碍等患者及孕妇忌用。

第四节　红外光针法

红外光针法是指利用红外线照射人体腧穴，产生温热效应，从而起到疏通经络、宣散气血作用以治疗疾病的方法，又称腧穴红外线照射疗法。该疗法无烟、无味、热作用深透、热量恒定、易于调节、操作简单方便，适应证与艾灸基本相同，临床应用广泛，尤其对于风、寒、湿邪引起的痹证具有明显的治疗作用。

红外线，是波长在 0.76 ～ 1000μm 的电磁波。红外光谱可以分为两部分，即近红外线（或称短波红外线）和远红外线（或称长波红外线）。近红外线波长 0.76 ～ 1.5μm，能够穿透人体较深的组织；远红外线波长 1.5 ～ 1000μm，主要作用于皮肤，能够被皮肤所吸收。一般医用红外光谱的波长为 0.76 ～ 400μm。

红外线治疗作用的原理是其照射后直接产生温热效应，进而影响组织细胞的生化代谢和神经系统的功能。具有镇痛、促进神经功能的恢复、解除横纹肌和平滑肌的痉挛、改善组织营养、防止失用性肌萎缩、消除肉芽水肿、促进肉芽和上皮生长、减少烧伤创面的渗出、消除扭挫伤引起的组织肿胀、减轻术后粘连、促进瘢痕挛缩等作用。

一、红外光针仪器

目前，临床应用的红外线治疗仪器结构比较简单，主要是利用电阻丝缠在瓷棒上，通电后电阻丝产生热，使罩在电阻丝外的碳棒温度升高，一般不超过 500℃。电阻丝是用铁、镍、铬合金或铁、铬、铝合金制成，瓷棒是用碳化硅、耐火土等制成，反射罩用铅制成，能反射 90% 左右的红外线。此外，还有用碳化硅管的，管内装有陶土烧制的螺旋柱，柱上盘绕铁镍铝电阻丝，通电后发出热能，穿过碳化硅层，透过红外线漆层，发射出红外线。

至于红外线灯，临床应用的有两种，一种为可见光红外线灯，即通电工作的同时发出短波红外线（近红外线）、可见光甚至还有少量的紫外线的光源。另一种为不发光红外线灯，又称为石英红外线灯，是将钨丝伸入充气的石英管中构成的照射器具，加热和冷却的时间短，均不超过1秒，使用更为方便。

二、操作方法

红外线治疗仪的操作，首先接通220V交流电源，打开开关，指示灯亮后，预热3～5分钟；选取适当的体位，充分暴露照射部位，将辐射头对准照射部位（腧穴或患处）；检查需要照射部位温度感觉是否正常，调整适当的照射距离，一般距离照射部位30～50cm，治疗过程中，根据患者的感觉随时调节照射距离，以照射部位出现温热舒适的感觉，皮肤呈现桃红色均匀红斑为宜。其间询问患者温热感是否适宜，避免照射强度不够或过强出现灼伤情况。每次照射时间15～30分钟，每日1～2次，10～20次为1个疗程。

三、临床应用

（一）适应范围

本法的适应范围很广，能够治疗各科疾病。如风湿性关节炎、慢性支气管炎、胸膜炎、慢性胃炎、胃痉挛、幽门痉挛、慢性肠炎、慢性肾炎、胃肠神经官能症；神经根炎、多发性末梢神经炎、周围神经损伤；软组织损伤、腰肌劳损、冻伤、烧伤创面、褥疮、骨折、滑囊炎、注射后硬结形成、术后粘连、瘢痕挛缩；乳头皲裂、外阴炎、慢性盆腔炎；湿疹、神经性皮炎、皮肤溃疡、皮肤瘙痒症等。

（二）注意事项

1. 防止烫伤，治疗期间要经常询问病人感觉和观察局部皮肤反应情况。照射过程中如有感觉过热、心慌、头晕等反应时，须立即告知医师。
2. 避免直接辐射眼部，必要时用纱布遮盖双眼，以免损伤眼睛。
3. 恶性肿瘤、活动性肺结核、重度动脉硬化、闭塞性脉管炎、有出血倾向及高热患者禁用红外线照射。

第五节　穴位磁疗法

穴位磁疗法是运用磁场作用于人体的经络腧穴，以防治疾病的一种方法，简称磁疗，具有镇静、止痛、消肿、消炎、降压等作用。

我国古典医籍中很早就有用磁石治疗疾病的记载。20世纪60年代初，应用人工磁场治病在我国兴起，至70年代磁疗技术的研究和应用取得重大突破，并且被国内外医学界所重视。近年来，磁疗与针灸结合形成穴位磁疗法，为广大患者所欢迎。

一、磁疗器械

（一）磁片、磁珠

一般由钡铁氧体、锶铁氧体、铝镍钴永磁合金、铈钴铜永磁合金、钐钴永磁合金等制作而成，磁场强度为 0.03 ～ 0.3T。从应用情况来看，以锶铁氧体较好，因其不易退磁，表面磁场强度可达 0.1T 左右。钡铁氧体最为便宜，但表面磁场强度一般较弱，用于老弱病人比较适合。

磁片有大有小，一般分为大、中、小三种型号。大号的直径在 30mm 以上，中号直径 10 ～ 30mm，小号的直径在 10mm 以下，厚度一般为 2 ～ 4mm，也有条形和环形的。直径 10mm、厚 4mm 左右的磁片常用于腧穴及病变局部。

除此之外，还有磁珠，直径在 3mm 以内，圆形或椭圆形，其磁场强度一般为 0.3T 左右，常用于耳穴治疗。

（二）旋转磁疗机

旋转磁疗机简称旋磁机，是目前使用较多的一种。其形式多种多样，但它的构造原理比较简单，是用一只小马达（电动机）带动 2 ～ 4 块永磁体旋转，形成一个交变磁场（异名极）或脉动磁场（同名极）。

旋磁机的磁铁柱选用磁场强度较强的钐钴合金永磁体，直径为 5 ～ 10mm，长度为 5 ～ 7mm，表面磁场强度可达 0.3 ～ 0.4T。旋磁机转速应在 1500 转 / 分钟以上。在治疗时转盘与皮肤保持一定距离，对准腧穴进行治疗。

（三）电磁疗机

电磁疗机的原理是由电磁体（电磁线圈或电磁铁）通以电流（直流或交流）产生磁场，所产生的磁场可以是恒定磁场或交变磁场。临床上所用交流电磁疗机大部分是在矽钢片上绕以一定量的漆包线，通电后产生一定强度的交变磁场。交变磁场频率一般为 50Hz，磁场强度 0.05 ～ 0.3T。磁头有多种形式，圆形的多用于胸腹部和四肢，凹形的常用于腰部，环形的常用于膝关节，条形的常用于其他腧穴或会阴部。

（四）磁疗剂量

磁疗和其他疗法一样，治疗剂量也是一个重要的问题，其划分标准有以下几种。

1. 按磁片的表面磁场强度分级

（1）小剂量　每块磁片表面磁场强度为 0.02 ～ 0.1T。

（2）中剂量　每块磁片表面磁场强度为 0.1 ～ 0.2T。

（3）大剂量　每块磁片表面磁场强度为 0.2T 以上。

2. 按人体对磁场强度的总接受量分级　即敷贴人体的各个磁片的磁场强度的总和。

（1）小剂量　磁片的总磁场强度为 0.4T 以下。

（2）中剂量　磁片的总磁场强度为 0.4 ～ 0.6T。

（3）大剂量　磁片的总磁场强度为 0.6T。

3. 磁疗治疗剂量和疗效　磁疗和其他疗法一样，治疗剂量是否恰当，会影响治疗效果，同时还影响患者的耐受度。选择剂量可参考以下情况而定。

（1）患者年龄、体质情况　年老、体弱、久病者及儿童可用小剂量，若无不良反应，可逐步增加剂量。年轻体壮者可用中剂量或大剂量。

（2）疾病情况　急性疼痛或急性炎症，如骨折、肾绞痛等可用大剂量，疗程宜短，症状消失即可停止治疗。慢性疾患如高血压、神经衰弱等，可用小剂量，疗程宜长。

（3）治疗部位 头颈、胸腹部宜用小剂量，臀、股等肌肉丰满处，可用大剂量。

二、操作方法

（一）直接敷贴法

直接敷贴法是将磁片（或磁珠）直接敷贴在穴位或痛点上，产生恒定的磁场以治病的方法。直接敷贴法根据治疗部位不同，敷贴时可采用单置法、对置法或并置法（图7-4）。

一般急性病或病变浅表者敷贴3天～1周，慢性病或病变深者敷贴时间应较长。

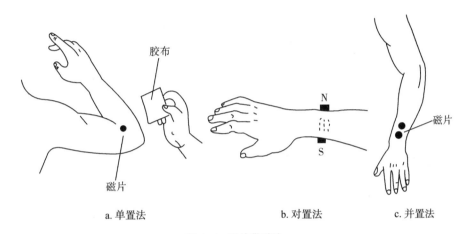

图 7-4 磁片敷贴法

1. 单置法 只使用一块磁铁片或磁珠，将其一极面正对治疗部位，这种方法局限于浅部病变。

2. 对置法 将两块磁铁片的异名极面，以相对的方向敷贴在治疗穴位上。如内关和外关、内膝眼和外膝眼等。此法可使磁力线充分穿过治疗部位。

3. 并置法 若选用的穴位相距比较近，并列应用两块磁片时，则根据同名极相斥的原理，采用同名极并置法，可使磁力线深达内部组织和器官。在这种情况下，不用异名极并置法，以免磁力线发生短路，不能达到深层组织。若病变浅且范围较大时，可在病变范围两端敷贴异名极磁片，这种方法可使更多的磁力线穿过病变部位。

（二）间接敷贴法

将磁铁片放到衣服口袋中，或缝到内衣、衬裤、鞋、帽内，或根据磁铁的大小和穴位所在部位，缝制专用口袋，将磁铁装进口袋，然后穿戴在身上，使穴位接受磁场的作用。这种方法主要针对患者皮肤对胶布过敏；或磁铁较大，胶布不易固定；或出汗、洗澡时敷贴磁铁有困难；或慢性病须长期敷贴磁铁片。如治疗高血压时，可使用"磁性降压带"作用于内关或三阴交等穴。

（三）磁针法

磁针法是将皮内针或短毫针刺入穴位或痛点上，针的尾部伏在皮肤外面，其上再放一磁铁片，然后用胶布固定，这样可使磁场通过针尖集中透入深层组织达到治疗疾病的方法。这种方法常用于五官科疾病，也可用于腱鞘炎及良性肿物等。

磁极针是一种永磁合金材料制作的磁疗针灸针。按针具尖端的磁极性分为"S"极和"N"极两种类型，并在针柄上标明以示区别。在临床治疗过程中一般采用"同极法"和"异极法"，使其在穴位内一定的深度形成磁场，从而产生磁疗，并与毫针协同发挥治疗作用，以提高临床疗效。

1. 同极法 选用相同极性的磁极针（S极或N极），按一般毫针取穴针刺，捻转提插。

2. 异极法 选用不同极性的磁极针，沿经脉点极性交叉进行取穴用针，捻转提插。

3. 补泻法 补法用N极性针，泻法用S极性针，进行针刺补泻。

三、临床应用

（一）适应范围

内科的高血压、冠心病、支气管炎、支气管哮喘、慢性肠炎、胃炎、胃肠功能紊乱、神经衰弱、关节炎、头痛、三叉神经痛、坐骨神经痛等；外科的急慢性扭挫伤、腱鞘炎、滑囊炎、肩周炎、腱鞘囊肿、术后瘢痕痛、肾结石、胆结石、腰肌劳损、颈椎病、肋软骨炎、乳腺增生病、前列腺炎等；皮肤科的带状疱疹、神经性皮炎、皮肤慢性溃疡等；眼、耳鼻咽喉科的过敏性鼻炎、咽炎、睑腺炎、急性结膜炎、神经性耳聋、耳鸣等；妇科的痛经；儿科的遗尿、消化不良等。

（二）禁忌证

1. 白细胞计数在 $4 \times 10^9 / L$ 以下者。
2. 严重的心、肺、肝脏病及血液病，急性传染病，出血、脱水、高热等。
3. 体质极度虚弱、新生儿和孕妇下腹部忌用本法。
4. 皮肤破溃、出血处。
5. 磁疗后副作用明显者。

（三）注意事项

1. 为防破裂或退磁，磁片不能大力碰击；两种不同强度的磁片不要互相吸引；两块磁片的同名极不要用力使其靠近；勿用高温消毒，可用75%的乙醇消毒。磁片经长期使用而退磁时，可充磁后再用。

2. 作敷贴磁片治疗时必须2天内复查，因为副作用大部分在2天内出现。副作用可有心悸、恶心、呕吐、一时性呼吸困难、嗜睡、乏力、头晕、低热等。如副作用轻微且能坚持者，可继续治疗；若副作用严重而不能坚持者，可取下磁片，中断治疗。

3. 如磁疗患者平时白细胞计数较低，在磁疗中应定期复查血象。当白细胞计数较前更为减少时，应立即停止治疗。

4. 夏季敷贴磁片时，可在磁片和皮肤之间放一层隔垫物，以免汗液浸渍使磁片生锈。

5. 磁片不要接近手表，以免手表被磁化。

第六节　穴位敷贴法

穴位敷贴法是指在某些穴位上敷贴药物，通过药物和腧穴的共同作用以治疗疾病的一种方法。其中将一些带有刺激性的药物如毛茛、斑蝥、白芥子、甘遂、蓖麻子等捣烂或研末，敷贴于穴位，如果引起局部发疱、化脓如"灸疮"，则称为"天灸"或"自灸"，现代也称为发疱疗法。

若将药物敷贴于神阙穴，通过脐部吸收或刺激脐部以治疗疾病时，又称为"敷脐疗法"或"脐疗"。若将药物敷贴于涌泉穴，通过足部吸收或刺激足部以治疗疾病时，又称为"足心疗法"或"涌泉疗法"。

穴位敷贴的特点在于具有双重治疗作用——既有穴位刺激作用，又可通过皮肤组织对药物有效成分的吸收，发挥明显的药理效应。一方面药物经皮肤吸收，极少通过肝脏，也不经过消化道，可避免肝脏及各种消化酶、消化液对药物成分的分解破坏，从而使药物保持更多的有效成分，能更好地发挥治疗作用；另一方面也避免了因药物对胃肠的刺激而产生的一些不良反应。因此，本法可以弥补内服药物的不足。除极少有毒药物外，本法一般无危险性和毒副作用，较为安全简便，对于老幼体弱者、药入即吐者尤宜。

穴位敷贴与西医学的"透皮给药系统"有相似之处，随着西医学对"透皮给药系统"的深入研究，中药透皮治疗与经络腧穴相结合将为中医外治法开拓广阔的应用前景。

一、敷贴药物

（一）药物的选择

凡是临床上有效的汤剂、丸剂，一般都可以熬膏或研末用作穴位敷贴。正如吴师机在《理瀹骈文》中所说："外治之理即内治之理，外治之药亦即内治之药，所异者，法耳。"说明外治与内治只是方法不同，治疗原则是一样的。但与内服药物相比，敷贴药物的选用具有以下特点。

1. 多用通经走窜、开窍活络之品　《理瀹骈文》载："膏中用药，必得通经走络、开窍透骨、拔毒外出之品为引。"以引领诸药开结行滞，直达病所，祛邪外出。常用的药物有冰片、麝香、丁香、花椒、白芥子、乳香、没药、肉桂、细辛、白芷、姜、葱、蒜等。这些药物刺激性较强，不仅本身能治疗相应的病变，而且通经活络、走而不守，能促进其他药物向体内的渗透，以发挥最佳效应。

2. 多选气味俱厚、生猛有毒之品　如生天南星、生半夏、生川乌、生草乌、巴豆、斑蝥、甘遂、马前子、蓖麻子、大戟等。这些药物气味俱厚，药性猛烈，口服有毒，对肝肾等脏器有损害。通过穴位敷贴，透皮给药，能通过经络腧穴直达病所，避免了对肝肾等脏器的损害，又能起到速捷的效果。

3. 选择适当的溶剂调和　选择适当的溶剂调和敷贴药物或熬膏，以达药力专、吸收快、收效速的目的。如醋调敷贴药，能起到解毒、化瘀、敛疮等作用，虽用药猛，可缓其性；酒调敷贴药，则有行气、活血、通络、消肿、止痛作用，虽用药缓，可激其性；油调敷贴药，又可润肤生肌等。常用溶剂有水、白酒或黄酒、醋、姜汁、蜂蜜、蛋清、凡士林等。此外，还可针对病情应用药物的浸剂作溶剂。

（二）常用剂型及制作

1. 散剂　将一种或数种药物经粉碎、混匀而制成的粉状药剂。

2. 膏剂　将所选药物加入适宜基质中，制成容易涂布于皮肤、黏膜或创面的半固体外用制剂。

3. 丸剂　将药物研成细末，用适宜的黏合剂（如水或蜜或药汁等）拌和均匀，制成圆形大小不一的药丸。

4. 糊剂　将药物粉碎成细粉，或将药物按所含有效成分以渗漉法或其他方法制得浸膏，再粉碎成细粉，加入适量黏合剂或湿润剂（如水、醋、酒、鸡蛋清或姜汁等），搅拌均匀，调成糊状。

5. 熨贴剂　将中药研成细末装于布袋中敷贴穴位，或直接将药粉或湿药饼敷贴于穴位上，再用艾火或其他热源在所敷药物上进行温熨。

6. 鲜药剂　采用新鲜中草药捣碎或揉搓成团块状，或将药物切成片状，然后将其敷贴于穴位上。

7. 其他剂型　穴位敷贴常用的其他剂型还有泥剂、膜剂、锭剂、浸膏剂、水（酒）渍剂等。

二、操作方法

（一）选穴处方

穴位敷贴是以脏腑经络学说为基础，通过辨证选取敷贴的腧穴，腧穴力求少而精。此外，还应结合以下特点选取腧穴。

1. 选用病变局部的腧穴，如敷贴犊鼻穴治疗膝关节炎。
2. 选用阿是穴，如取病变局部压痛点敷贴药物。
3. 选用经验穴，如吴茱萸敷贴涌泉穴治疗小儿流涎，威灵仙敷贴身柱穴治疗百日咳等。
4. 选用常用腧穴，如神阙穴、涌泉穴、膏肓俞等。

（二）敷贴方法

根据所选腧穴，采取适当体位，使药物能敷贴稳妥。敷贴药物之前，定准穴位，用温水将局部洗净，或用乙醇棉球擦净，然后敷药。也可使用助渗剂，在敷药前先在穴位上涂以助渗剂或将助渗剂与药物调和后再敷贴。对于所敷之药，无论何种剂型，均应将其固定好，以免移位或脱落，可直接用胶布固定，也可先将纱布或油纸覆盖其上，再用胶布固定。目前有专供敷贴穴位的特制敷料，使用固定都很方便。

如需换药，可用消毒干棉球蘸温水或各种植物油，或液状石蜡轻轻擦去粘在皮肤上的药物，擦干后再敷药。一般情况下，刺激性小的药物，每隔 1～3 天换药 1 次；不需溶剂调和的药物，还可适当延长到 5～7 天换药 1 次；刺激性大的药物，应视患者的反应和发疱程度确定敷贴时间，数分钟至数小时不等，如需再敷贴，应待局部皮肤愈后再敷贴，或改用其他有效穴位交替敷贴。敷脐疗法每次敷贴 3～24 小时，隔日 1 次，所选药物不应为刺激性大及发疱之品；冬病夏治穴位敷贴从每年入伏到末伏，每 7～10 日贴 1 次，每次贴 3～6 小时，连续 3 年为 1 个疗程。

对于敷贴部位起水疱者，小的水疱一般不需特殊处理，让其自然吸收；大的水疱应以消毒针具挑破其底部，排尽液体，消毒以防感染；破溃的水疱应在消毒之后，外用无菌纱布覆盖，以防感染。

三、临床应用

（一）适应范围

本法适应范围较为广泛，既可治疗某些慢性病，又可治疗一些急性病症。如感冒、急慢性支气管炎、支气管哮喘、风湿性关节炎、三叉神经痛、面神经麻痹、神经衰弱、胃下垂、胃肠神经官能症、腹泻、冠心病心绞痛、糖尿病、遗精、阳痿、月经不调、痛经、子宫脱垂、牙痛、口疮、小儿夜啼、厌食、遗尿、流涎等。此外，还可用于防病保健。

（二）应用举例

1. 支气管哮喘　白芥子、白芷、甘遂、半夏各等份。共为细末，鲜姜汁调匀，贴肺俞、膏肓俞、定喘、膻中、中府。1 次敷 2 ~ 3 小时，隔 10 日敷 1 次，3 次 1 个疗程。能预防哮喘发作。

2. 自汗、盗汗　①取郁李仁 6g，五倍子 6g，研末，用生梨汁调成糊状，敷两侧内关穴。②取郁金 6g，牡蛎 12g，共为细末，用醋调敷于脐部，覆以纱布，胶布固定，每日换药 1 次。

（三）注意事项

1. 凡用溶剂调敷药物时，须随调制随敷贴，以防挥发。

2. 若用膏剂敷贴，应掌握好温化膏剂的温度（膏剂温度不应超过 45℃），以防烫伤或贴不住。

3. 对胶布过敏者，可改用低过敏胶布或用绷带固定敷贴药物。

4. 色素沉着、潮红、微痒、烧灼感、疼痛、轻微红肿、轻度出水疱属于穴位敷贴的正常皮肤反应。但敷贴后若出现范围较大、程度较重的皮肤红斑、水疱、疹痒现象，应立即停药，进行对症处理；若出现全身性皮肤过敏症状者，应及时到医院就诊。

5. 对刺激性强、毒性大的药物，如斑蝥、马前子、巴豆等，敷贴药量与穴位宜少、面积宜小、时间宜短，防止发疱过大或发生药物中毒。

6. 对久病、体弱、消瘦、孕妇、幼儿，以及有严重心、肝、肾功能障碍者慎用。

7. 敷贴部位有创伤、溃疡者禁用。

8. 能引起皮肤发疱的药物不宜敷贴面部和关节部位。

9. 对于残留在皮肤的药膏等，不可用汽油或肥皂等有刺激性物品擦洗。

10. 敷贴药物后注意局部防水。

第七节　穴位埋线法

穴位埋线法是将医用羊肠线埋入穴位内，利用羊肠线对穴位的持续刺激作用，激发经气、调和气血，以防治疾病的方法。在临床上，穴位埋线法根据病症特点，辨证论治，取穴配方，发挥针刺、经穴和"线"的综合作用，具有刺激性强、疗效持久的特点，可广泛应用于临床各科病症。

一、埋线用具

皮肤消毒用品、洞巾、注射器、止血钳、镊子、经改制的 12 号腰椎穿刺针（将针芯前端磨平）、一次性 7 号注射针头、专用埋线针、手术刀片、手术刀柄、一次性 30 号 2 寸针灸针、0 ~ 1 号医用羊肠线、2% 利多卡因、剪刀、消毒纱布、消毒棉球（签）及敷料等。

临床应根据不同的埋线方法选用不同的器材。如采用穿刺针埋线法，可用 12 号腰椎穿刺针，并将针芯前端磨平；如采用简易穴位埋线，可用一次性 30 号 2 寸针灸针，剪去针尖，从一次性 7 号注射针头尾部穿入；如采用专用埋线针埋线法，现多用一次性使用的成品专用埋线针（图 7-5）。

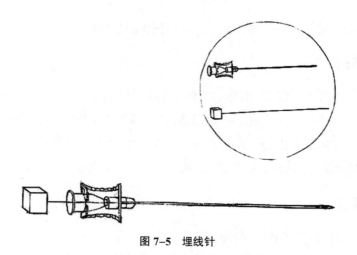

图 7-5 埋线针

二、操作方法

（一）选穴处方

一般可根据针灸治疗时的处方原则辨证取穴。穴位埋线常选择肌肉比较丰厚部位的穴位，以背腰部及腹部穴最常用。如哮喘取肺俞，胃病取脾俞、胃俞、中脘等。选穴原则与针刺疗法相同，但取穴要精简，每次埋线 1 ～ 3 穴，可间隔 2 ～ 4 周治疗 1 次。

（二）埋线方法

1. 穿刺针埋线法 常规消毒局部皮肤，取一段 1 ～ 2cm 长的医用羊肠线，放置在腰椎穿刺针的前端，后接针芯。用一手拇指和示指固定拟进针穴位，另一只手持针刺入穴位，达到所需的深度，施以适当的提插捻转手法。当出现针感后，边推针芯，边退针管，将医用羊肠线埋置在穴位的皮下组织或肌层内，拔针后用无菌干棉球（签）按压针孔止血，针孔处覆盖消毒纱布。

2. 简易穴位埋线法 用一次性 7 号注射针头作套管，将一次性 30 号 2 寸长的针灸针剪去针尖作针芯，将 3-0 的医用羊肠线 0.8 ～ 1cm 放入注射针头内。常规消毒局部皮肤，一手拇指、示指绷紧或捏起进针穴周皮肤，一手持针（不能垂直持针，以防针芯将线挤掉），刺入穴位，到达所需深度，施以适当的提插捻转手法；当出现针感后，边推针芯，边退注射针头，将线埋置在穴位的肌层或皮下组织内。出针后针孔如无出血，则无须处理。

3. 专用埋线针埋线法 专用埋线针是根据腰椎穿刺针的原理改制而成，现多为一次性使用。常规消毒局部皮肤，取一段 1 ～ 2cm 长已消毒的羊肠线，放置在专用埋线针针管的前端，后接针芯，一手拇指、示指绷紧或捏起拟进针穴周皮肤，一手持针，刺入穴位，到达所需深度，施以适当的提插捻转手法；当出现针感后，边推针芯，边退针管，将羊肠线埋置在穴位的肌层或皮下组织内（图 7-6）。出针后用无菌干棉球（签）按压针孔止血。

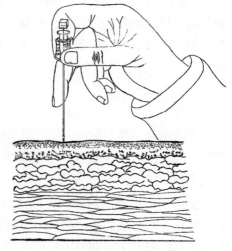

图 7-6 专用埋线针埋线法

三、临床应用

（一）适应范围

本法适应范围较为广泛，可用于哮喘、胃痛、腹泻、便秘、遗尿、面瘫、鼻渊、阳痿、痛经、癫痫、腰腿痛、失眠、瘿证、单纯性肥胖症、脑卒中后遗症、视神经萎缩、神经性皮炎、脊髓灰质炎后遗症、神经症等，也可用于防病保健。

（二）术后反应及处理

1. 在术后 1～5 天内，由于刺激损伤及医用羊肠线的刺激，埋线局部可能出现红、肿、热、痛等无菌性炎症反应，少数病例反应较重，伤口处有少量渗出液，此为正常现象，一般不需处理。若渗液较多凸出于皮肤表面时，可将乳白色渗液挤出，用 75% 酒精棉球擦去，覆盖消毒纱布。

2. 局部出现血肿一般先予以冷敷止血，再行热敷消瘀。

3. 少数病人可有全身性反应，表现为埋线后 4～24 小时内体温上升，一般在 38℃，局部无感染现象，持续 2～4 天后体温恢复正常。如出现高热不退，应酌情给予消炎、退热药物治疗。

4. 由于埋线疗法间隔较长，宜对埋线患者进行不定期随访，了解患者埋线后的反应，及时给出处理方案。

5. 若患者对医用羊肠线过敏，治疗后出现局部红肿、瘙痒、发热等反应较为严重，甚至埋线处脂肪液化，线体溢出，应适当做抗过敏处理，必要时切开取线。

6. 如感觉神经损伤，会出现神经分布区皮肤感觉障碍；运动神经损伤，会出现所支配的肌肉群运动功能障碍，若损伤了坐骨神经、腓神经，会引起足下垂和踇趾不能背屈。若发生以上现象，应及时抽出羊肠线，并给予适当处理。

（三）注意事项

1. 严格无菌操作，防止感染。线不可暴露在皮肤外面。三角针埋线时操作要轻、准，防止断针。

2. 医用羊肠线用剩后，可浸泡在 75% 酒精中，或用新洁尔灭处理，临用时再用生理盐水浸泡，应保证溶液的安全无毒和清洁无菌。

3. 根据不同部位，掌握埋线的深度，不要伤及内脏、大血管和神经干（不要直接结扎神经和血管），以免造成功能障碍和疼痛。

4. 皮肤局部有感染或有溃疡时不宜埋线。肺结核活动期、骨结核、严重心脏病或妊娠期等均不宜使用本法。

5. 有出血倾向的患者慎用埋线疗法。由糖尿病及其他各种疾病导致皮肤和皮下组织吸收和修复功能障碍者忌用埋线疗法。

6. 在同一个穴位上做多次治疗时应偏离前次治疗的部位，并需间隔 2 周以上。

7. 精神紧张、过劳或者过饥者，禁用或慎用埋线，避免晕针现象发生。若发生晕针应立即停止治疗，按照晕针处理。

8. 术后局部出现轻度红肿、热痛或轻度发热，均属于正常现象，不需处理，一般多在 4～72 小时自行消失。若出现高热或局部剧痛、红肿、瘙痒、出血、感染、功能障碍者（感觉神经、运动神经损伤），应及时做相应处理，如局部热敷、抗感染、抗过敏处理，严重者应及时抽出羊肠线，并给予对症处理。

附：穴位割治法

穴位割治法是在人体的某些腧穴或部位，按外科手术操作切开皮肤，割取少许的脂肪组织，并给局部以适当的刺激而治疗疾病的方法，亦称穴位割脂法。

一、割治工具

普通外科手术刀、血管钳，注射器、局部麻醉药物、缝合针、线、消毒敷料等。

二、操作方法

应用时，割治部位先常规消毒，施以局部麻醉后，一手拇、示两指舒张按压腧穴两旁，一手持手术刀纵行切开皮肤，切口长 0.3～1.0cm，用血管钳分离切口，暴露脂肪组织，摘取黄豆或蚕豆大小的脂肪组织，再将血管钳深入切口处皮下或探向周围，进行滑动按摩，以使局部产生酸、麻、胀或向四周扩散，呈传导样感觉。其刺激强度、感觉轻重，当依据病情性质和患者体质强弱而定。施术完毕，切口可缝合一针，覆盖消毒纱布包扎，7 日后拆线。每次割治 1～2 穴，两次割治之间间隔 7～10 日，可在原割治穴位上或另选穴位进行。

三、临床应用

（一）适应范围

本法多用于一些慢性疾病尤其是一些顽固性疾病和难治性疾病的治疗。如偏头痛、神经性头痛、神经症、支气管炎、支气管哮喘、慢性胃炎、胃及十二指肠溃疡、胃肠神经官能症、肠炎、肠系膜淋巴结核、颈部淋巴结核、面瘫、斑秃、银屑病、癫痫、腰肌劳损、痔疮、小儿疳积、消化不良、食管癌、胃癌、肺癌、肝癌、脑部肿瘤等。

（二）应用举例

1. 慢性支气管炎、哮喘　取膻中、肺俞、大椎、定喘、掌 1（示指第一节掌面正中）、掌 2（手掌侧，2、3 掌骨间，示指与中指根部联合下约 0.5cm 处）、掌 3（手掌侧，3、4 掌骨间，中指与无名指根部联合下约 0.5cm 处）。

2. 消化不良、慢性胃炎、溃疡病、胃神经官能症　取足三里、脾俞、胃俞、中脘、掌 6（大陵穴向掌心方向移 1.5cm 处）、掌 7（神门穴向无名指、小指间方向移 1.5cm 处）。

3. 小儿疳积、消化不良、头痛、神经衰弱　取掌 4（手掌侧，4、5 掌骨间，无名指与小指根部联合下约 0.5cm 处）、掌 5（手掌侧，大鱼际尺侧边缘，鱼际穴处）。

（三）注意事项

1. 割治过程中，必须加强无菌观念，严格消毒，术后 1 周内割治过的穴位不宜着水浸湿，以防感染。割治不得过深，以免损伤血管、神经或韧带等。

2. 患有严重心脏病、高血压、出血倾向性疾病等，宜慎用或不用。孕妇不宜割治。有持续性高热、全身性皮肤病的患者，局部有水肿或感染者，过度疲劳或饥饿，以及女性经期均不宜割治。对于年老、久病体弱者应慎用，或操作刺激宜轻。

3. 术中严密监视患者有无不良反应，如有头晕、恶心等感觉时应暂停操作，让患者平卧休息，饮热水。术后尚须继续观察一段时间，不要让患者马上离去。

4. 割治后，可能有不同的反应，如周身不适、食欲不振、割治部位不适等，一般

3～5天后即可自行消失，严重时应做对症处理。

5. 术后须休息2～3天，并注意饮食，防寒保暖。

第八节　穴位注射法

穴位注射法以中西医理论为指导，依据穴位作用和药物性能，在穴位内注入药物以防治疾病的方法，又称"水针"。穴位注射是在针刺疗法和西医学封闭疗法相结合的基础上发展而来的。它将针刺刺激与穴位药理有机地结合起来，发挥协同效应，以提高疗效。本法具有操作简便、用药量小、适应证广、作用迅速等优点。临床上，该法应用的药物越来越丰富，病种也日益增多。

一、注射用品

（一）用具

使用无菌注射器和针头，现在临床多使用一次性注射器。根据使用药物和剂量大小、腧穴部位及针刺的深浅，选用不同规格的注射器和针头。一般可使用1mL、2mL、5mL注射器，若肌肉肥厚部位可使用10mL、20mL注射器。针头可选用5～7号普通注射针头、牙科用5号长针头，以及封闭用长针头等。

（二）药物

常用药液有三类。

1. 中草药制剂，如复方当归注射液、丹参注射液、川芎嗪注射液、鱼腥草注射液、银黄注射液、柴胡注射液、板蓝根注射液、威灵仙注射液、徐长卿注射液、清开灵注射液等。

2. 维生素类制剂，如维生素B_1、维生素B_6、维生素B_{12}注射液，维生素C注射液，维丁胶性钙注射液。

3. 其他常用药物，如5%～10%葡萄糖、生理盐水、注射用水、三磷腺苷、辅酶A、神经生长因子、胎盘组织液、硫酸阿托品、山莨菪碱、加兰他敏、泼尼松、盐酸普鲁卡因、利多卡因、氯丙嗪等。

二、操作方法

（一）选穴处方

可根据针灸治疗处方原则取穴。一般选取肌肉比较丰厚的部位进行穴位注射，选穴宜少而精，以1～2个腧穴为宜，最多不超过4个腧穴。

临床常结合经络、经穴触诊法选取阳性反应点进行治疗，常在背腰部的背俞穴、胸腹部的募穴和四肢部的某些特定穴寻找。在压痛等阳性反应点进行穴位注射，往往效果较好。

（二）操作

1. 选择注射器及针头　根据所选穴位或部位、用药剂量，选择合适的注射器及针头。抽吸相应剂量药液，排出注射器筒内空气，备用。

2. 进针　进针前先揣穴，用手指按压、揣摸或循切的方式探索穴位。局部皮肤常规消毒后，将针头迅速刺入患者穴位处皮肤。然后慢慢推进或上下提插，待针下有得气感后，回抽一下，若回抽无血，即可将药推入，并随时观察患者的反应。

3. 推药　一般使用中等速度推入药物。慢性病、体弱者用轻刺激，将药物缓慢轻轻推入；急性病、体强者用强刺激，将药物快速推入。如果注射药物较多时，可以将注射针由深部逐渐退后至浅层，边退针边推药，或将注射器变换不同的方向进行穴位注射。

4. 出针　注射后缓慢出针，并用无菌棉签或无菌棉球压迫 1～2 分钟。

（三）针刺角度及深度

根据穴位所在部位与病变组织的不同，决定针刺角度和注射的深浅。头面及四肢远端等皮肉浅薄处的穴位多浅刺，而腰部和四肢肌肉丰厚部位的穴位可深刺。如三叉神经痛于面部有触痛点，可在皮内注射形成"皮丘"；腰肌劳损的部位多较深，故宜适当深刺注射。

（四）药物剂量

穴位注射的用药剂量决定于注射部位、药物的性质和浓度。

不同部位每穴每次常规注射量：耳穴 0.1～0.2mL，头面部穴位 0.1～0.5mL，腹背及四肢部穴位 1～2mL，腰臀部 2～5mL。

刺激性较小的药物如葡萄糖液、生理盐水等用量可较大，如 5%～10% 葡萄糖每次可注射 10～20mL；刺激性较大的药物（如乙醇）和特异性药物（如抗生素、激素、阿托品等）一般用量较小，每次用量多为常规的 1/10～1/3。

（五）疗程

每日或隔日注射 1 次，治疗后反应强烈者也可以间隔 2～3 日注射 1 次。所选腧穴可分组交替使用。10 次为 1 个疗程，休息 5～7 日后再进行下一个疗程的治疗。

三、临床应用

（一）适应范围

穴位注射的适用范围非常广泛，内、外、妇、儿等各科均可以运用。应用于运动系统疾病，如肩周炎、关节炎、腰肌劳损、骨质增生、关节扭挫伤等；神经精神系统疾病，如三叉神经痛、面神经麻痹、坐骨神经痛、多发性神经炎、精神分裂症、癫痫、神经衰弱等；消化系统疾病，如胃下垂、胃肠神经官能症、腹泻、痢疾等；呼吸系统疾病，如急慢性支气管炎、上呼吸道感染、支气管哮喘、肺结核等；心血管疾病，如高血压、冠心病、心绞痛等；皮肤疾病，如荨麻疹、痤疮、神经性皮炎等；妇科疾病，如子宫脱垂、滞产；儿科疾病，如小儿肺炎、小儿腹泻等。

（二）注意事项

1. 严格遵守无菌操作规则，防止感染。
2. 应向患者说明本疗法的特点和注射后的正常反应。如注射局部会出现酸胀感、4～8 小时内局部有轻度不适，或不适感持续较长时间，但是一般不超过 1 天。

3.注意药物的性能、药理作用、剂量、配伍禁忌及毒副作用。凡能引起过敏的药物，如青霉素、链霉素、普鲁卡因等，必须常规皮试，皮试阳性者不可应用。副作用较严重的药物，使用时应谨慎。某些中草药制剂有时也可能有反应，应用时也要注意。要注意药物的有效期，不要使用过期药物，并注意检查药液有无沉淀变质等情况，如已变质即应停止使用。

4.药物不宜注入关节腔、脊髓腔和血管内。若药物误入关节腔，可致关节红肿、发热、疼痛；误入脊髓腔，有损伤脊髓的可能，严重者可导致瘫痪。

5.在主要神经干通过的部位做穴位注射时，应注意避开神经干，以免损伤神经。如针尖触到神经干，有触电样的感觉，应及时退针，更不可盲目地反复提插。

6.在背部脊椎两侧进行穴位注射时，针尖斜向脊椎为宜，避免直刺引起气胸等。体内有重要脏器的部位不宜针刺过深，以免刺伤内脏。

7.耳穴注射应选用易于吸收、无刺激性的药物。

8.年老体弱及初次接受治疗者，体位最好取卧位，注射部位不宜过多，药量也可酌情减少，以免晕针。孕妇的下腹部、腰骶部及合谷、三阴交等穴，不宜做穴位注射，以免引起流产。

附：穴位离子导入法

穴位离子导入法，又称"腧穴电离子透入法"，是根据病情需要，把某些相应的治疗药物通过直流电，将药物电离子导入穴位、经络或病变部位，以发挥经穴和药物的综合治疗作用的方法。

一、离子导入器械

一般采用直流电治疗机，作为穴位离子导入法的主要器具。药垫采用不加染色、吸收性能好的棉织品，如绒布制成。电极板取质地柔软、化学性不活泼的铅质金属片，厚度为 0.25 ～ 0.5cm，面积为 6 ～ 12cm²。

二、操作方法

使用时，先将所用药物直接均匀地洒在药垫上，置于穴位或局部病变的皮肤表面，辅极放在颈部或腰部，然后接好两个电极板，打开直流电治疗机开关，进行透入。输出电流强度应根据患者的耐受性、透入腧穴的深度，以及肌肉的厚薄灵活运用，以不引起疼痛、患者仅有针刺样感觉为宜。通电治疗时间，一般在 15 ～ 30 分钟，每日或隔日治疗 1 次。

根据电的同性相斥、异性相吸的原理，阳离子的药物应由阳极导入，阴离子的药物由阴极导入。所以，临床应用时必须先弄清所用药物的极性，不可倒错，否则不能导入经穴。对某些药物（如中草药）由于极性不明，或非单纯某一离子的作用，可用两极同时导入，效果比较可靠。药物浓度须根据药理性质、溶液内有无寄生离子、患者的病情等灵活掌握。一般常用药物以 2% ～ 10%（中草药为 20% ～ 100%）的浓度为佳。

三、临床应用

（一）适应范围

穴位离子导入法适应范围广泛，各科病症均可选用，如各种神经痛、末梢神经炎、神经官能症、自主神经功能紊乱、溃疡、慢性关节炎、手术后肠粘连、慢性前列腺炎、过敏性鼻炎、慢性中耳炎、角膜斑翳、眼出血等。

（二）注意事项

1.使用前，检查直流电治疗机有无故障。

2.应用过程中的药物必须新鲜，日久或变质者均不宜使用。

3.如取抗生素导入时，宜用非极化电极。方法是：第一层接触皮肤者放药垫，第二层放水垫，第三层放 5% 葡萄糖衬垫，第四层放水垫，第五层放电极板。

4.某些有过敏性反应的药物如青霉素等，在导入前应做皮肤过敏试验。

【思考题】

1.电针常用波形和治疗作用及适应病症。

2.直接敷贴法的方法有几种？

3.穴位敷贴常用的醋、酒和油来调和分别有什么不同作用？

4.简易穴位埋线的操作方法。

扫一扫，查阅本章数字资源，含PPT、音视频、图片等

第一节 《黄帝内经》论刺灸法

《黄帝内经》包括《素问》和《灵枢》两部分，是我国现存最早的较为系统论述医学内容的典籍，创立了中医学独特的理论体系，为中医学的发展奠定了基础。《灵枢》又名《针经》，论述了九针及各种针刺补泻法、针刺得气、守神等，形成了我国针灸早期的基础理论。

一、论九针

九针是古代九种针形的统称，出自《黄帝内经》。《灵枢·九针十二原》载："九针之名，各不同形：一曰镵针，长一寸六分；二曰员针，长一寸六分；三曰鍉针，长三寸半；四曰锋针，长一寸六分；五曰铍针，长四寸，广二分半；六曰员利针，长一寸六分；七曰毫针，长三寸六分；八曰长针，长七寸；九曰大针，长四寸。镵针者，头大末锐，去泻阳气。员针者，针如卵形，揩摩分间，不得伤肌肉，以泻分气。鍉针者，锋如黍粟之锐，主按脉勿陷，以致其气。锋针者，刃三隅，以发痼疾。铍针者，末如剑锋，以取大脓。员利针者，大如氂，且员且锐，中身微大，以取暴气。毫针者，尖如蚊虻喙，静以徐往，微以久留之而养，以取痛痹。长针者，锋利身薄，可以取远痹。大针者，尖如梃，其锋微员，以泻机关之水也。九针毕矣。"但《黄帝内经》未绘九针图形，至元代《济生拔萃》方初绘九针图。

下面根据《黄帝内经》的记载将九针的形状和用途介绍如下（图8-1、表8-1）。

1. 镵针 比象于天，天在上为阳，五脏之中与天相应的是肺脏，因肺在脏腑中的位置最高，覆盖着五脏六腑，犹如天之覆盖万物。与肺相合的是皮肤，也是人体属于阳的浅表部位。为了适应治疗浅表部位的病症需要，要求针的式样，必须针头大，针尖锐利，模仿巾针的式样制成。除去末端一分尖锐外，有1.5寸的针柄，共长1.6寸，可以用来浅刺皮肤，去泻阳气。若病在皮肤无常处者，可取以镵针于病所，因其主治头身热证，故不得深入。肤白者无火可知，故不宜刺。后人称为箭头针。"镵"为古代犁头的形状。张景岳说："镵，锐也，此针身大，其近末约寸半许，而渐锐之，共长一寸六分。"这种针可以用于针刺皮肤疾患。

2. 员针 比象于地。人体的肌肉与地土相应，为了适应治疗肌肉的病症，针的式样，针身必须为圆柱形，针尖椭圆如卵，这种针是模仿絮针的式样制成。长1.6寸，可以用作按摩之用，主治邪在分肉之间的疾病。若邪侵肌肉，可取以员针于病所揩摩之，使它不致损伤肌肉，而得以疏

泄分肉之间的气血。如肌肉过于受伤，会使脾气竭绝。张景岳说："员针，如卵形，以利导于分肉间，盖恐过伤肌肉，以竭脾气，故用不在锐，而主治分间之邪气也。"这种针可以用于针刺肌肉的疾患。

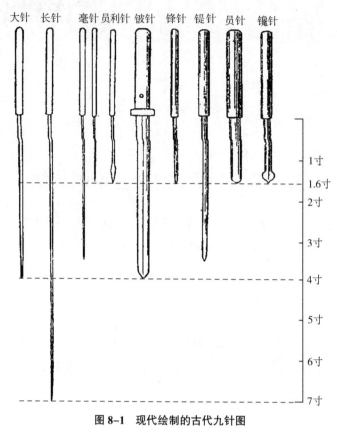

图 8-1 现代绘制的古代九针图

3. 锟针 比象于人。由于人体的成长和维持生命活动主要依赖血脉的不断运行，为了适应治疗血脉的病症，针身必须较大，针尖圆而微尖，如黍粟一样，长 3.5 寸。主要用以按摩经脉，而不致刺入皮肤，陷入肌肉，能流通气血，致正气充实，并使邪气排出。若病在脉，气不足，应施用补法，可取用锟针，分别按压在各经的井、荥、输、经、合等穴，以及其他的各腧穴位置上，使其气血流通，这种针可以针刺脉络疾患。

4. 锋针 比象于四时，一年四时的八方风邪，侵袭到经脉之中，都会发生顽固性疾病，为了适应治疗这种痼疾，针身必须为圆柱形，针锋锐利，三面有锋棱，这种针也是模仿絮针的式样制成，长 1.6 寸。可用作刺络放血之用，主治痈疡痼疾。如病在经络的顽固性痹证和属于实证的疾患，可以取用锋针，以泄除热毒之邪。这种针可以针刺筋的疾患。

5. 铍针 比象于五音。张景岳说："五以法音，音者合五行而应天干，故有冬夏子午之分。"张志聪说："五居九数之中，故主冬夏之分，分于子午。"即五音的五数，位于一九两数中间，在九宫数中，一代表冬至与子；九代表夏至与午，五在中央，也就是位居冬夏与子午的中间。比喻人体的阴阳，处于两端，相互离别，也就是寒与热相持不下，两气相聚，合而成为痈脓。为了适应治疗此类病症，针的式样模仿宝剑的剑锋制成。针尖形如剑锋之利，阔 2.5 分，长 4 寸。主治痈脓和寒热不调的病症，可用作切开排脓。凡病脓肿者，可取用铍针，这种针可以针刺骨的疾患。

6. 员利针 比象于六律，因六律六吕，高低有节，以协调阴阳四时，应于四时十二地支，并合于人身十二经脉。人身阴阳气血不能调和，等于六律不调。可以仿照牦针（古代的针名，因其尖如牦牛之毛而得名）的式样制成。针尖稍大，尖如牦牛之尾毛，圆而且锐。针身略粗，长1.6寸。主治痛证和痹证，深刺之，可以治暴痛。若患痹证急性发作者可以选用员利针，病属于虚证也可选用员利针，此类针可以调和阴阳。

7. 毫针　比象于七星。七星在天，比喻人之七窍位于面部。张景岳说："七以星法，而合于人之七窍，举七窍之者言，则通身空窍皆所主也。"若外邪侵袭于经脉，会发生痛痹，并潜藏于经络之间。所以，为了适应治疗这类病症，针的式样必须使针尖纤细如蚊虻的喙，模仿毫毛的纤细形状制成，长3.6寸。因毫针最细，适于刺入各经的孔穴，可以静候其气而徐缓地运用手法，又因其细而宜于持久留针，从而使正气得以充实，真气和邪气都会受到针刺的影响，出针后既可以散其邪气，而又有扶养正气的作用。主治寒热痛痹、邪在络脉的疾病，若患痹痛日久不愈，或属于寒邪之类的病症，可取用毫针，这种针可用来补益精气。

8. 长针　比象于八风。自然界的风来自八方，好比人身之气流行在四肢八节一样。特别是四季八个节气中所出现的虚风，这八种风伤害人体，大都是侵入到体内的骨缝、腰脊关节和腠理之间，而成为邪气深着的痹证。所以，为了适应治疗这种病症，针的式样必须为针身长，针尖锋利，模仿綦针（古代针名，《医学大辞典》注"綦，极也，言极长也"）的式样制成，长7寸。因其针尖锋利，而针身细薄，故主治邪气深着、日久不愈的痹证。凡病在内部深层的疾患，可以取用长针，这种针可以用来祛除风邪。

9. 大针　比象于九野。由于地区的分野，可以此类于人的周身的关节骨缝及皮肤之间。凡有邪气浸淫深入，流注充溢于人身，则出现如风水浮肿的症状；水气不能流通关节，就会形成积水壅滞的病。所以，为了适应治疗这类病症，针的式样必须尖形如梃，针尖略圆，模仿锋针的式样制成，针长4寸，主治关节内有水气停留的疾患，用作泻水之用。如病浮肿，关节内有积水，可以取用大针，以放泻关节内所积聚的水液。这种针可用以通利九窍，祛除三百六十五节的邪气。

表 8-1　九针表

名称	尺寸	形状	用途
第一镵针	1.6寸	头大末锐，去末寸半，卒锐之形如箭头	主病在皮肤无常处，热在头身者，浅刺皮肤，去泻阳气
第二员针	1.6寸	身如圆柱形，针尖卵形	主分肉间的邪气，揩摩体表，不伤肌肉
第三锓针	3.5寸	针身较大，针头如黍粟状，圆而微尖	主病在脉，气少，当补者，按脉勿陷，以泄邪气
第四锋针	1.6寸	针身圆柱形，针头锐利，三面有锋棱	主痈痹痼疾，泻热出血
第五铍针	长4寸 宽2.5寸	形如剑，锋利	主脓肿外症，切开排脓
第六员利针	1.6寸	圆而且锐，针头微大，针身反小	主痛证，痹气暴发者，可深内
第七毫针	3.6寸	纤细如毫毛，针尖如蚊虻喙	主寒热痛痹，静以徐往，微以久留之而养
第八长针	7寸	针身最长，针锋锐利	主深邪远痹，深刺
第九大针	4寸	针尖如梃，其锋微圆	主病水肿，大气不能过于关节者，泻水、后人用作治瘰疬、痈肿

二、论刺法

《灵枢·官针》记载的各种刺法，主要讨论九针用来治疗不同的病症，其中"五刺"是针对五脏有关病变而提出的；有针对九种不同病变而设立的"九刺"；有依据刺法中的十二节要以适应十二经各种病症的"十二刺"。

1. 五刺　《灵枢·官针》曰："凡刺有五，以应五脏。"这是从五脏应合五体（皮、脉、筋、肉、骨）的关系分成五种刺法，故又名五脏刺（表8-2）。

表8-2　《黄帝内经》五刺表

名称	方法	内应五脏
半刺	浅刺，疾出，以取皮气	肺（主皮毛）
豹文刺	多针刺，出血中脉	心（主血脉）
关刺	刺尽筋上	肝（主筋）
合谷刺	刺分肉间，一针多向斜刺	脾（主肌肉）
输刺	直入直出，深刺至骨	肾（主骨）

（1）半刺　"半刺者，浅内而疾发针，无针伤肉，如拔毛状，以取皮气，此肺之应也。"这种刺法是浅刺于皮肤，刺得浅，出针快，好像拔出毫毛一样。因其刺入极浅，不是全刺，故称半刺，主要作用是宣泄浅表部的邪气。因为肺主皮毛，故和肺脏相应，临床上适宜治疗风寒束表、发热咳嗽喘息等和肺有关的疾病及某些皮肤病，近代用皮肤针刺小儿时多用此法。这种刺法与九刺中的毛刺相类似。

（2）豹文刺　"豹文刺者，左右、前后针之，中脉为故，以取经络之血者，此心之应也。"这是一种以穴位为中心，进行散刺出血的刺法。因其针刺出血点多，形如豹文，故称为豹文刺。此法与九刺中的络刺、十二刺中的赞刺同属浅刺出血的方法。因为心主血脉，故本法与心相应，能治红肿热痛等症。

（3）关刺　"关刺者，直刺左右，尽筋上，以取筋痹，慎无出血，此肝之应也。"这种刺法多在关节附近的肌腱上进行针刺，因为筋会于节，四肢筋肉的尽端都在关节附近，故名关刺，可治筋痹证。因针刺较深，必须注意不宜伤脉出血。由于肝主筋，故与肝脏相应。

（4）合谷刺　"合谷刺者，左右鸡足，针于分肉之间，以取肌痹，此脾之应也。"这种刺法是在肌肉比较丰厚处，当进针后，退至浅层又依次再向两旁斜刺，形如鸡爪的分叉。"肉之大会为谷"，故称合谷刺。本法刺于分肉之间，脾主肌肉，故能应合脾，临床上用于治疗痹证。《灵枢·卫气失常》说"重者，鸡足取之"，指出这是一种重刺法。《儒门事亲·卷七》曾举一治例："用《灵枢》中鸡足法，向上卧针，三进三引讫；复卓针起，向下卧针。"《黄帝内经太素》中本法的名称无"谷"字，称"合刺"。

（5）输刺　"输刺者，直入直出，深内之至骨，以取骨痹，此肾之应也。"这是一种直进针，直出针，深刺至骨骼的一种刺法，与十二经中的短刺、输刺相类似。"输"，是内外输通的意思，故称输刺。由于肾主骨，故本法能和肾气相应，故用治骨痹（包括深部病症）。

2. 九刺　《灵枢·官针》说："凡刺有九，以应九变。"所谓变者，是指不同性质的病变，故九刺的主要内容就是讨论九类不同性质的病变，应用九种不同的刺法（表8-3）。

表 8-3 《黄帝内经》九刺表

名称	方法	
输刺	刺诸经荥输、脏俞	取荥穴、输穴、背俞穴
远道刺	病在上、取之下，刺府腧	上病下取
经刺	刺大经之结络经分	刺大经
络刺	刺小络之血脉	刺血络
分刺	刺分肉之间	刺肌肉
大写刺	刺大脓，以铍针	泻脓、泻水
毛刺	刺浮痹皮肤	皮肤浅刺
巨刺	左取右，右取左	左右交叉取穴
焠刺	刺燔针取痹	烧针后刺，随痛处取穴

（1）输刺　《灵枢·官针》曰："输刺者，刺诸经荥输、脏俞也。"这是一种五脏有病时的针治方法。如脏腑疾病，可取有关经脉的肘膝关节以下的荥穴和输穴，以及背部相关的五脏俞（如肺俞、心俞、肝俞、脾俞、肾俞）。《灵枢·寿夭刚柔》说："病在阴之阴者，刺阴之荥输。"即取四肢荥、输穴以治五脏病，《素问·咳论》中所记载的"治脏者治其俞"，也属于这种刺法的范围。由于它突出针刺本输穴和背俞穴的作用，故称为输刺。

（2）远道刺　《灵枢·官针》曰："远道刺者，病在上，取之下，刺府腧也。"这是上病下取、循经远道取穴的一种刺法。府腧原指六腑在足三阳经的下合穴，一般适宜于治疗六腑的疾病。《灵枢·刺节真邪》中有刺六腑的腧穴治疗六腑病的记载，在《灵枢·邪气脏腑病形》中还明确指出"合治内腑"。六腑之合均在足三阳经，腑在躯干，位居下肢之上方，内腑有病而取合穴施治，故曰"病在上，取之下"。此外，因足三阳经脉从头走足相隔已远，故称远道刺法。这种选穴方法，目前临床颇为常用，如胃病取足三里，胆病取阳陵泉，肠病取上巨虚、下巨虚等。从广义上看，凡头面、躯干、脏腑的病症，刺四肢肘膝关节以下的穴位都可称远道刺，如头痛取太冲、至阴，齿痛取合谷、内庭等。

（3）经刺　《灵枢·官针》曰："经刺者，刺大经之结络经分也。"是刺经脉所过部位中气血瘀滞不通有结聚现象的地方（如瘀血、硬结、压痛等）。这种刺法主要治疗经脉本身的病变，单独取用病经的腧穴治疗，故称经刺。

（4）络刺　《灵枢·官针》曰："络刺者，刺小络之血脉也。"是浅刺体表瘀血的细小络脉使其出血的一种方法。由于这种刺法以刺血络为主，故称络刺，又称刺络，多用实证、热证。《素问·调经论》说："神有余，则泻其小络之血，出血勿之深斥，无中其大经，神气乃平。"目前临床上应用的各种浅刺放血法，如三棱针（古称锋针）、皮肤针或滚筒重刺出血法等属于本法范围，"刺络拔罐法"就是在本法基础上再结合使用拔罐法的一种方法。

（5）分刺　《灵枢·官针》曰："分刺者，刺分肉之间也。"是指针刺直达肌肉的一种刺法，分肉指附着于骨骼部的肌肉。《素问·调经论》说："病在肉，调之分肉。"治疗肌肉的痹证、痿证或陈伤等，均可选用此法，以调其经气。

（6）大写刺　《灵枢·官针》曰："大写刺者，刺大脓以铍针也。"这是切开引流、排脓放血、泻水的刺法。治疗外科痈肿等症。"写"通"泻"，排除泻出的意思，故称大写刺。

（7）毛刺　《灵枢·官针》曰："毛刺者，刺浮痹于皮肤也。"因浅刺在皮毛，故称毛刺。过去用镵针，现代临床上所用的皮肤针，滚筒刺之类的工具，也是受此法的启示改进而成的，治疗范围也有扩大。

（8）巨刺　《灵枢·官针》曰："巨刺者，左取右，右取左。"这是一种左病取右、右病取左、左右交叉取穴施治的方法。《素问·调经论》说："病在于左，而右脉病者，巨刺之。"由于经脉在人体大都有左右交会的腧穴，如手足三阳经皆左右交会在督脉的大椎穴，足之三阴经也都左右相交会在任脉的中极、关元穴，因而脉气能左右交贯，故左经有病，取右经的腧穴也能治疗；右经有病，常可取左经的腧穴而有效。这种刺法称为巨刺，巨字有可能是互字的传写错误。

与"巨刺"类似的，还有一种"缪刺"也出自《黄帝内经》，其法在左病取右、右病取左的交叉取穴这一点上与巨刺是相同的，但适应证和方法有区别，《素问·调经论》说："身形有痛，九候莫病，则缪刺之。"邪在于络，未传入经脉，故九候之脉象没有出现病脉，这时就适宜用缪刺法。《素问·缪刺法》即详论此法，取穴以四肢末端井穴为主，视其络脉，出其血。如《素问·缪刺法》说："邪客于经，左盛则右病，右盛则左病，亦有移易者，左痛未已而右脉先病，如此者，必巨刺之，必中其经，非络脉也。故络病者，其痛与经脉缪处，故命曰缪刺。"《素问·调经论》王冰注："巨刺者，刺经脉，左痛刺右，右痛刺左。""缪刺者，刺络脉，左痛刺右，右痛刺左。"

（9）焠刺　《灵枢·官针》曰："焠刺者，刺燔针则取痹也。"是将针烧红后刺入体表的一种方法，用来治疗寒痹、瘰疬、阴疽等病症。《素问·调经论》称"焠刺"；唐代王冰注："焠针，火针也。""焠"字原是火入水，焠刺当是指烧针后再刺。燔也是火烧的意思，《针灸大成·卷四》曰："火针，一名燔针。"但《类经》中张介宾注："燔针者，盖纳针之后，以火燔之使暖也；此言焠针者，用火先赤其针而后刺之，不但暖也，寒毒固结，非此不可。"意指燔针是进针之后用火烧针使暖，有似后世所称的温针，焠针即火针。《灵枢·经筋》治痹多用"燔针劫刺，以知为数，以痛为输"。

3. 十二刺　《灵枢·官针》说："凡刺有十二节，以应十二经。""节"是节要的意思。由于刺法有十二节要，故能应合于十二经的病症，又称"十二节刺"（表8-4）。

表8-4 《黄帝内经》十二刺表

名称	方法	主治
偶刺	前后配刺［一刺前（胸腹），一刺后（背），直对病所］	心痹
报刺	刺而再刺（刺后不即拔针，以左手按病痛处，再刺）	痛无常处
恢刺	多向刺，活动关节（刺筋傍，或向前，或向后，以恢筋急）	筋痹
齐刺	三针同用（正入一针，傍入二针）	寒痹小深者
扬刺	五针同用（正入一针，傍入四针）	寒痹博大者
直针刺	沿皮刺（引起皮肤乃刺入）	寒痹之浅者
输刺	提插深刺（直入直出，慢退针而深入）	气盛而热者
短刺	近骨刺（稍摇而深入）	骨痹
浮刺	肌肉斜刺（傍入其针而浮之）	肌肤急而寒
阴刺	左右同用（左右同时并刺）	寒厥
傍针刺	两针同用（正入一针，傍入一针）	留痹久居者
赞刺	多针浅刺出血（直入直出，多针而浅，出血）	痈肿

（1）偶刺　《灵枢·官针》曰："偶刺者，以手直心若背，直痛所，一刺前，一刺后。以治心痹。刺此者，傍针之也。"此法以一手按前心，相当于胸部募穴等处，一手按其后背，相当于相应的背俞处，当前后有压痛处进针。这种一前一后，阴阳对偶的针法，称为偶刺，又称"阴阳刺"。临床对脏腑病痛以胸腹部募穴和背俞穴相配同刺，即属本法。

（2）报刺　《灵枢·官针》曰："报刺者，刺痛无常处也。上下行者，直内无拔针，以左手随病所按之，乃出针复刺之也。"此法是治游走性病痛的针刺方法，根据患者所报之处下针，施行手法后，询问患者针处是否痛止，另在其他痛处下针。"报"，亦作"复"解，即出针后复刺的意思

（3）恢刺　《灵枢·官针》曰："恢刺者，直刺傍之，举之前后，恢筋急，以治筋痹也。"这种刺法是专对筋肉拘急痹痛的部位四周针刺。先从傍刺入，得气后，令患者作关节功能活动，不断更换针刺方向，以疏通经气，舒缓筋急。恢，有恢复其原来活动功能的意思。

（4）齐刺　《灵枢·官针》曰："齐刺者，直入一，傍入二，以治寒气小深者。或曰三刺，三刺者，治痹气小深者也。"这种针法是正中先刺1针，并于两旁各刺1针，三针齐用，故名齐刺。这种刺法与恢刺相反，恢刺为一穴多刺或多向刺；齐刺为三针集合，故又称三刺。治疗病变范围较小而部位较深的痹痛等症。

（5）扬刺　《灵枢·官针》曰："扬刺者，正内一，傍内四，而浮之，以治寒气之博大者也。"是在穴位正中先刺1针，然后在上下左右各浅刺1针，刺的部位较为分散，故称扬刺。《黄帝内经太素》中，将"扬刺"作"阳刺"，与阴刺对举，本法适宜治疗寒气浅而面积较大的痹证。近代梅花针叩刺法，即为扬刺的演变产物。

（6）直针刺　《灵枢·官针》曰："直针刺者，引皮乃刺之，以治寒气之浅者也。"先夹持捏起穴位处皮肤，然后将针沿皮下刺之，"直"是直对病所的意思，近代多称沿皮刺或横刺。这种刺法进针较浅，常用于治疗浅表络脉等部位的病症。

（7）输刺　《灵枢·官针》曰："输刺者，直入直出，稀发针而深之，以治气盛而热者也。"这种刺法是垂直刺入较深处候气，得气后慢慢将针退出，乃从阴引阳，疏泄热邪的一种手法，以泻病邪，故称输刺。

（8）短刺　"短刺者，刺骨痹，稍摇而深之，致针骨所，以上下摩骨也。"其法是慢慢进针稍摇动其针而深入，在近骨之处将针上下轻轻捻转。"短"是接近的意思，故称短刺。治疗骨痹等深部病痛。

（9）浮刺　《灵枢·官针》曰："浮刺者，傍入而浮之，以治肌急而寒者也。"此是斜针浅刺的一种方法，故名浮刺，浅刺勿深以治肌肉寒急。近代应用皮内针法，就是本法的演变。浮刺和毛刺、扬刺同属浅刺法，但是毛刺为少针而浅刺，扬刺是多针而浅刺，与本法均有所不同。

（10）阴刺　《灵枢·官针》曰："阴刺者，左右率刺之，以治寒厥，中寒厥，足踝后少阴也。"阴刺是左右两侧穴位同用的刺法。如下肢寒厥，可同刺左右两侧的足少阴太溪穴，以治阴寒。左右两侧同名穴位相配同刺，近代临床应用较为普遍。

（11）傍针刺　《灵枢·官针》曰："傍针刺者，直刺、傍刺各一，以治留痹久居者也。"这种刺法多应用在压痛比较明显，而且固定不移，久久不愈的痹证。是先直刺1针，再在近旁斜向加刺1针，由于正傍配合而刺，所以称"傍针刺"。这种刺法与齐刺相似，都以加强局部压痛处的通经活络作用而设，临床上可以相互参用。

（12）赞刺　《灵枢·官针》曰："赞刺者，直入直出，数发针而浅之出血，是谓治痈肿也。"本法直入直出，刺入浅而出针快，是连续分散浅刺出血的刺法，用治痈肿、丹毒等症。"赞"是

赞助其消散的意思，故称赞刺。本法与九刺中的络刺、五刺中的豹文刺都是放血刺法，只是归类不同。

三、论补泻

人体疾病的本质是阴阳失去平衡，导致阴阳偏盛偏衰，使人体的气血、脏腑、经络产生虚实的变化。《素问·通评虚实论》曰："邪气盛则实，精气夺则虚。"治疗疾病就是使用各种方法扶正祛邪，从而恢复机体的阴阳平衡。《灵枢·九针十二原》说："虚实之要，九针最妙，补泻之时，以针为之。"这说明《黄帝内经》极为重视用针刺促使"阴阳平复"来恢复人体健康，达到治病的目的。《黄帝内经》论针刺补泻的内容丰富，篇章繁多，这里仅就补泻的原则、补泻的依据、补泻的方法介绍如下。

1. 补泻原则 《灵枢·官能》曰："用针之服，必有法则。"用针刺治病，须要遵守的原则很多，其最基本的是补泻原则。《灵枢·九针十二原》说："凡用针者，虚则实之，满则泄之，宛陈则除之，邪胜则虚之。"这是对全身疾病总的补泻原则而言。对于经络，《灵枢·经脉》说："盛则泻之，虚则补之，热则疾之，寒则留之，陷下则灸之，不盛不虚以经取之。"这两者总的精神是一致的，但后者比前者有更具体的针刺要求，如"疾之""留之""灸之""以经取之"等，这说明针刺的补泻与具体的针刺操作紧密相连。了解和掌握这一特点非常重要，针刺手法是否恰当是能否实现补与泻的关键。

《灵枢·小针解》曰："气盛不可补也……气虚不可泻也。"这亦是不可违背的原则。否则，会如《灵枢·邪气脏腑病形》说的："补泻反则病益笃。"《难经·七十三难》也说："补者不可为泻，泻者不可为补。"《难经·八十一难》又叮嘱说："无实实虚虚，损不足而益有余。"

单纯的虚或实的补与泻，比较好掌握，如果发生了虚实相倾、阴阳相移的复杂情况，则又要遵循补泻的先后。《灵枢·终始》曰："阴盛而阳虚，先补其阳，后泻其阴而和之；阴虚而阳盛，先补其阴，后泻其阳而和之。"先保其正气，后祛其邪气，是处理复杂情况的根本所在。

《灵枢·根结》说："形气不足，病气不足，此阴阳气俱不足也，不可刺之，刺之则重不足，重不足则阴阳俱竭。"《灵枢·邪气脏腑病形》针对此提出："阴阳形气俱不足，勿取以针，而调以甘药。"运用针刺补泻治疗疾病有一定范围，在人体阴精阳气、形体气血俱虚的情况下，不宜用针刺，仍须用药物来治疗。

《黄帝内经》所制定的以上诸项针刺补泻原则，对现代针灸的临床运用，仍起着重要的指导作用。

2. 补泻依据

（1）辨别虚实 《灵枢·九针十二原》说："凡将用针，必先诊脉，视气之剧易，乃可治也。"《灵枢·根结》还讲："必审五脏变化之病，五脉之应，经络之实虚，皮之柔粗，而后取之。"施治前必须通过四诊合参对病症做出正确的判断，辨明虚实，作为针刺补泻的依据。人体疾病的虚或实，不但脏腑、经络、脉象、皮肤会出现变化，而且《素问·调经论》还指出："神有余有不足，气有余有不足，血有余有不足，形有余有不足，志有余有不足。"面对这样一些复杂情况，更要按照《灵枢·通天》说的那样："谨诊其阴阳，视其邪正，安容仪，审有余不足，盛则泻之，虚则补之，不盛不虚以经取之。"因此，先谨慎地对有余、不足做出准确的虚或实的判断，然后才能正确施用补泻治疗。《黄帝内经》还十分强调将脉象的变化作为补泻的依据，《灵枢·终始》曰："脉实者深刺之，以泄其气；脉虚者浅刺之，使精气无得出，以养其脉，独出其邪气。"《灵枢·小针解》曰："所谓虚则实之者，气口虚当补也。满则泄之者，气口盛而当泻之也。宛陈则除之者，去血脉也。邪胜则虚之者，言诸经有盛者，皆泻其邪也。"脉象是反映病症的重要部分，故将它作为补泻依据是有道理的。

除上述外，对于针刺治疗来说，更须审察其经络的虚实情况，以及针刺穴位时指下的感觉以分虚实。《灵枢·刺节真邪》说："用针者，必先察其经络之实虚，切而循之，按而弹之，视其应动者，乃后取之而下之。"说明经络的虚实现象，可以从切循、按弹和针下感应而加以辨别，凡表现麻痹、厥冷、陷下、瘦弱、针下空虚和感觉迟钝等现象为虚；表现疼痛、红肿、硬结、肥大、针下紧涩和感觉过敏等现象为实。《灵枢·小针解》曰："粗守关者，守四肢而不知血气正邪之往来也。上守机者，知守气也……其来不可逢者，气盛不可补也。其往不可追者，气虚不可泻也。"这说明针法补泻的一些特点。一般的针灸医师只知道在四肢关节以下的穴位针刺能治疗各种疾病，不注意用持针指端来辨别气血往来、正邪盛衰的细微变化。高明的针灸医师则不然，将针刺入穴位后，细心地体察指下气血正邪活动的状态，根据经气的虚实情况而施行补泻。

（2）审察形神　《灵枢·终始》说："凡刺之法，必察其形气。"《灵枢·寿夭刚柔》说："人之生也，有刚有柔，有弱有强，有短有长，有阴有阳。"针刺治疗前必须诊察患者体质、形态的强弱与神气的盛衰。《灵枢·小针解》说："神者，正气也。"《素问·八正神明论》说："故养神者，必知形之肥瘦，营卫血气之盛衰。血气者，人之神，不可不谨养。"张介宾说："形者神之体，神者形之用，无神则形不可活，无形则神无以生。故形之肥瘦，营卫血气之盛衰，皆入神之所赖也。故欲养神者，不可不谨养其形。"张志聪又指出："知形之肥瘦，则知用针之浅深；知血气之盛衰，则知方圆之补泻。血气者，五脏之神气也。能知形之肥瘦，气之盛衰，则针不妄用，而神得养也。"

人的形态和气质，《灵枢》分别为"五态"，如《灵枢·通天》说："盖有太阴之人，少阴之人，太阳之人，少阳之人，阴阳和平之人。凡五人者，其态不同，其筋骨气血各不等。"并指出："古之善用针艾者，视人五态乃治之，盛者泻之，虚者补之。"在临床上虽然不能机械地拘守"五态"来施行治法，但必须了解患者平素体质的强弱及阴阳属性，作为施治的参考和依据。一般地说，偏于刚者为阳，偏于柔者为阴，阴阳不分、强弱平衡者为阴阳和平之人。

针刺的效果与人的精神活动有密切关系，故《灵枢·本神》说："凡刺之法，必先本于神。""是故用针者，察观病人之态，以知精神、魂魄之存亡得失之意，五者已伤，针不可以治之也。"

（3）明辨经络　施行针灸一定要熟悉经络理论。《灵枢·本输》说："凡刺之道，必通十二经络之所终始，络脉之所别处，五输之所留，六腑之所与合……阔数之度，浅深之状，高下所至。"这里讲的十二经络之所终始，不单指十二经脉循行起止点，还与根结有关。《灵枢·根结》指出："九针之玄，要在终始，故能知终始，一言而毕，不知终始，针道咸绝。太阳根于至阴，结于命门……阳明根于厉兑，结于颡大。"终始根结的理论直接指导着针刺治疗的上病下取，下病上取的原则。"络脉之所别处"，指的是十五络从经脉别出的穴位，如《灵枢·经脉》说："手太阴之别，名曰列缺，起于腕上分间……其病实则手锐掌热，虚则欠㰦，小便遗数。"络脉的循行分布、虚实病证与针刺补泻关系极为密切，不能忽视。"五输之所留"指的是《灵枢·本输》所论述"五输穴"的穴名、属性、气血流注状态等，这部分输穴是针刺最常用穴，一定要掌握好。"六腑之所与合"，一方面指脏与腑的六对相合；同时也指六腑下合穴，这些穴位是清降六腑之气的要穴，更要重视。经络气血的多少与盛衰，邪客于经络的部位都直接关系到针法的具体施行。

《灵枢·卫气失常》说："夫病变化，浮沉深浅，不可胜穷，各在其处。病间（轻）者浅（刺）之，甚（重）者深（刺）之，间者小之，甚者众之，随变而调气。"意指根据病变部位的深浅和病情的轻重等情况，分别采用适当的刺法以达到调气。这种辨证施治的思想，在后世针灸书中也有阐发。如杨继洲说："变通随乎证，不随乎法。"汪机说："夫病变无穷，灸刺之法亦无穷。或在上，下取之；或在下，上取之；或正取之，或直取之，审经与络，分血与气，病随经所在，穴随经而取，庶得随机应变之理。"这些论述，都是强调经络理论的重要性。

3. 补泻方法 "补虚泻实"是针灸治疗的总则，《灵枢·九针十二原》说："虚实之要，九针最妙。补泻之时，以针为之。"用针刺实现补泻，补法在于顺其气，或将气向内推送，使正气有所补益；泻法就是逆其气，折其病势，将气向外引申，使邪气有所散逸。补泻手法贯穿进针到出针全过程中，其效应还应受到患者体质和功能状态的影响。所以，补泻手法的应用，必须根据实际情况来掌握，不能千篇一律地生搬硬套。

（1）迎随法　迎随意指逆顺，这是补泻法的总则，又可概称各种补泻法为迎随。《灵枢·九针十二原》说："往者为逆，来者为顺，明知逆顺，正行无问。逆而夺之，恶得无虚；追而济之，恶得无实。迎之、随之，以意和之，针道毕矣。"《灵枢·小针解》说："针以得气，密意守气，勿失也。其来不可逢者，气盛不可补也；其往不可追者，气虚不可泻也……知其往来者，知气之逆顺盛虚也……往者为逆者，言气之虚而小，小者为逆也。来者为顺者言形气之平，平者为顺也。明知逆顺……迎而夺之者泻也，追而济之者补也。"《灵枢·终始》说："阴主脏，阳主腑，阳受气于四末，阴受气于五脏。故泻者迎之，补者随之，知迎知随，气可令和，和气之方，必通阴阳。"综上所说，迎随讲的不是具体的补泻针刺法，而是各种具体的针刺补泻法都要依据人体经气的盛衰、大小、逆顺、阴阳、脏腑的部位而采取"实者，迎而夺之"，逆其气，折其势；"虚者，随而济之"，顺其气，扶正气的措施来达到补虚泻实之目的。

（2）徐疾法　徐是慢的意思，疾是快的意思。《灵枢·九针十二原》说："刺之微，在速迟。""徐而疾则实，疾而徐则虚。"《灵枢·小针解》说："知气之虚实，用针之徐疾也。"《灵枢·邪客》说："持针之道，欲端以正，安以静，先知虚实而行疾徐。"《灵枢·官能》说："明于调气，补泻所在，徐疾之意。"《黄帝内经》多次强调用针刺的不同速度，去实现补虚泻实的目的，这足以说明《黄帝内经》是把"用针之徐疾"作为针刺补泻具体操作的基本原则来对待。

徐疾只是用针的快慢速度，用徐疾来实现补泻，必须结合具体的针法，如进出针、提插、捻转、开阖来施行。徐疾的不同速度，经过后人的实践和摸索，认为在施行时还必须结合用力的大小——"紧""慢"的操作才能真正实现补与泻，使之能将正气向内推，达到补益的目的；反之，能将邪气向外引申，达到邪气散逸的目的。

（3）提插法　提插二字《黄帝内经》中没有直接提出，《灵枢·官能》说："泻必用员……疾而徐出，伸而迎之。""补必用方……微旋而徐推之……疾出之……"其中所说的"伸"就是提的意思，"推"就是插的意思。其实《黄帝内经》中的"内"和"出"虽然主要指进针和出针而言，但一次的进针和出针对人体的生理功能影响不大，必须多次的"内针"和"出针"才能起作用，可见"内"和"出"也有提插的含义。上述引文指出，泻法着重在"伸而迎之"的提针手法上，但它是在"疾内徐出"的基础上施行的；补法着重在"徐推之"慢慢插针的操作上，但仍要结合"疾出之"的手法来实现使"真气乃存"。上述所说与《灵枢·小针解》讲的："徐而疾则实，言徐内而疾出也；疾而徐则虚，言疾内而徐出也。"主张是一致，将用针徐疾的不同速度，结合具体的提插法，才能实现引阳气深入或引邪气外出的目的。

（4）捻转法　《灵枢·官能》说："泻必用员，切而转之，其气乃行，疾而徐出，伸而迎之，摇大其穴，气出乃疾。补必用方，外引其皮，令当其门……推其肤，微旋而徐推之……欲微以留，气下而疾出之，推其皮，盖其外门，真气乃存。"关于捻转在补泻中的应用，《黄帝内经》只此一段讲得比较详细。泻法时用"切而转之"，补法时用"微旋"。两者比较，泻法转动针身时，用力重，角度大，速度也快；补法只是微旋针身，用力轻，角度小，速度也慢，这说明捻转法也有徐疾不同的用针速度。从上述引文从中还可看出，捻转的泻法一定要与针的疾进徐出同用，才能使"其（经）气乃行""气出乃疾"。捻转的补法一定要与针的"徐推""疾出"同用，才能使"真气乃存"。这段引文的旨意，补泻手法的核心是徐疾的提插法，捻转只是协同提插完成引阳气入深，或引邪气外达的补泻作用。

《黄帝内经》对于捻转针法的描述很粗略，只有"转针"和"微旋"的记载，这与处在《黄帝内经》时代的针具结构有关。当时的毫针针柄是扁四棱形，操作时不可能用拇、示指搓动针柄使之做360°以上的来回转动，只能做180°以下的微旋或转动针身。到了宋代以后，毫针的针柄制成了圆柱形，用手指搓动针柄使针身旋转成为可能，从而促使了捻转针法的发展。捻转以平面转动为主，必须结合针身的上下提插才能达到引阳入深，或引阴外出的作用。操作时拇指向前捻结合下按（插），拇指向后捻结合上提。左右捻转和上下提插一样，都是相对反复动作。以拇指和示指末节的指腹部来回转针，有进有退，只是从用力轻重和速度的快慢来区分以"左"为主，还是以"右"为主，而不是指单方向的连续捻转。

（5）呼吸法　是在用针刺补泻时与患者的呼吸相配合的方法，《素问·离合真邪论》说："吸则内针，无令气忤；静以久留，无令邪布；吸则转针，以得气为故；候呼引针，呼尽乃去，大气皆出，故命曰泻。""呼尽内针，静以久留，以气至为故……候吸引针，气不得出，各在其处，推阖其门，令神气存，大气留止，故命曰补。"这是当患者吸气时进针，转针，呼气时退针，为泻法；相反呼气时进针，转针，吸气时退针，为补法。在进出针时配合患者的呼吸，符合迎随补泻总则，故称为呼吸补泻法。元、明时期的针灸家还以呼吸配合提插及左右转针，如左转配合呼气，右转配合吸气等。这时期的针灸家还主张，医师的针刺手法操作，主动地配合患者的自然呼吸，称为"自然呼吸"。若要求患者的呼吸被动地去配合医师的针刺手法操作，称为"使然呼吸"。这是医师根据自己的手法操作，随时发出命令，要求患者呼气或吸气来配合医师对毫针的提插或捻转。呼吸除用于配合补泻之外，还用于配合候气和催气。如缓慢而深沉的腹式呼吸，有助于针感的传导。呼吸补法采用鼻吸口呼、泻法采用口吸鼻呼有助于诱导针下产生凉热针感。在进针、出针时配合呼吸，还可以减轻针刺的痛感。

（6）开阖法　《灵枢·官能》说："泻必……摇大其穴，气出乃疾；补必……气下而疾出（针）之，推其皮，盖其外门，真气乃存。"《灵枢·终始》说："一方实，深取之，稀按其痏，以极出其邪气；一方虚，浅刺之，以养其脉，疾按其痏，无使邪气得入。"《素问·刺志论》说："入实者，左手开针孔也；入虚者，左手闭针空也。"综上所述，其具体操作方法是：补法，在施针引阳入深后，出针时疾按针孔，使"真气乃存""以养其脉"，达到补的作用。泻法，在施针伸而迎之，摇大针孔，使"极出其邪气"，以达到泻邪治病的作用。这实际上是对针刺所产生的引阳入深、引阴外出所采取的一种辅助措施，以进一步促使补泻效果得以实现，而开阖本身并不能直接产生补或泻的效果。

至于《素问·针解》所说："补泻之时，与气开阖相合也。"则是指营卫气血流注的盛衰而言。张介宾注："气至时谓之开，已过未至谓之阖。补泻之时者，凡诸经脉气昼夜周行五十度，各有所至之时……故卫气行曰：谨候其气之所在而刺之，是谓逢时。此所谓补泻之时也。又若针下之气来谓之开，可以迎而泻之；针下之气去谓之阖，可以随而补之，此皆针与气开阖相合之义。"后世将此法发展为子午流注针法中的"纳支法"。

四、论灸法

灸法作为针灸学的重要组成部分，在《黄帝内经》中也有一些论述，虽然不像针法论述的那样完整、全面和详细，但也阐明了一些重要思想、法则及具体应用的病症。灸法在《黄帝内经》中常与针刺、砭石、药物并列，各有所施，据证而治。

1. 灸法作用与应用法则

（1）针所不为，灸治所宜　《灵枢·官能》说："针所不为，灸治所宜……阴阳皆虚，火自当之。厥而寒甚，骨廉陷下，寒过于膝，下陵三里。阴络所过，得之留止，寒入于中，推而行之；经陷下者，火则当之；结络坚紧，火所治之。"另《灵枢·刺节真邪》说："宗气留于海，其下者，注于气街，其上者，走于息道。故厥在于足，宗气不下，脉中之血，凝而留止，弗之火调，弗能取之。"指出了"阴阳皆虚""厥而寒甚""经陷下""结络坚紧""厥在于足"，是灸法擅长治疗的病症或者说不是针法的优势病症，说明灸法的作用性质和主治范围与针法不同，突显了灸法在临床上有其特殊的功效。

（2）寒则热之，治寒以热　《素问·至真要大论》提出了寒证的治疗原则"寒则热之""治寒以热"。《黄帝内经》中，对寒证使用灸法的论述较多。灸法治疗寒证，包括内寒与外寒。《素问·异法方宜论》说："北方者，天地所闭藏之域也。其地高陵居，风寒冰冽，其民乐野处而乳食，脏寒生满病，其治宜灸焫。故灸焫者，亦从北方来。"这里所说的"脏寒"是由于寒凝于内，伤及中土之阳导致的胀满发生。《灵枢·禁服》说："陷下者，脉血结于中，中有著血，血寒，故宜灸之。"《灵枢·刺节真邪》也说："治厥者，必先熨调和其经，掌与腋、肘与脚、项与脊以调之，火气已通，血脉乃行。"这些是指的阳气不足，不能振奋脉气而陷下，由于阳虚内寒，则血凝不畅，血不行，而结于脉中。其治以灸为宜。因血得温而行速，得寒则行迟，故当令其温而行之，血行则病可除。

（3）陷下则灸之，病生于脉治之与灸刺　"陷下则灸之"是《黄帝内经》中提出的灸法的一个重要法则。《灵枢·经脉》在每12脉病候后面，都列举了治疗原则，"为此诸病，盛则写之，虚则补之，热则疾之，寒则留之，陷下则灸之，不盛不虚，以经取之"。原文直接提示，无论何病，"脉陷下"是使用灸法的指征，是有别于针刺治疗的适应病候。一般认为，《经脉》是引用《灵枢·禁服》的文字，《禁服》有更加具体的阐述，"盛则写之，虚则补之，紧则先刺而后灸之，代则取血络而后调之，陷下则徒灸之。陷下者，脉血结于中，中有着血，血寒，故宜灸之。不盛不虚，以经取之"。

"病生于脉治之与灸刺"也为灸法的法则之一。《灵枢·九针论》记载不同组织（脉、筋、肉）疾病时，对于治疗方法的选择，"形乐志苦，病生于脉，治之以灸刺。形苦志乐，病生于筋，治之以熨引。形乐志乐，病生于肉，治之以针石"。而病生于脉，可以选择灸法与刺法治疗。此外，还有"紧则先刺而后灸之"，提示灸法和针刺的配合使用。

（4）虚损诸证多宜灸之　对于虚损诸证的治疗，《黄帝内经》中论述较多，灸法即是常用的方法。《灵枢·官能》说："阴阳皆虚，火自当之。"《素问·阴阳应象大论》说："形不足者，温之以气。"《素问·至真要大论》也说："劳者温之……损者温之。"《素问·通评虚实论》更具体指出："络满经虚，灸阴刺阳；经满络虚，刺阴灸阳。"这些都说明了灸法具有温阳、益气、补虚的作用而适宜于虚损诸证的治疗。

（5）五脏之病灸其五俞　《灵枢·背腧》说："胸中大俞，在杼骨之端，肺俞在三焦之间，心俞在五焦之间，膈俞在七焦之间，肝俞在九焦之间，脾俞在十一焦之间，肾俞在十四焦之间。皆挟脊相去三寸所，则欲得而验之，按其处，应在中而痛解，乃其输也。灸之则可，刺之则不可。"这里所说的五脏之腧穴即指五脏的背俞穴。《素问·阴阳应象大论》说"阴病治阳"，五脏属阴，背部属阳，五脏之病取之背俞是谓阴病治阳，并且宜用灸法来治之。

（6）艾灸通调经气　《灵枢·经水》记载："十二经之多血少气，与其少血多气，与其皆多血气，与其皆少血气，皆有大数。其治以艾，各调其经气。"原文阐述了灸法具有温经调气的作用。

2. 灸法操作要点及注意事项　《黄帝内经》中还就灸法操作中的相关关键技术进行了阐述，归纳如下。

（1）得气穴为定　《灵枢·四时气》针对黄帝的疑问"灸刺之道，何者为定"，岐伯回答说："四时之气，各有所在，灸刺之道，得气穴为定。"指出了灸法治疗中，也重视和强调腧穴定位和取穴的重要性。

（2）五脏背俞"灸之则可，刺之则不可"《灵枢·背腧》在叙述完五脏背俞穴后，指出："灸之则可，刺之则不可。"可能是因为针刺背俞穴出现过医疗事故，故而留下这样的文字。但是，《素问·血气形志》记载五脏背俞穴定取方法后，指出"是谓五脏之俞，灸刺之度也"，提示背俞穴并非不能针刺。所以，此句当辨证视之。

（3）灸有度量　《灵枢·经水》讨论了灸法之度量。首先针对针灸临床治疗，提出量化，"刺之深浅，灸之壮数（《灵枢·经水》）"；其次，借用刺法来说明灸之量，"夫经水之应经脉也，其远近浅深，水血之多少，各不同，合而以刺之，奈何……其少长、大小、肥瘦，以心撩之，命曰法天之常。灸之亦然"，而假如艾灸过量，则"得恶火则骨枯脉涩"；最后，又强调，由于个体差异的存在，"其可为量度者，取其中度也，不甚脱肉而血气不衰也。若失度之人，消瘦而形肉脱者，恶可以量度制乎……因适而为之真也"。这里提示《黄帝内经》时代对于灸量（壮数）的把握，既有原则性又有灵活性，关键是"法天之常""取其中度""因适而为之真"。

（4）灸有补泻　《灵枢·背腧》依据补虚泻实原则，指出了艾灸补泻方法——"以火补者，毋吹其火，须自灭也。以火泻者，疾吹其火，传其艾，须其火灭也"。我们必须看到，艾灸过程中，吹不吹火，直接关系到灸火的大小、燃烧的快慢等因素。这两个因素又是构成艾灸量的基本要素。

第二节　《难经》论刺法

《难经》是一部阐述《黄帝内经》中有关脉学、经络、脏腑、疾病、腧穴、针法等内容的著作，全书采取质疑问难形式，共分八十一难，其中第六十九难至八十一难主要讨论针法及其补泻法的运用。《难经》进一步丰富了《黄帝内经》的理论，对后世刺法学术的发展有重要影响。

一、荣卫补泻

《难经·七十六难》曰："何谓补泻，当补之时，何所取气？当泻之时，何所置气？然：当补之时，从卫取气；当泻之时，从荣置气。其阳气不足，阴气有余，当先补其阳，而后泻其阴；阴气不足，阳气有余，当先补其阴，而后泻其阳。荣卫通行，此其要也。"卫为阳，行于体表，荣为阴，行于脉中。补应取卫阳之气，泻应弃营阴之物。

荣卫补泻的具体操作，《难经·七十八难》曰："得气，因推而内之，是谓补；动而伸之，是谓泻。"即补法是进针到浅层得气后，将针推进下插，引卫分阳气深入；泻法是进针到深层得气后，将针动而上提，引荣分阴血浅出。

二、针刺深浅

（一）依营卫分深浅

人体营卫之气的运行，卫气行于皮肤，先充络脉，散布在浅表；营气行于经隧，处于深里。因此，《难经》主张刺卫者宜浅，刺营者宜深；刺营无伤卫，刺卫无伤营。

《难经·七十一难》曰："针阳者，卧针而刺之；刺阴者，先以左手摄按所针荣俞之处，气散乃内针。"针卫阳时，只宜浅刺，用沿皮横刺（卧针），以免伤及深层营气。当刺营阴时，为了不损伤在表的卫阳之气，须先用左手按压穴位，使浅层的卫气散开然后针刺。这要求针刺候气时对深浅度做到心中有数，有的放矢。

（二）依四时分深浅

除《黄帝内经》论述的影响针刺深浅的因素：针刺部位、病情需要、针感程度外，《难经》还主张针刺深浅须参考季节因素。

《难经·七十难》曰："春夏者，阳气在上，人气亦在上，故当浅取之。秋冬者，阳气在下，人气亦在下，故当深取之。"根据"天人相应"的原则，春夏季，自然界的阳气向上，人体的阳气也趋于体表，故针刺宜浅；秋冬季，自然界的阳气向下，人体的阳气也趋向深层，故针刺宜深。

三、四时针刺

《难经》不但主张因四时不同而针刺深浅有别，而且还提出五输穴在四时的不同应用。

（一）从阳引阴，从阴引阳

《难经·七十难》曰："春夏必致一阴，秋冬必致一阳者，何谓也？然：春夏温，必致一阴者，初下针，沉之至肾肝之部，得气，引持之阳也。秋冬寒，必致一阳者，初内针，浅而浮之，至心肺之部，得气，推内之阴也。是谓春夏必致一阴，秋冬必致一阳。"意指春夏宜从深层（肝肾部）引出阴气（一阴），秋冬则宜从浅层（心肺之部）纳入阳气（一阳）。

（二）五季、五脏应五输

《难经·七十四难》曰："经言春刺井，夏刺荣，季夏刺输，秋刺经，冬刺合者，何谓也？然：春刺井者，邪在肝；夏刺荣者，邪在心；季夏刺俞者，邪在脾；秋刺经者，邪在肺；冬刺合者，邪在肾……四时有数，而并系于春夏秋冬者也。针之要妙，在于秋毫者也。"

第三节　其他医籍论刺灸法

一、《金针赋》

《金针赋》专论针法，首见于明初针灸学家徐凤所编著的《针灸大全》。据《金针赋》序所说，其作者号称泉石（真实姓名不详）。泉石先生于洪武戊辰年（1400）开始学习针法，受业于倪孟仲（洞玄先生）和彭九思（东隐先生）。经过两位老师的指导，以及他本人的钻研，对针灸学有了较深的造诣。至永乐己丑年（1409），退寓西河，自称泉石先生。正统己未年（1439）春末，他因病休养，乃将当时流传的针法书籍"删繁撮简"，写成了《金针赋》。徐凤将其刊载于《针灸大全》卷五之中。徐氏在《金针赋》序之前，有这样一段收载说明："此《金针赋》，乃先师秘传之要法。得之者，每每私藏而不以示人，必待价之金乃可得也。予今以活人为心，更不珍藏，载于卷中，与同志之士共知。学者慎勿轻视，若能熟读详味，久当见之，则用针之法，尽于此矣。"

《金针赋》汇集了前人针法之精华，并加以发挥、创新，故备受明清以来针灸医家的重视与推崇，对针法的发展起到了承前启后的作用。全书共分九节，内容以针刺手法为主，简明扼要，便于记诵，其中的"飞经走气四法""治病八法"对后世影响很大。在《医学入门》《针灸问对》《针灸大成》等书中都有所论述。近人所称综合补泻手法也大都来源于此。现就其有关针法的内容进行介绍。

（一）下针十四法

针刺基本手法，窦汉卿的《针经指南》中归纳为手指十四法，即动、摇、进、退、搓、盘、弹、捻、循、扪、摄、按、爪、切等法。《金针赋》对此做了总结归纳，将其连贯起来，即："爪而切之，下针之法；摇而退之，出针之法；动而进之，催针之法；循而摄之，行气之法；搓则去病；弹则补虚；肚腹盘旋，扪为穴闭；重沉豆许曰按，轻浮豆许曰提；一十四法，针要所备。"这里将捻归并入"搓"，另加"提"，以与"按"对举。

（二）飞经走气四法

飞经走气包括青龙摆尾、白虎摇头、苍龟探穴、赤凤迎源四法。简称"龙虎龟凤"，均属"通经接气之法"。"若关节阻涩，气不过者"，可起"过关过节催运气"的作用。适用于经络气血壅滞之证，或用于在关节附近针刺而不得气者，作为通经接气的催气手法，以促使针感通经过关而达病所。

1. 青龙摆尾　《金针赋》曰："青龙摆尾，如扶船舵，不进不退，一左一右，慢慢拨动。"针法操作方法：斜刺进针，得气后提针至天部，按倒针身，针尖指向患处，执住针柄不进不退，向左右，摇摆九阳数，缓缓将针拔出，以棉签急闭针孔。"一左一右，慢慢拨动"，达到通关过节，催发经气，通络散结，可以治疗因病邪阻滞经络关节所致的经气不通。本法在《针灸大成·三衢杨氏补泻》中称"苍龙摆尾"。

2. 白虎摇头　《金针赋》曰："白虎摇头，似手摇铃，退方进圆，兼之左右，摇而振之。"其针法操作方法：进针至地部，得气后两指扶针尾向外退针，再行退方进圆的手法，左右摇动，有如摇铃，其间要有停顿，以使针体振动，能够达到行气、疏通经络、推行经气之目的，可以清热泻火、祛风化痰、行气活血。

3. 苍龟探穴　《金针赋》曰："苍龟探穴，如入土之象，一退三进，钻剔四方。"针法操作方法：直刺进针，得气后，自深层退至浅层皮下，依先上后下，自左向右的次序斜刺进针，更换针向。每一方向，由浅入深，分三部徐徐而行，待取得针感后，则一次退至浅层，再改变针向进针，出针后按闭针孔。"钻"指扩大针法的刺激面积，"剔"增强对局部组织的刺激量，两种操作配合运用，既能达到探索、增强针感的目的，如龟入土探穴四方钻剔，向不同方向探刺以寻找最佳针刺感应，以起到疏通经络、推行经气的作用，并且经脉居深，该刺法有引气入深的作用。

4. 赤凤迎源　《金针赋》曰："赤凤迎源，展翅之仪，入针至地，提针至天，候针自摇，复进其元（指人部、中层），上下左右，四围飞旋。"针法操作方法是：消毒后直刺进针至深层，再退针至浅层，待针下得气，针体自摇。插针至中层，边提插，边捻转，然后用右手拇、示指两指呈交互状，力度要均匀一致，以达四围飞旋之状，出针后按闭针孔，从而起到行气、守气、疏通经络的作用。

（三）治病八法

《金针赋》描述了烧山火、透天凉、阳中隐阴、阴中隐阳、子午捣臼、进气（龙虎交战）、留气、抽添等手法，称为"治病八法"，成为后世补泻手法中的主要内容。由于这些手法的操作步骤较多，所以对其中一些动作规范化，定出了一定的次数，即分别以九或六作为基数，一般补法用九阳数，泻法用六阴数。如补法用三九二十七，或七七四十九（少阳），或九九八十一（老阳）数。泻法用三六一十八，或六六三十六（少阴），或八八六十四（老阴）数。"指下玄微，胸中活法，一有未应，反复再施。"

1. 烧山火、透天凉　《金针赋》曰："一曰烧山火，治顽麻冷痹。先浅后深，用九阳而三进三退，慢提紧按，热至紧闭插针，除寒气有准。"针法操作方法是：视穴位的可刺深度，分作浅、中、深三层操作。先浅后深，每层（部）依次各作紧按慢提（或用捻转补法左转）九数，然后一次将针从深层退至浅层，三进一退，称之为一度。如此反复施术数度，使针下产生温热感，即插针至深层留针。本法也可结合其他补泻手法中的补法同用，如在病人呼气时进针插针，吸气时退针出针，出针后迅速扪闭针孔等。《医学入门》曰："扳倒针头，令患人吸气五口，使气上行，阳回阴退。"

烧山火一法，为针刺补法的综合应用。通过手法使阳气入内，可使病人在局部或全身出现有温热感，所以称作"烧山火"。《素问·针解》曰："刺虚则实之者，针下热也，气实乃热也。"所以说烧山火适用于顽麻冷痹等虚寒之证。

《金针赋》曰："二曰透天凉，治肌热骨蒸。先深后浅，用六阴而三出三入，紧提慢按，徐徐举针，退热之可凭。"《针灸问对》曰："一次疾插入地，三次慢按至天，故曰疾按慢提。"针法操作方法是：将针刺可刺深度分作浅、中、深三层操作。针刺入后直插深层，先深后浅，依次在每一层中各紧提慢按（或右转）六数，逐层退出，一进三退，称之为一度。如此反复施术数度，使之能引起凉感。本法也可结合其他补泻手法中的泻法同用，如在病人吸气时进针插针，在呼气时退针出针，出针时摇大其孔，不扪其穴等。

透天凉一法与烧山火相对，为针刺泻法的综合应用。通过手法使阴气向外，可使病人出现凉感，所以称作"透天凉"。《素问·针解》曰："满而泄之者，针下寒也，气虚乃寒也。"所以说透天凉适用于肌热骨蒸等热证。

综合来看，烧山火与透天凉两法主要以徐疾法中的三进一退或一进三退，以及提插法中的紧按慢提或紧提慢按结合九六数等法组合而成。

三进一退，即分三部（浅、中、深三层）依次逐步推进，而一次直接退针。三进而一退，体现了徐进疾出的补法原则。一进三退则相反，一次推进到深层，再分三部依次逐步退针。一进而三退，体现了疾进徐出的泻法原则。

应用烧山火或透天凉法，以选用肌肉比较丰厚处的穴位为宜，头面、胸壁、肢端等肌肉浅薄处的穴位不宜使用。当得气感应强时，手法也不宜太重，重复次数不要太多。经过数度操作而始终未引起温热或凉感的，更不可强为其难。

临床上烧山火和透天凉两法的具体操作方法，各家虽略有不同，但其基本原则都是遵循《金针赋》的手法。

2. 阳中之阴（阳中隐阴）、阴中之阳（阴中隐阳）　阳中之阴（阳中隐阴）为先补后泻法。《金针赋》曰："三曰阳中之阴，先寒后热。浅而深，以九六之法，则先补后泻也。"

阴中之阳（阴中隐阳）与阳中之阴（阳中隐阴）对称，为先泻后补法。《金针赋》："四曰阴中之阳，先热后寒。深而浅，以六九之方，则先泻后补也。"

阳中之阴（阳中隐阴）和阴中之阳（阴中隐阳）两法主要由徐疾法和提插法，亦可用捻转法组合而成，均属补泻兼施法，适用于虚实夹杂之证。

3. 子午捣臼、进气法（龙虎交战）　子午捣臼是一种捻转提插相结合的针刺手法。子午，指左右捻转；捣臼，指上下提插。《金针赋》曰："五曰子午捣臼，水蛊膈气。落穴之后，调气均匀，针行上下，九入六出，左右转之，千遭自平。"针法操作方法是：进针得气后，先紧按慢提九数，再紧提慢按六数，同时结合左右捻转，反复施行。本法导引阴阳之气，补泻兼施，又有消肿利水作用，可用于水肿、气胀等顽固性病症。

进气法与龙虎交战均是针对疼痛症状施行的手法。《金针赋》曰："六曰进气之诀，腰背肘膝痛，浑身走注疼。刺九分，行九补，卧针五七吸，待气上行，亦可龙虎交战，左撚九而右撚六，是亦住痛之针。"

进气法主要是在深层施行补法，进针后刺入深层（九分）施行补法，如紧按慢提九数，然后将针卧，针尖向上（向心）让针下感应上行。龙虎交战则通过左右反复交替捻转以镇痛。龙，指左转，虎，指右转；左转右转两法反复交替进行称"交战"。进针后先以左转为主，即大指向前用力捻转九数；再以右转为主，即大指向后用力捻转六数；如此反复施行多次，也可分浅、中、深三层重复进行。进气法（龙虎交战）可温阳散寒，通经止痛，用于治疗阳虚寒凝所致的疼痛性病症。

4. 留气与抽添法　留气法由徐疾和提插法组合而成。《金针赋》曰："七曰留气之诀，痃癖癥瘕，刺七分，用纯阳，然后乃直插针，气来深刺，提针再停。"针法操作方法是：进针后刺入中层（七分），施行补法，如紧按慢提九数，然后将针直插至深层，再提针回原处，使气留针下而消积聚。有温经行气活血的作用。

抽添法：抽，指上提；添，指按纳。本法操作时要浅、深、上下提插搜寻，一提再提，一按再按，所以用"抽添"为名。《金针赋》曰："八曰抽添之诀，瘫痪疮癞。取其要穴，使九阳得气，提按搜寻，大要运气周遍，扶针直插，复向下纳，回阳倒阴。"针法操作方法是：进针后先提插或捻转九数以促使得气，再向周围做多向提插，然后再向下直刺按纳。抽添法可行气活血，疏通经络，治疗瘫痪麻痹等顽固性病症。

二、《针灸大成》

《针灸大成》成书于明万历二十九年（1601 年）。作者杨继洲，字济时，衢州（今浙江衢江区，其地有三衢山，故又称三衢）人。有家传《卫生针灸玄机秘要》一书，后经扩充辑集为《针灸大成》十卷。《针灸大成》是我国明以前针灸学术发展的总结，内容极其丰富，对继承和发展我国针灸学术、推广针灸的应用、开展针灸教育等均具有重要的意义。书中引载各家针法，内容甚为丰富，除《黄帝内经》《难经》《金针赋》外，还介绍了《神应经》、南丰李（梴）氏、四明高（武）氏、三衢杨（继洲）氏诸家之法。其中关于杨氏针法的内容尤为详备。《针灸大成》卷四为针刺手法部分，创立了 12 种按针刺操作步骤排序的十二字分次第手法；归纳出了下手八法；提出了补泻分"大补大泻"和"平补平泻"及家传杨氏针法，极大地丰富了针刺手法的内容。

（一）十二字手法与下手八法

《针灸大成·三衢杨氏补泻》曰："针法玄机口诀多，手法虽多亦不过：切穴持针温口内，进针循摄退针搓，指捻泻气针留豆，摇令穴大拔如梭。"杨氏将针法的基本操作步骤总结归纳为十二种（十二字分次第手法），即爪切、指持、口温、进针、指循、爪摄、针退、指搓、指捻、指留、针摇、指拔（表 8-5）。同时又把进针时的一些基本操作归纳为"下手八法"，即揣、爪、搓、弹、摇、扪、循、捻八种（表 8-6）。

表 8-5 杨氏十二字手法

手法	操作	作用
爪切	左手大指爪甲重切其针之穴	令气血宣散，然后下针不伤于营卫
指持	右手持针于穴上	（准备进针）
口温	入口中温热	（此法今已不用）
进针	神定、息匀，审穴在何部分，重切经络，少待方可下手	（将针刺入）
指循	用指于所属部分经络之路上下左右循之	使气血往来，上下均匀，针下自然气至沉紧
爪摄	随经络上下用大指爪甲切之	针下邪气滞涩不行者，其气自通行也
针退	分明三部，一部一部缓缓而退	（由深出浅）
指搓	转针如搓线之状，勿转太紧	泄气
指捻	治上大指向外捻，治下大指向内捻……如出至人部，内捻者为之补，转针头向病所，令取真气以至病所……外捻者为之泻，转针头向病所，令挟邪气退至针下出也	行气，内外移行上下
指留	出针至于天部之际，在皮肤之间留一豆许，少时方出针（出针前稍作一停留）	令营卫纵横散
针摇	以指捻针如扶人头摇之状	泻法：使孔穴开大，邪气出如飞
指拔	待针下气缓不沉紧，用指捻针如拔虎尾	（起针）

表 8-6 下针八法表

手法	作用	方法
揣	取准孔穴	凡点穴，以手揣摸其处，以法取之，按而正之，以大指爪切掐其穴，于中庶得进退，方有准有
	免伤荣卫	刺荣掐按其穴，以针而刺；刺卫撮起其穴，卧针而刺
爪	宣散气血，欲使不痛	爪而下之，左手重而切按，右手轻而徐入
搓	补泻	搓而转者，如搓线之貌，勿转太紧，左补右泻
弹	补	先弹针头，待气至，却进一豆许，先浅后深，自外推内
摇	泻	先摇动针头，待气至，却退一豆许，乃先深后浅
扪	补	欲补时，出针扪闭其穴
循	令气血宣散，邪气散泄	凡泻针，必以手指于穴上四旁循之
捻	（行气）	治上，大指向外捻；治下，大指向内捻。如出针，内捻令气行至病所，外捻令邪气至针下而出

下手八法中爪、搓、摇、循、捻分别与爪切、指搓、针摇、指循、指捻五法相同。揣，主要是"以手揣摸其处"，探明穴位的准确位置。弹，是"先弹针头"（针尾）再配合插针，是"补针之法"。扪，是在"欲出针时，就扪闭其穴，不令气出，使血气泄，乃为真补。"

（二）补针与泻针要法

补针与泻针要法：杨氏将针法补泻归结有补针要法和泻针要法，见于《针灸大成·经络迎随设为问答》中："补针之法，左手重切十字缝纹，右手持针于穴上，次令病人咳嗽一声，随咳进针，长呼气一口，刺入皮三分。针手经络者，效春夏停二十四息；针足经络者，效秋冬停三十六息。催气针沉行九阳之数，撚九撅九，号曰天才。少停呼气二口，徐徐刺入肉三分，如前息数足，又觉针沉紧，以生数行之，号曰人才。少停呼气三口，徐徐又插至筋骨之间三分，又如前息数足，复觉针下沉涩，再以生数行之，号曰地才。再推进一豆，谓之按，为截、为随也。此为极处，静以久留，却须退针至人部，又待气沉紧时，转针头向病所，自觉针下热，虚羸痒麻，病势各散，针下微沉后，转针头向上，插进针一豆许，动而停之，吸之乃去，徐入徐出，其穴急扪之。岐伯曰：下针贵迟，太急伤血，出针贵缓，太急伤气，正谓针之不伤于荣卫也。是则进退往来，飞经走气，尽于斯矣。"

"凡泻针之法，左手重切十字纵纹三次，右手持针于穴上，次令病人咳嗽一声，随咳进针，插入三分，刺入天部，少停直入地部，提退一豆，得气沉紧，搓捻不动，如前息数尽，行六阴之数，撚六撅六，吸气三口回针，提出至人部，号曰地才。又待气至针沉，如前息数足，以成数行之，吸气二口回针，提出至天部，号曰人才。又待气至针沉，如前息数足，以成数行之，吸气回针，提出至皮间，号曰天才。退针一豆，谓之提，为担、为迎也。此为极处，静以久留，仍推进人部，待针沉紧气至，转针头向病所，自觉针下冷，寒热痛痒，病势各退，针下微松，提针一豆许，摇而停之，呼之乃去，疾入徐出，其穴不闭也。"

根据以上记述，可以看到：

1.进、退针法 无论补法泻法，进针都和《神应经》一样，随咳进针，以免损伤经气。补法分三部而进，是徐进的方法，先在浅层施行手法，次在中层施行手法，再在深层施行手法。泻法在刺入浅层稍停后直接刺入深层，先在深层施行手法，次在中层施行手法，再在浅层施行手法，这样分三部而退，是徐退的方法。

2.呼吸法 补法中随呼气而推进，泻法中随吸气而退回。

3.撚撅法 撚，就是捻转；撅，就是提插。参照杨氏其他手法，撚法，补可用左转，泻可用右转；撅法，补可用紧按慢提；泻可用紧提慢按。

4.阴阳数和生成数 补用九阳数或"生"数，泻用六阴数或"成数"。如《针灸大成·医案》曰："虞绍东翁患膈气之疾，形体羸瘦，药饵难愈，召予视之。六脉沉涩，须取膻中以调和其膈，再取气海以保养其源，而元气充实，脉气自盛矣。后择时针上穴行六阴之数，下穴行九阳之数，各灸七壮；遂痊愈。"古代"河图"中将一、二、三、四、五称为"生数"，将六、七、八、九、十称为"成数"。《针灸大成·医案》曰："王绪公乃弟患心痛疾数载矣……而刺照海、列缺，灸心俞等穴。其针待气至，乃行生成之数而愈。"

5.担截法 杨氏把担截法解释为提法和按法。当针分三部刺入地部后，"再推进一豆，谓之按，为截，为随也。"当针分三部退出至天部后，"退针一豆，谓之提，为担，为迎也。""担"与"截"，见于《马丹阳天星十二穴治杂病歌》中。《针灸问对》曰："截者，截穴，用一穴也；担者两穴，或手与足二穴，或两手两足各一穴也。一说右手提引谓之担，左手推按谓之截；担则气来，截则气去。"杨氏所取为两说中的后一说。

（三）进火与进水法

进火与进水两法均由进退、摇动等法结合病人的呼吸组合而成。

进火法，属热补法。《针灸大成·三衢杨氏补泻》曰："初进针一分，呼气一口，退三退，进三进，令病人鼻中吸气，口中呼气三次，把针摇动，自然热矣。如不应，依前导引。"针法操作方法是：进针后，结合病人的呼吸先退后进和应用摇法，动摇针尖而进之，以促使温热感的产生。

进水法，属凉泻法。《针灸大成·三衢杨氏补泻》曰："初进针一分，吸气一口，进三进，退三退，令病人鼻中出气，口中吸气三次，把针摇动，自然冷矣。"针法操作方法是：进针后，结合病人的呼吸先进后退和应用摇法，动摇针柄而退之，以促使凉感的产生。

（四）子午补泻与龙虎升降法

《针灸大成·经络迎随设为问答》曰："子午补泻……此乃宣行荣卫之法也。故左转从子，能外行诸阳；右转从午，能内行诸阴。""然病有阴阳寒热之不同，则转针取用出入当适其所宜。假令病热，则刺阳之经，以右为泻，以左为补；病寒则刺阴之经，以右为补，左为泻。此盖用阴和阳，用阳和阴，通变之法也。"子午补泻即左右捻转补泻。左转为顺转，从子转向午；右转为逆转，从午转向子。杨氏根据病症性质不同，以左右来区分补泻。

龙虎升降为行气之法，《针灸大成·三衢杨氏补泻》曰："龙虎升降……先以右手大指向前捻之；入穴后，以左手大指向前捻，经络得气行，转其针向左向右，引起阳气，按而提之，其气自行，如气未满，更依前法再施。"针法操作方法是：先将针用右手大指向前捻入穴内，再用左手大指向前捻针，得气后左右转动针体，并下按上提（升降）。

（五）补泻分大小

杨继洲认为"刺有大小"，也就是将补泻分为大小。"有平补平泻，谓阴阳不平而后平也。阳下之曰补，阴上之曰泻，但得内外之气调则已。有大补大泻，唯其阴阳俱有盛衰，内针于天地部内俱补俱泻，必使经气内外相通，上下相接，盛气乃衰"，这一论述为杨继洲首创。以往对补泻法并无大小之分。杨继洲所说"平补，平泻"为小补小泻，补就是要引阳气深入，泻则是要引阴外出，以达到内外之气调和。大补、大泻须分天、地两部，或是天、地、人三部，对每部进行"紧按慢提"的补法或是"紧提慢按"的泻法。大小之分主要是在于分层与否。由此看出"补法"有属于弱刺激，也有属于强刺激。"泻法"也一样。也就是说，有属于弱刺激的"平补平泻"，也有属于强刺激的"大补大泻"。

（六）透穴针法

金元时期的针灸家提出"一针两穴"的透穴针法，这是采用不同的方向、角度和深度以同一针作用于两个穴位来增加针刺的强度。有四肢内外侧或前后侧相对穴位的"直透"，各部上下方或前后方邻近穴位之间的"横透"，以及一穴透刺多穴的多向透等法。如《玉龙歌》曰："偏正头风痛难医，丝竹金针亦可施，沿皮向后透率谷，一针两穴世间稀。"杨氏在注解中又补充了许多实例，如风池透风府或合谷透劳宫治偏正头风；印堂透左右攒竹治小儿惊风；地仓透颊车或颊车透地仓治口眼㖞斜；头维透额角治头疼、眩晕；瞳子髎透鱼腰治目红肿痛；膝关透膝眼治膝肿痛；昆仑透太溪治腿足红肿；间使透支沟治疟疾；液门透阳池治手臂肿痛；列缺透太渊治风寒痰嗽等。采用透穴针法可扩大刺激面以增强针刺的强度，或使针刺感应易于扩散传导。

三、《医宗金鉴》

《医宗金鉴》是清·吴谦等人编撰的医学丛书，全书共 90 卷，刊于乾隆七年（1742）。其中《刺灸心法要诀》为原书的 79 ～ 86 卷。此书主要取材于明代张介宾《类经图翼》，并参考了《针灸大成》等书，节录合编而成。

《医宗金鉴·刺灸心法要诀》内容较为浅显，切合实用，简明扼要，故流传较广，对清代的针灸学产生了深远的影响。《医宗金鉴·刺灸心法要诀》正文均为歌诀，主要内容为经脉、孔穴及针灸法。此书注文多直接抄录原书。书中还附有相关的针灸图，其附图或直接取之《类经图翼》《针灸大成》原书，或据内容重新绘制。此书共有歌诀 144 首，图 134 幅，使学习针灸的人能够利用不同歌、图，达到反复熟悉经脉、孔穴及针灸法的目的。这种形式多为清代针灸书籍所借鉴。

《医宗金鉴·刺灸心法要诀》中应用的刺灸法，因部因穴而异。

背部穴位强调多用灸法，如"至阳专灸黄疸病，兼灸痞满喘促声""膏肓一穴灸劳伤，百损诸虚无不良，此穴禁针惟宜艾，千金百壮效非常""肝俞主灸积聚痛，兼灸气短语声轻，更同命门一并灸，能使瞽目复重明"，以及"肾俞主灸下元虚，令人有子效多奇，兼灸吐血聋腰痛，女疝妇带不能遗"等。

手足部多用针刺，如手部的"内关主刺气块攻""痰火胸疼刺劳宫，小儿口疮针自轻，兼刺鹅掌风证候，先补后泻效分明"，以及"商阳主刺卒中风，暴仆昏沉痰塞壅，少商中冲关冲少，少泽三棱立回生"。足部用针也很多，如"涌泉主刺足心热，兼刺奔豚疝气疼，血淋气疼痛难忍，金针泻动自安宁""伏兔主刺腿膝冷，兼刺脚气痛痹风"等有多处主张用刺法。

【思考题】

1.《黄帝内经》中的九针的名称与形状如何？各应用于何种病症？九针的发明有何临床意义？

2.《灵枢·官针》中记述的"五刺""九刺""十二刺"是依据什么来命名的？每一种具体的刺法如何操作？又各自针对何种病症？

3.《黄帝内经》中提出了哪些针灸的补泻原则？在临床上针灸补泻的依据是什么？提出了哪些具体的补泻方法？

4.《黄帝内经》中提出了哪些灸法临床应用的法则？对后世灸法的发展有何影响？

5.《难经》中提出的："荣卫补泻"的理论依据是什么？如何进行操作？

6.《难经》中所提出的"针刺深浅"在临床上如何掌握？理论依据是什么？

7.《难经》中所提出的五输穴的四时针刺法的理论依据是什么？不同的季节各刺哪种五输穴？

8.《金针赋》提出的"飞经走气四法"是针对何种病症，或在何种临床情况下应用？有何独特的针刺效应？此四法如何操作？

9.《金针赋》提出的"治病八法"各治疗哪种疾病？这些针刺手法的提出有何临床意义？其如何操作？

10.《针灸大成》中提出的"补针与泻针要法"和"进火与进水法"的手法基础来源于何种针

法？各应用于何种病症？

11. 透穴针法的临床意义是什么？最早提出透穴针法的时代？《针灸大成》又补充了哪些透穴针法？各治疗何种病症？

12.《医宗金鉴》对刺灸法的论述主要有哪些？

扫一扫，查阅本章数字资源，含PPT、音视频、图片等

针灸是代表中国传统文化走向世界的名片，针灸手法更是针灸瑰宝中的瑰宝。刺法灸法是针灸操作技术的核心，历代名医都十分重视刺法灸法的临床运用。刺灸技术的流派也异彩纷呈，擅长刺法灸法之名医不乏其人，当代针灸界更是名家辈出。从刺灸技术来讲，各有所长，或家承相传，或秉承传统有所发挥，或手法针具有所创新，可谓在传承精华、守正创新的道路上百花齐放，为刺灸技术增添了新的篇章。本章精选了十六位近现代针灸名家之刺灸经验，旨在进一步传承和发扬刺灸技术。

一、任作田

任作田（1886—1950），辽宁省辽阳县人，著名针灸医家。八法神针和经验十法是任老施术心得之精华，前者偏于行针，后者偏于补泻。

（一）八法神针

所谓八法神针，即搓、捻、弹、撚、扪、循、揉、按八种手法。搓即如搓绳状，拇指向前进，与示指合起来，用力搓针柄9次，再后退6次，如此连续行之。捻即如捻线状，手法同搓法，但动作轻微。弹即如针柄动作紧沉，不易转动时，用右示指弹针柄数次，松动针身以便行针。撚即是用拇、示指左右旋捻，待针尖活动自由后，再按常法深进。针下如有凝滞，可用旋捻法使之流畅，然后再深进直至目的层。扪即行补泻手法，及出针后用左示指按压针孔。循即在进针过程中，因气滞而针不能深入时，左示指可在腧穴附近从上向下点划，使气自上向下行动，促使针尖顺利到达预定的部位。揉即在进针前，用两手中指或示指在针穴上揉数下。按即在进针前，用两手中指或示指在针穴上深按。揉按两法同时施行，以使针穴部位气血散开，减少疼痛。

（二）经验十法

所谓经验十法，包括进、伸、退、提、卧、捣、摇、拔、扩、复十种手法。每种手法各有深意，可相互结合操作。①进即拇指前进9次，同时针尖向下用力；②伸即伸展之意，指进针时针尖向下用力，有探索"天、人、地"三层之虚实和病情的轻重，而定补泻之法；③退即拇指后退6次，同时将针柄微提；④提即提起针柄，用进九退六之平补平泻法或左右旋捻法将针提起；⑤卧取其"静"义，针至深层得气且行平补平泻法后，欲使病势镇静，将针静置10～60分钟；⑥捣即微捣法，针至浅层得气后，旋捻针柄一上一下，如捣米状，使针下虚状转实状，或凝滞状转流通状，再分别进至中、深层，行相同手法，待病势平和即出针；⑦摇即当针尖、针身过紧过沉时，可微摇针柄以使针身流利；⑧拔即出针时用轻微之力将针提出；⑨扩即将针尖向四周

探刺，并施以旋撚法，使针下得气感扩大范围；⑩复即反复之意，指针入腧穴一定深度，针下有"气"不至，"血"不流畅之感，未出现循经感传现象，可将针退出一半，稍停 2～3 分钟，再将针伸进原处，行九九大补法，若气血仍不通畅，再往返施术 2 次，仍不达，行大补法后出针，急扪针孔。

二、吴棹仙

吴棹仙（1892—1976），名显宗，四川省巴县人，著名针灸医家。吴氏重视针刺手法，善用子午针法。不仅在其著作《子午流注说难》首提辨气"催气"红晕说，而且论及依据病症不同、男女不同、时间不同，合理应用"烧山火""透天凉"手法。

（一）论辨气"催气"

吴氏在《子午流注说难·催气手法》一文中说："停针十分钟内，如针下有胀痛之感觉，见针四周有红晕，即知邪气已至针下，如无红晕，用催气法。阳日用偶数，阴日用奇数。内转令病人吸气，外转令病人呼气。如邪气不至，如法再催，或三催。顷刻针下胀痛，即知邪气已至。"并对"胀痛"注释为："气分之病邪到针下则胀，血分之病邪到针下则痛。皆当用泻针手法。痛者针稍深入营分，胀者针稍浅在卫分。如胀而且痛，则先深而后浅，并泻之。"这种辨气"催气"红晕说，使催气的技术水平具有可操作性，体现"上守机""上守神"之精巧细腻，以加强疗效。

（二）论"寒热手法"

"提针为热，插针为寒……除寒退热，乃针灸家必要之手法"。吴氏认为呼吸与针刺同步进行，可控制寒热。治法上分午前与午后，午前为阳，午后为阴，由于男子应日，故针左手足；女子应月，故针右手足。"烧山火"手法，阳日用偶数，阴日用奇数；"透天凉"手法，阳日用奇数，阴日用偶数。如阳日用阳数，阴日用阴数，相同则泻，相异则补，需根据病情的虚实，调整阴阳。"若男子午后，有大寒证大热证，当用烧山火透天凉者，则反而用之。若女子午前有大寒证大热证，当用烧山火透天凉者，亦反而用之"。这里所说的"反而用之"即是男子午前用的"烧山火"，如午后的病状与午前相同，午后就该用"透天凉"的手法；若是妇女午后的病状与午前相同，午后用的"透天凉"，午前就该用"烧山火"的手法。所以"烧山火""透天凉"，午前用之为正法，午后用之为偏法，病症虽同，由于男女不同，时间不同，故所采用的手法也不同。

三、王乐亭

王乐亭（1896—1984），名金辉，河北省香河县人，著名针灸医家，人称"金针王乐亭"。王氏重视配穴处方，将配方原则概括为三点，即注重局部与整体相结合，注重调整脏腑气血功能，与注重循经为主、证因标本相结合。

擅长金针，如针对中风瘫痪制定了"督脉十三针"和"中风十三治法"处方。"督脉十三针"处方即百会、风府、大椎、陶道、身柱、神道、至阳、筋缩、脊中、悬枢、命门、腰阳关、长强。用补法可补益阳气，强筋壮骨，补髓益脑；用泻法可抑阳清热，疏通经气，调理气机。中风十三治法，即牵正刺法、牵正透法、手足十二针法、纠偏法、十二透刺法、开闭醒神法、回阳固脱法、督脉十三针法、治背俞法、老十针法、治任脉法、治六腑俞法、刺募法。其中"手足十二针"（双侧合谷、内关、曲池、三阴交、足三里、阳陵泉）以阳经为主，阴阳相配，是中风的首选方。"十二透刺法"（肩髃透臂臑、腋缝透胛缝、曲池透少海、外关透内关、合谷透劳宫、阳池透大陵、环跳透风市、阳关透曲泉、阳陵泉透阴陵泉、绝骨透三阴交、丘墟透申脉、太冲透涌泉）功能即在于舒缓、柔润和滑利肩、肘、掌指、髋、膝、踝部关节。其透之要点在于把握好适应证；多选在患侧、患肢或关节周围；虚实补泻要适宜，对于体质比较虚弱或为虚证时，应当在进针之后首先使之得气，然后再透刺到达对侧穴位；如果体壮证实则可进针直达对侧穴位，再候气、得气施行补泻手法。

针对肠胃病总结出"老十针"处方和"治其本，以胃为先"的学术观点。"老十针"——主穴：中脘、足三里（双）；配穴：上脘、下脘、气海、天枢（双）、内关（双）。针刺腹部穴位均采用直刺 0.3 ～ 0.5 寸，腹部穴位要求以无痛为佳；内关穴采用直刺 0.5 寸，局部酸胀，可有向指尖放射的触电感；足三里直刺 2 寸，稍偏向胫骨方向，针感（有麻电感）向足背放射。

四、郑毓琳

郑毓琳（1896—1967），河北省安国人，著名针灸医家。郑氏在长期针灸实践中，注重针术与气功之结合；善用左手候气；以调气为核心简化热补凉泻法。认为针刺手法的要领是意气相随，刚柔相济，并形成了一套独具特色和疗效的郑氏针法。

（一）强调双手重用左手

郑氏十分注重针刺时双手配合操作，并善用左手。认为左手之妙在于，一可揣摸穴位处肌肉厚薄，孔隙大小，以定准穴位及确定进针方向和深浅；二可候气，随时感觉针下冲动，若未至则右手及时应用手法，若一旦感到针下冲动，则左手按住穴位下方，右手持针向上推进，促使气至病所。

（二）简化热凉补泻手法

郑氏强调针治之要，乃辨清虚实，而施以补泻之法。《素问·针解》云："刺实须其虚者，留针阴气隆至，乃去针也；刺虚须其实者，阳气隆至，针下热乃去针也。"他认为"烧山火""透天凉"之核心在于调气，热补针法引气而入，凉泻针法引气而出，故而简化出更易于掌握的热补凉泻手法。热补手法即左手拇指或示指紧按针穴，右手持针刺入穴内，先浅后深，慢提紧按，务令气至，在酸胀感觉基础上，持针下插 1 ～ 2 分，然后拇指向前捻转 3 ～ 5 次或 9 次，针尖顶着产生感觉的部位守气，使针下沉紧，产生热胀感觉。本法适用于脏腑经络的虚证、热证。凉泻手法即左手拇指或示指紧按针穴，右手持针刺入穴内，先深后浅，紧提慢按，务令气至，在麻胀感觉基础上，将针向上提 1 ～ 2 分，然后拇指向后捻转 2 ～ 3 次或 6 次，针尖顶着产生感觉的部位守气，使针下松滑，产生凉麻感觉。本法适用于脏腑经络的实证、热证。

（三）创独特针刺八法

郑氏根据杨继洲《针灸大成》记载的"赤凤迎源""青龙摆尾""苍龟探穴""白虎摇头""龙虎交战"等按动物的形象动作所描述的补泻手法，结合临床，不断揣摩与实践，总结出了八种临床针刺补泻手法。包括二龙戏珠、喜鹊登梅、老驴拉磨、金钩钓鱼、白蛇吐信、怪蟒翻身、金鸡啄米和鼠爪刺法。如二龙戏珠系指施针时操作手法似耍龙灯时二龙戏珠一样的动作，施针时使感觉传到眼区为目的。如针太阳穴时，左手示指紧按穴上，右手持针捻转进入穴位，针到一定深度，得气后，针尖向眼的方向捻转，使热胀或凉胀的感觉分别两条线传到上下眼睑，并包围起眼珠。如两眼有病，针两攒竹穴时，使热胀感觉或凉胀感觉传到两眼内，亦呈二龙戏珠的施针方法。此法用于治疗一切眼病。

五、承淡安

承淡安（1899—1957），字启桐，号九芝，江苏省江阴人，著名的针灸医家和针灸教育家，是我国近代针灸复兴的杰出代表。承氏学贯中西，道通古今，强调经络学说，重视针灸治神，总结伤寒针灸处方，为针灸学理论体系的发展奠定基础。

（一）重视治神

针灸治"神"，一可减轻进针时的痛感，二可提高针刺疗效。

承氏重视治"神"，是基于他认为古今中外一切治疗分为精神治疗、药物治疗和器械治疗三种。古代的祝由、符咒神方，现代的催眠甚至心理移转等，都属于精神治疗范围。精神治疗主要是以术者的精神为主体，辅以受治者的心理移转，而呈现"不可思议"的效果；药物治疗以药物的性能作用为主体；物理治疗的主体虽为器械和光热等，但与心理信仰、精神贯注也有关系。由此承氏认为针效的主体有三，第一是精神的感应，第二是心理的专注，第三是物理的刺激，三者配合，奇功立显，实际上是对《黄帝内经》治神理论的一种现代解释。针刺治"神"的临床应用主要表现在治疗前的精神疏导、进针时医师的正神、进针时病者的分神和行针时医患双方的精神交流。

（二）捻运手法

进针以后的针刺手法，承氏称为"捻运手法"。承氏认为古代粗针浅刺，而现在针体纤细，古代的针刺手法现在并不能完全仿效。故在《中国针灸学》提到"……从今日科学观点言，通经脉、调气血即为刺激神经促机能复常。虚则实之，乃指某组织之生理功能减退予以兴奋；满则泄之，乃指某组织之生理功能亢进予以抑制；菀陈则除之，邪胜则虚之，乃指充血瘀血之病候，予以放血或诱导缓解"。基于此观点，承氏将进针后的针刺手法，总结为兴奋、抑制、反射和诱导作用的四种针法。具体是：①兴奋作用针法，选用 28 号或 30 号针做轻缓的刺激，约数秒或半分钟之捻运，病人略感酸胀，即予出针。②抑制作用针法，选用 26 号或 28 号针，做持久之强刺激，1～2 分钟的强烈捻运，并作 5 分钟以上、30 分钟以下时间的留针。③反射作用针法，视证候如何而手法不同。如须使之兴奋以加强其功能作用时，可选用 28 号或 30 号针，予以短时间的中度刺激（捻运不轻不重、不徐不疾、提插均匀等），如须使之起抑制以减低其亢奋作用时，可选用 28 号针，做较长时间的中刺激。④诱导作用针法，选用 26 号或 28 号针，做较长时间的强刺激，1～2 分钟，并做留针法。此外，承氏参考日本新针法，改进了我国古代的传统针法，成为有关捻运与留针操作的 8 种针法，包括单刺术、旋捻术、雀啄术、屋漏术、置针（留针）术、间歇术、震颤术、乱针术。

六、杨永璇

杨永璇（1901—1981），上海市南汇区人，著名针灸医家。"杨氏针灸风科"流派和"杨氏絮刺火罐疗法"是其创立的两大特色。

（一）絮刺火罐疗法

所谓"絮刺火罐疗法"，即先用七星针叩刺穴位，微微出血后拔以火罐，吸出瘀血，达到宣散气滞、祛瘀生新、舒筋活络的目的。《灵枢·九针论》有关取法絮针的记载有二处。一处是"二曰员针，取法于絮针……主治分间气"，"令无得伤肉分，伤则气得竭"，意即按摩分肉而无伤肉分。另一处是"四曰锋针，取法于絮针……主痈热出血"，"令可以泻热出血，而痼病竭"，意即刺络放血，治疗顽痹痼疾。絮者，絮絮叨叨绵绵不断之谓也。絮，犹调也，寓调和气血之意。絮刺，即反复叩击，取连绵不断之意。临床运用须辨虚实、分营卫，如用七星针轻叩刺 60～80 下，结合拔罐，仅吸出汁沫稠液，以泻（卫）气分而不伤肉分为要，取"刺卫者调气"之旨，如用七星针重叩刺 100～120 下，刺络放血结合拔罐，吸出瘀血乃取"刺营者出血"之旨。

（二）重手法善补泻

杨氏重视针法，主要体现在轻缓进出针和灵活运用各种刺法两方面。进针手法当轻缓，即以左手大拇指爪甲紧切穴位，令气血宣散，用右手拇、示指持针，缓缓刺入，进针速度要慢，捻转角度要小，既可减轻破皮的痛感，又不致损伤血管。出针手法也须轻缓，不可一抽而出，与《金针赋》"下针贵迟，太急伤血，出针贵缓，太急伤气"的见解吻合，也符合《灵枢·五乱》"徐入徐出，谓之导气"的经旨。针刺手法的运用，宜因人而施，因病而异。如对小儿、大病初愈者、气血极度衰弱的老年人和妇女患者多采用"浅内而疾发针"的半刺；用"直刺旁之，举之前后，恢筋急"的恢刺法治疗筋痹；用"左右鸡足，针于分肉之间"的合谷刺法治疗肌痹；用"直出直入，深内入骨"的输刺法治疗病久日深的顽痹痼疾；用"直入一，傍如二"的齐刺法治疗淋巴结炎和腱鞘囊肿；用"正内一，傍内四而浮之"的扬刺法治疗漏肩风、腰扭伤和股外侧皮神经麻痹；用"直入直出，数发针而浅之，出血"的赞刺法治疗丹毒、胫肿；用"直刺左右尽筋上"的关刺治疗鹤膝风等关节疼痛拘挛；用"左右率刺之"的阴刺法（取双侧太溪穴）治疗咽喉干痛、发音嘶哑；用"引皮乃刺之"的直针刺法（取地仓透颊车）和"左病刺右、右病刺左"的巨刺治疗急性、陈旧性面瘫和中风后遗症等。

"针灸疗法，重在得气，得气方法，提插捻转，提插结合，捻转相连，指头变化，大同小异，虚实分清，补泻适宜，纯熟之后，精神合一。"此十二句口诀即是杨氏对针刺得气和补泻手法应用的总结。杨氏常用捻转补泻法治疗头痛、眩晕、半身不遂；用提插补泻法治疗胃脘痛、子宫脱垂；用呼吸补泻法治疗咳嗽、哮喘、胁肋疼痛；用开阖补泻法治疗丹毒红肿、胫踝肿胀；用迎随补泻法治疗风寒湿痹、疼痛痒麻；对类中风半身不遂早期，用补健侧、泻患侧等方法。

七、管正斋

管正斋（1908—1980），字谨谔，号杏轩，山东省高密市人，著名针灸医家。过梁针法和改良的《黄帝内经》针法是管氏匠心独具的刺法经验。

（一）过梁针法

管氏过梁针法是管氏在继承前人经验和家传针法的基础上，发展和完善起来的一种特殊针法。其针具源于古代"长针""大针"，长而粗；取穴以奇穴为主，少而精；刺法以"深""透""动""应"为特点。"深"指选用的奇穴和经穴，较常规刺法进针深；"透"指要求透刺到对侧皮下；"动"指在进针或行针时，患者一般会出现不自主抽动或颤动；"应"指患者出现针刺感应更易获效。

管氏过梁针主要应用 24 个过梁奇穴（天灵、腋灵、屈委阳、尺桡、中桡、寸桡、寸平、脑根、平顶、中平、阳委一、阳委二、阳委三、四连、王灵、灵宝、山膝根、泉中、肾根、迈步、外伏兔、臂宁、下灵、大椎），穴名及取法几乎完全有异于十四经穴。手法操作亦别具特点，选用特制的 26 号（或 28 号）过梁针，采用单手两指疾速直刺法，进皮后，左手扶持，右手小弧度捻转，缓慢进针，进针到穴位深度的一半时，左手扶托于穴位肢体的对侧，以探测针尖到达的位置，直至进针刺到对侧皮下。随后，根据病情辨证行相应的过梁针补法或泻法，前者即行"凤凰理羽"手法九次，三九二十七次，或九九八十一次，后者行"凤凰展翅"手法六次，六六三十六次，或八八六十四次。本法适用于癔症性瘫痪、脊髓损伤、外伤性截瘫、痹证、痿证等。

（二）改良内经针法

1. 单针透刺法　单针透刺法源于《黄帝内经》的"关刺""短刺"理论，分为循经透刺法、经穴透刺法、过梁针透刺法等三种。循经透刺法是根据病情和补泻手法的不同要求，采取"迎"或"随"经脉透刺的针法，主要应用于背部和腹部的经脉。经穴透刺法则是采取一针透二穴，或一针透数穴，如支沟透间使、阳陵泉透阴陵泉、颔厌透曲鬓等。过梁针透刺法主要应用于四肢部，操作如前所述。

2. 两针傍刺法　两针傍刺法源于《灵枢·官针》中："傍针刺者，直针傍刺各一，以治留痹久居者也。"如攒竹穴傍针刺：先从攒竹穴部位进一针，针尖到达眉中眶上裂，左手拇指压按针尖，使针身紧贴眼眶，右手持针捻转三十六次；再从阳白穴直下一针，使针尖向下刺到眉中眶上裂，与第一针尖相遇，左手拇指压按针尖，使针尖紧贴眶上裂，右手持针捻转三十六次，为一度手法。

3. 三针齐刺法　三针齐刺法源于《灵枢·官针》中："齐刺者，直入一，傍入二，以治寒气小深者。"如面穴齐刺法：下关穴直刺，进针深度 1.2 ～ 1.5 寸；颊车透下关，向上平刺 1.2 ～ 1.5 寸；太阳透下关穴，向下斜刺或平刺，进针深度 1.2 ～ 1.5 寸。得气后，太阳、颊车加用电针，采用连续波，频率 80 ～ 100 次 / 分钟，留针 20 分钟。

4. 四针恢刺法　四针恢刺法源于《灵枢·官针》："恢刺者，直刺傍之，举之前后，恢筋急，以治筋痹也。"此恢刺法是直刺在筋的旁边，或前或后的提插捻运，扩大针孔以舒缓筋急。管氏则发展为"四针恢刺法"，如拇指屈肌腱鞘炎，先在地神穴（位于手拇指与掌交界之中点）直刺一针恢刺；再在地神下 1 寸、旁开 0.5 寸各进一针恢刺最后在拇指横纹正中刺一针。

5. 五针扬刺法　五针扬刺法源于《灵枢·官针》中："扬刺者，正内一，傍内四而浮之，以治寒气之博大者也。"管氏则扩大了扬刺的治疗范围，而不限于寒气稽留面积较广而浅的病症。如用扬刺法治疗腱鞘囊肿，在囊肿的上下左右各平刺一针，再从囊肿隆起最高点直刺一针至囊底，亦称"梅花刺"。

6. 多针连刺法　多针连刺法是管氏将傍针刺、齐刺、扬刺、赞刺、豹文刺等多针刺法，结合浮刺之进针浅和输刺进针深的特点，分别形成多针浮刺法、多针连刺法的特殊刺法。如多针连刺法取脊椎九宫穴治疗颈椎病，方法是以压痛点最显著的病变椎节棘突间定为中宫，沿督脉在中宫上下棘突间定乾宫、坤宫、抉乾宫、中宫、坤宫旁开 0.5 ～ 0.8 寸，依次定取巽、兑、坎、离、艮、震六宫穴。进针顺序为：先针中宫，次针乾宫、坤宫，直刺或向上斜刺 0.8 ～ 1.2 寸。依文取巽、兑、坎、离、艮、震六宫穴，针尖斜向椎体，进针 1.2 ～ 2 寸，获得针感后，按病情施以补泻手法。

八、陆瘦燕

陆瘦燕（1909—1969），江苏省昆山市人，著名针灸医家与针灸教育家。潜心针灸教育，精研经络腧穴理论，深究针刺手法，倡导实验针灸，为继承和发扬针灸医学留下了宝贵经验。

（一）强调行气手法

陆氏精研针刺手法。他通过全面地分析研究，归纳和分类了古代各种针刺方法，将针刺手法分为三类，包括基本手法、辅助手法和复式手法。将针刺手法的作用又区分为候（催）气、行气及补泻三种。其中，陆氏认为行气手法应是一种独立针刺手法，因其能使"气至病所"而提高疗效，并将其归纳成"捻转行气法""提插行气法""呼吸行气法""按压行气法"和"针芒行气法"五种手法。补泻手法根据不同作用，又分为"调和阴阳"和"疏调营卫"两类。

陆氏对"烧山火"与"透天凉"复式手法进行了文献考究、临床及实验研究，观察这两种手法对体温和某些体液成分的影响。提出了手法成败的关键因素在于热感与凉感的出现和得气的密切关系，热感往往在酸胀感的基础上产生，凉感则多产生于沉重感的深化。至于凉热感出现的部位因人而异，有的先出现在施术部位并逐步扩散，有的先出现在肢端，有的甚至可出现在对侧。

（二）大力提倡温针

陆氏大力提倡温针，认为温针和灸法是两种截然不同的治疗方法。灸法是将艾绒或其他药物放置在体表的穴位上烧灼、温熨，借艾火之力振阳温经、驱散阴寒。温针是针尾加艾燃烧，借艾火的温热，通过针体的传导，以透达肌肤深部。温针"只须取其温暖，并不须烧之炽热"。并且在补虚泻实手法后使用，能改善针力之不足。如当经气虚损时，用补法配合温针，能促经气运行，温阳补益；当经气为外邪所闭阻时，用泻法配合温针，可加强经血运行，促邪气宣泄，以达去壅决滞之目的。

九、彭静山

彭静山（1909—2003），辽宁省开原人，著名针灸医家。1970年首创眼针疗法。

眼针疗法的理论依据之一来源于脏腑经络学说。《灵枢·大惑论》曰："五脏六腑之精气，皆上注于目而为精。精之窠为眼，骨之精为瞳子，筋之精为黑眼，血之精为络。其窠气之精为白眼，肌肉之精为约束，裹撷筋骨气血之精而与脉并为系，上属于脑，后出于项中，此则眼具五脏六腑也。"《灵枢·邪气脏腑病形》曰："十二经脉三百六十五络，其血气皆上于面而走空窍，其精阳气上走于目而为睛。"《素问·五脏生成》曰："诸脉皆属于目。"眼针疗法理论依据之二是基于后汉名医华佗首提的"看眼察病"法。"目形类丸，瞳神居中而前，如日月之丽东南而晚西北也。内有大络六，谓心、肺、脾、肝、肾、命门各主其一；中络八，谓胆、胃、大小肠、三焦、膀胱各主其一，外有旁支细络莫知其数，皆悬贯于脑，下连脏腑，通畅血气往来以滋于目。故凡病发，则有形色丝络显现，而可验内之何脏腑受病也……"

彭氏根据以上论述，保留五脏之络，并把三焦分为上、中、下三个部分，以类相从，共13个脏器。用八卦作为代名词把眼白睛划分为八个区，分别对应脏腑和上、中、下三焦。八区络脉有七种不同形状和颜色，根据白睛上络脉变化的规律，察知疾病的来龙去脉，起自何经、传入何经、病程长短、病势轻重、寒热虚实、预后转归，形成彭氏"观眼识病"法。并在此基础上创造了"眼针疗法"，内容包括眼球经穴划分、配穴、定穴、针刺等各环节。配穴法有循经取穴、看眼取穴、三焦取穴三种。针刺法有点刺法、眶内刺法、沿皮横刺法、双刺法、表里配合刺法、压穴法、眼区埋针法、电针法、缪刺法和配合其他疗法十种。

十、朱琏

朱琏（1909—1978），女，江苏省溧阳人，著名针灸学家。朱琏首提针灸神经学说，并发现了19个新穴位。她的针灸学术思想成为中西医结合医学的一部分，对中医针灸的科学化有着较大影响。

（一）强刺激、弱刺激

朱氏强调刺激的手法、部位和时机是针灸治病的三个关键。提出针灸基本操作手法可根据刺激效应的强弱对大脑皮层活动的影响，分为抑制法和兴奋法两类。若取穴少、刺激量大、频率快、持续时间长、患者的感觉较重、温和灸或熨热灸15～30分钟的方法为强刺激，因它可镇静、缓解、控制处于异常兴奋或亢进的身体机能状态，和能增强正常抑制的作用，又称为"抑制法"。相反，若取穴多、刺激量小、频率慢、持续时间短、患者的感觉较轻、雀啄灸30～50下的方法为弱刺激，因它可促进、唤起、兴奋处于过度抑制或衰退的身体机能状态，和能提高正常兴奋的作用，又称为"兴奋法"。这种分类方法为针刺补泻手法的现代机理研究奠定了一定基础。

（二）三种进针法

朱氏根据不同针具和不同病情，将进针法分为缓慢捻进法、快速刺入法和刺入捻进法三种。缓慢捻进法指缓慢将针捻进皮肤，主要用于毫针针刺，适宜慢性病、年老体弱及初诊患者。快速刺入法指进针时不捻针，进针后可随即快速起针，相当于浅刺进针法，主要用于短毫针、员利针或三棱针，适宜急救、局部麻痹及小儿抽搐等治疗。刺入捻进法指针刺入真皮后再缓慢向下捻进，主要用于急性痛证、皮肤极敏感患者及肌肉肥厚部位的深刺。朱氏重视进针后的手法，认为一进二退三捻针，四留五捣为行针。进、退均为探取神经，捻尤为关键，不仅进针、退针要捻，刺到神经以后也要捻。捻的速度快、角度大、连续捻的次数多，刺激就强，相反就轻。留针有留而不捻、留留捻捻、留而固定的三种形式。捣针就是将针上下捣动，或上下提插，可分为直捣、斜捣和混合捣三种。留针和捣针既可解除针刺过程中患者出现的强烈感觉或滞针现象，又可加强和巩固针感或候气、守气。出针的方法又有轻捻提出法、平稳拔出法和迅速抖出法三种。

十一、邱茂良

邱茂良（1913—2002），浙江省衢江区人，著名针灸医家和针灸教育家。"针刺是艺，深功藏之，指间显术，揣摩在心，研习不辍，乃可精之"是邱氏对针刺手法重要性的高度概括。

（一）注重得气

邱氏认为得气应包括两方面，一是医师针下沉紧感，或不同程度的抵抗与吸力感；二是患者穴位处酸、麻、胀、痛及凉、热等感觉，甚或向四周或上下传导感觉，两者综合方称之为得气或针感。但也指出得气不能简单地认为是针刺有效的唯一标志，只能认为是产生效应的反应之一。因在临床和实验研究中观察到，如果仅有得气反应而不施行针刺手法，在生理、生化指标上，并不出现明显变化。只有在得气基础上，施行各种恰当的针刺手法，达到一定的刺激量，不断地激发人体功能，使病理状态向正常生理状态转化，才能达到治愈疾病的目的。说明得气虽不等于疗效，但它是取得疗效的基础。

（二）邱氏三法

邱氏认为针刺得气后应有具体要求，即须治神、守气、行气。其中行气可认为是针刺得气的调节，以控制得气的强弱、扩散、传导与持续时间，又称"运气法"，包括得气强弱调节、得气方向调节、得气部位调节。若能严格掌握，做到恰如其分，适中病机，才能充分发挥针刺良效。如为使针感传导，邱氏一般多用"三法"，一是"左右捻转法"，拇指左转为阳，针感可上行；右转为阴，针感可下行。二是"上下斜刺法"，针尖方向向上斜刺则针感向上；向下斜刺则针感向下。三是"穴周按压法"，欲使针感向上行须紧压针穴的下方；欲使针感向下行须紧压针穴的上方；若欲使针感向四周扩散，进针后应将针左右均匀地捻转，或将针尖上、下、左、右轻轻提插，缓慢行之，则针感逐渐向四周扩散。

十二、杨甲三

杨甲三（1919—2001），江苏省武进人，著名针灸医家、针灸教育家。杨甲三在腧穴取穴方法、临床配穴应用、毫针进针方法、毫针补泻、临床论治等方面积累了丰富经验。

（一）三边三间取穴法

杨氏提出腧穴定位当纵向、横向坐标双结合，纵横交错，其交叉点即为腧穴之所在。纵向定位常根据骨度分寸定位法，横向定位则以体表解剖标志为主。然由于腧穴的分布规律多在"三边""三间"，即骨边、肌腱边、肌肉边；两骨之间、两肌腱之间、两肌肉之间。说明腧穴虽"非皮肉筋骨"，但其定位则须借助骨、筋、肉等解剖标志方能准确完成，故创"三边""三间"取穴法。

（二）倡导单手进针法

杨氏毫针单手进针法意在完全解放左手及方便持针多枚备用，从而巧妙分工右手五指，融合指力、腕力、距离、角度等各要素，形成了相对独特的单手进针法。具体是将右手拇、示指捏持针柄，无名指或小指夹持针身，中指充当"弹努爪切"之功。其进针方式有悬空下压式、角度转变下压式、捻转下压式和连续压式四种，具有准确少痛、轻巧快速、规范实用的优点。适用于人体各部穴位，也适用于任何长度的毫针。

（三）巧立补泻手法

杨氏将补泻方法及刺激轻重精辟地总结为"搓紧固定加震动，推内搓左随补功；动退搓右迎提泻，刺激妙在强弱中"。尤其对临证时如何根据具体情况，灵活选择运用强、中、弱之刺激强度提出独特见解：①每日针刺宜轻刺激，间日针刺宜中等强度刺激；②针下不得气时须强刺激；③引气向上或向下时宜强刺激；④气至病所宜施强刺激；⑤急性病宜施强刺激。同时还应注意，强刺激时取穴要少。针对头部腧穴之补泻，杨氏认为皮内刺为补，皮下刺为泻。所谓皮内刺是指将针沿头皮约15°角刺入头皮内而不穿透之为补法；而按常规将毫针沿头皮约30°角刺于头皮与颅骨之间为泻法。

十三、程莘农

程莘农（1921—2015），江苏省淮阴人，中国工程院院士，国医大师，著名针灸医家。程莘农强调缘理辨证、据证立法、依法定方、明性配穴、循章施术，以贯彻理、法、方、药、术的统一，并首创"三才针法"。

程氏"三才针法"源于《针灸大全·金针赋》，但又有创新，包括三才配穴、动手探穴、指实腕虚持针法、三才进针法、震颤补泻法和飞旋补泻法，几个动作须连贯操作，一气呵成，方能快速无痛、沉稳准确。①三才配穴，即根据"天人合一""天人相应"的整体思维模式，提出以"天、人、地"对应人体上、中、下三部选穴。头颈以上为天（上），胸腹背为人（中），四肢为地（下）；胸腹部之横膈以上为天（上），横膈至脐中水平为人（中），脐至耻骨联合水平为地（下）；腰背部之至阳以上为天（上），至阳到命门为人（中），命门以下为地（下）；肩膀、胯臀部至肘、膝部为天（上），肘、膝部至腕、踝为人（中），腕、踝至指、趾部为地（下）。如治疗失眠可取百会（天），中脘（人），神门、三阴交（地）；如治疗气虚证，可取膻中（天）、中脘（人）、气海（地）；如治疗咳嗽，可取肺俞（天）、脾俞（人）、肾俞（地）；如治疗上肢活动不利，可取肩三针（天）、曲池（人）、合谷（地）；如治疗下肢活动不利取环跳、髀关（天），足三里、阳陵泉（人），太冲（地）。②动手探穴，即先据常规取穴法粗定穴位，然后施以循、摸、按、压等手法以精确定位。正如《备急千金要方》所云："人有老少，体有长短，肤有肥瘦，皆须精思斟量，准而折之，又以肌肉纹理、节解、缝会、宛陷之中，乃以手按之，病者快然，如此仔细安详，用心者乃能得之耳。"③指实腕虚持针法，即指持针之手要指力实而腕力虚，以右手拇、示两指持针，中指指端靠近穴位，单手进针，为三才针法的动作基础。进针时指力和腕力必须配合好，悬指，悬腕，悬肘，切循经络，针随手入。④三才进针法，即取意天、人、地三才，进针分皮肤、肌肉浅部、肌肉深部三个层次操作，先针 1～2 分深，通过皮肤的浅部，为天才，再刺 5～6 分深，到达肌肉为人才，三刺 3～4 分深，进入筋肉之间为地才，然后稍向外提，是针柄与皮肤之间留有一定距离。⑤震颤补泻法，即进针至天、人、地部后，手不离针，做小幅度快速的提插捻转略加震颤手法，是一种将高频率的提插与捻转相结合的手法。⑥飞旋补泻法，即手指在离开针柄的一瞬间，施以飞旋动作，拇指向前为补，拇指向后为泻，反复数次，以促进针感扩散走动。

十四、贺普仁

贺普仁（1926—2015），字师牛，号空水，河北省涞水县人，著名针灸医家、国医大师。贺普仁基于"病多气滞，法则三通，以血行气"的独特学术思想，首创针灸"三通法"。

贺氏认为，气血与经络既为人体正常的生理基础，也是疾病产生的重要病机转化所在。凡各种疾病皆由经络不畅、气滞血瘀、阴阳失衡所致。血乃有形，气乃无形，气虽属阳，主动，但须赖血以济，方可表现出它的机能活动。"气为血之帅""血为气之母"的本质在于两者相互为根，相互为用。因为气之所以能行血，是由于血能载气，气的活力虽很强，但易于逸脱，所以气必须依附于血而存于体内。当气附存于血中时，血可载气并不断为气的功能活动提供水谷精微，使其不断得到营养补充，故血盛则气旺，气旺又能生血、行血、摄血。血虚则气衰，血脱气亦脱，即血病气亦病。基于气血互生互用关系，贺氏认为"病多气滞，法则三通，以血行气"，即微通法、温通法、强通法。

"微通法"即是以毫针作为工具，使经络气血通调和畅，从而治疗疾病的一种针刺方法。《标幽赋》指出："观夫九针之法，毫针最微。"《灵枢·九针十二原》曰："欲以微针通其经脉。"即毫针针刺不仅可微通经气且手法细腻，操作细巧。然"微"应内含从选针、取穴、持针、进针、行针、补泻，直到留针、出针等诸多细节，细细揣摩方可正确运用。"温通法"即是以火针和艾灸施于穴位或一定部位，借火力和温热刺激，温阳祛寒，疏通气血，以治愈疾病的一种治疗方法。病势急者多用火针，病势缓者多用艾灸。为有效地解决不同人群、不同病症、不同体质应用同一种针刺方法的弊端，贺氏依据临床需要将火针的操作分为速刺法、慢刺法、留针法、热针法、温针法等。"强通法"指的是放血疗法，即用三棱针或其他针具刺破人体一定的穴位或某浅表部位，依病情放出适量的血液以治疗疾病的针刺方法。本法重在"强"，务必刺破血络，迫血外出，方能达到"祛瘀生新"的目的。在操作方面分为缓刺、速刺、挑刺、围刺、密刺、针罐、火针法等，以适用不同的人群和疾病。并强调出血量以所出血的颜色的变浅为标准。"贺氏针灸三通法"常于治疗高血压、白癜风、风湿性关节炎、发热、儿童智力低下、子宫肌瘤、外阴白斑、慢性下肢溃疡、下肢静脉曲张、静脉炎等。其中用火针治疗中风后遗症为其疗效的一大特色。

十五、靳瑞

靳瑞（1926—2010），广东省广州市人，著名针灸医家，创立"靳三针"疗法，强调"理、法、方、穴、术"的一致性，立足临床，实用有效。其临证要诀是：治神得气，辨证补泻；三针取穴，直指病所。

（一）创"靳三针"疗法

"靳三针"疗法的形成是在 80 年代中、后期，是岭南针灸的新学派。靳瑞教授认为"三"是单数，属少阳，阳之初生，朝气蓬勃，渐至隆盛，历久不衰。另外，根据《道德经》"一生二，二生三，三生万物"，自然界万事万物的产生，均源于"三"，故"三"有生生不息、无限扩展之意。"三针"实质有两个含义：一是临床实践中总结出来治疗某些疾病的三个最重要、最常用的穴位；二是某些病症针刺三次即可控制的意思。"靳三针疗法"各穴组在临床被广泛采用，如鼻三针、脂三针、胃三针、肥三针、眼三针、肩三针、腰三针等，尤其"头四项"（智三针、四神针、颞三针、脑三针）治疗儿童脑病是"靳三针"疗法的一大特色。

（二）强调治神、得气和补泻

靳瑞非常重视针刺中的精神心理因素，正如《素问·汤液醪醴论》所言："针石，道也。精神不进，志意不治，故病不可愈"。医师面对的不单纯是一个疾病，同时面对的是一个活生生的人，而能表现人之核心调控功能和灵性的，正是中医所谓的"神"，靳老认为针刺治疗的内在关键就在"治神"，强调治神而后方能得气，常引《黄帝内经》中的"凡刺之法，必先本于神"教导学生，认为现在虽有各种先进的仪器和工具，但针灸医师还是应认真钻研针灸手法和心法，针刺治神的精妙微细之处在于医师必须深入到"心领神会"的境界，方能感悟和获得，这是任何仪器所不及的，也正是中医针灸的精粹所在。兹总结为治神"九字诀"：定、察、安、聚、入、合、和、实、养，综合概括提炼"生"一字总诀。

靳氏认为，针刺是很讲究针感和得气的，得气与否直接影响治疗的效果，因而靳氏在针刺时非常注重针感和得气。临床上慢慢进针，保证患者获得较强针感，医师指力足，患者不会有不适感。缓慢入针，取穴点就能保证非常精确，病人的注意力（病人的"气"）集中在穴点上，同时，医师的注意力（医师的"气"）也集中在针尖上，两气相合，故而"两神合一"，针刺得气感较好。

靳氏对针刺之针形亦有讲究，要求"有根""有神"之标准，方见功夫。所谓"有根"，即指针体应能直立固定，不可松松垮垮，东倒西歪；"有神"，是指针下要沉涩紧，即得气，若如针破棉絮，则应候气、催气。简而言之，进针治神，要求医师精神意识由针中进入患者穴中，与其神气合。

靳氏认为，针刺传统补泻手法是以经络学说为基础，以脏腑经络的虚实为对象，虚证用补法，实证用泻法，补泻手法的反应标准是行补法后因气血的充盛而有针下热的反应，行泻法后，因邪气的减退，而有针下寒的反应。靳氏补泻手法主要有三，以《黄帝内经》的"疾徐补泻"手法为基础，分为大补大泻和小补小泻，加上导气同精法。

十六、杨介宾

杨介宾（1929—2007），四川省金堂县人，著名针灸医家。杨介宾强调经络辨证、创经络病机说和重视以神领气、意守感传分别是杨氏的主要学术思想和针刺经验之一。

（一）无痛进针法

古代文献记载的两种无痛进针法，一是窦汉卿《标幽赋》云："左手重而多按，欲令气散；右手轻而徐入，不痛之因。"二是何若愚《流注指微赋》云："针入贵速，既入徐进。"杨氏认为，前者进针缓慢适宜于初学者，后者进针快速适宜于具有相当指力者。然若两者结合，更易达到针刺不痛的良好效果。杨氏常用的方法是先用左手拇指或示指找准穴位，用拇指爪甲反复重切穴位，暂时减退局部感觉神经的功能，并立即用右手拇、示、中三指持针，将针尖放在切痕上，左手拇示两指捏住针体下端，使着力点集中在针尖上，保持垂直的针身，然后轻巧用力，快速刺入皮下，以缩短致痛时间。

（二）善候气催气

杨氏认为使用候气法时，务使手不离针而频繁使用提插捻转等催气手法，如提捻法、循摄法及移位法。提捻法即以右手拇、示指捏住针柄，中指第一节指腹稳住针身，施用捻转手法以活动针体，旋入旋出以促使气至。杨氏提捻法是在《神应经》"……细细动摇进退搓捻，其针如手颤之状"催气法基础上的变通。循摄法即左手四指并拢，微屈指尖触及皮肤，沿经脉循行所过之处或针刺周围循摄，再行针时即有得气效应，与《金针赋》"……用指于所循行经脉或穴位附近施之循法"微有不同。所谓移位法，即在针刺过程中由于取穴不准，或针刺穴位过偏而导致经气未至，通常可重新移动针刺部位或调整针刺方向，再进行提插捻转等催气手法即可得气。若患者感觉特别迟钝时，可另用雀啄术，即加重提插捻转刺激感，将针频繁向下捻按，随后再向上捻提，反复施行以使气至。

（三）善守气调气

杨氏守气的方法主要有提按法、捻转法。提按法是以针尖守住得气部位，按提针柄，不使针尖脱离感觉的方法。刺手往里轻按乃补法，刺手往外轻提乃泻法，但须用腕指力量勿使针尖离位，以便针感保持较长时间。捻转法是在针下得气且患者有舒适感时使用的一种手法，虚证拇指进前左转为补，实证拇指退后右转为泻，仍须保持针尖顶住针感勿离位，以延长针刺感应。杨氏常用调气手法主要有补法、平法、泻法三种。补法，即得气后施以较弱的捻转提插手法，以拇指进前左转、紧按慢提为主，具有补虚调气的作用。平法，即在得气后施以中等提捻转提插的方法，捻转与提插同时进行，能调和阴阳之气，常用于经气逆乱，虚实夹杂之证。泻法，即在针刺得气后施以较强的捻转提插方法，具有调气祛邪的作用。

下　篇

刺法灸法学操作训练

扫一扫，查阅本章数字资源，含PPT、音视频、图片等

实训一　针刺基本功训练

【目的要求】

通过纸垫、棉团练习二步练针法，重在训练指力、指感等。纸垫或棉团练习，以熟悉针具性能，掌握持针、指力和基本手法。

【实训时间】

2课时。

【器材用具】

φ0.35×25mm、φ0.35×40mm一次性毫针若干，锐器桶等，学生自备棉团、纸垫、纸板。

【实训步骤】

1. 指力训练

技术要点：持针稳固，针身垂直；手臂悬空，沉肩自然；指端用力，巧透针尖。

2. 进针手法训练

技术要点：持针规范，操作自然；刺捻结合，垂直进针。

3. 基本行针手法训练

（1）捻转法

技术要点：以针尾为准，捻转角度均匀，速度均匀，深度不变，操作快慢自如，动作协调自然。

（2）提插法

技术要点：以针根为准，提插幅度均匀，深浅适宜，针身垂直，操作快慢自如，动作协调自然。

【操作流程】

1. 指力训练

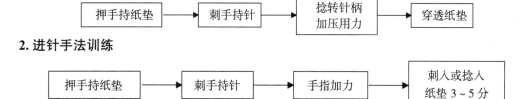

押手持纸垫 → 刺手持针 → 捻转针柄加压用力 → 穿透纸垫

2. 进针手法训练

押手持纸垫 → 刺手持针 → 手指加力 → 刺入或捻入纸垫 3~5分

3. 基本行针手法训练

（1）捻转法

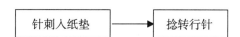

针刺入纸垫 → 捻转行针

（2）提插法

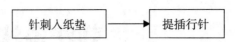

【实训技能标准】

以捻转法为例：

捻转法实训考核表

项目	操作技术要求	分值	得分	备注
术前准备	纸垫位置摆放恰当，针具选择合适	2.0		
体位	站立位	1.0		
捻转操作	①将针刺入练针纸垫或棉团内一定深度 ②刺手持针以拇、示指对搓的方式捻转行针 ③使针身在同一平面内来回转动 ④掌握捻转的角度大小 ⑤来回角度一致 ⑥频率快慢均匀 ⑦捻转的速度一致	6.0		
整体	熟练度	1.0		
合计		10		

【实训小结】

指力、进针、提插、捻转都属于刺法的基本功，是所有刺法的前提和基础。本节所讲述的是针刺前的准备，是初学者学习刺法的入门课。本节要让学生通过纸垫、棉团练习二步练针法，着重训练指力、指感等。纸垫或棉团练习，以熟悉针具性能，掌握持针、指力、进针和基本手法。

实训二　毫针进针法训练

【目的要求】

通过实训，掌握临床常用的双手进针法和单手进针法，并在操作中能够熟练地、恰当地把握针刺的角度、方向和深度。

【实训时间】

2课时。

【器材用具】

φ0.30×25mm、φ0.30×40mm、φ0.35×75mm 一次性毫针若干，消毒棉球，75%乙醇，弯盘，镊子，锥形桶，锐器桶等。

【实训步骤】

1.进针法

（1）单手进针法

技术要点：三指动作协调，配合进针。

（2）双手进针法

①爪切进针法

技术要点：指甲爪切方向与经脉循行方向一致，爪切用力适当。

②夹持进针法

技术要点：刺手、押手协同配合进针。

③舒张进针法

技术要点：押手手指须将所针穴位皮肤绷紧固定。

④提捏进针法

技术要点：注意进针的角度为 15°～30°。

2. 针刺的角度、方向和深度

（1）针刺角度

①直刺法：取合谷穴，用爪切进针法，将针体垂直刺入皮肤，针体与皮肤呈 90°角左右。

②斜刺法：取列缺穴，用提捏进针法，使针体与皮肤呈 45°角，倾斜刺入皮下。

③平刺法：取百会、神庭穴，沿皮下进针，平刺腧穴，使针体与皮肤呈 15°角；取印堂穴，用提捏进针法，沿皮下进针，平刺腧穴，使针体与皮肤呈 15°角左右。

（2）针刺方向　取足三里穴，用 φ0.30×40mm 毫针，先直刺 1 寸，然后将针提至皮下，向踝关节方向斜刺 1 寸，得气后出针。

技术要点：选择合适的针刺角度和方向，将针刺入应刺深度，注意减少进针时的疼痛。

【操作流程】

以条口穴夹持进针法为例：

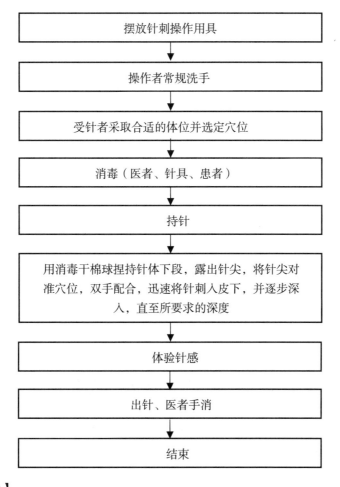

摆放针刺操作用具

↓

操作者常规洗手

↓

受针者采取合适的体位并选定穴位

↓

消毒（医者、针具、患者）

↓

持针

↓

用消毒干棉球捏持针体下段，露出针尖，将针尖对准穴位，双手配合，迅速将针刺入皮下，并逐步深入，直至所要求的深度

↓

体验针感

↓

出针、医者手消

↓

结束

【实训技能标准】

以天枢穴舒张进针法为例，考核时，需要操作者对关键的操作要点边操作边讲述。

舒张进针法实训考核表

项目	操作技术要求	分值	得分	备注
无菌观念	术前后洗手，需要消毒部位消毒方法正确；针具消毒，消毒后物品摆放顺序、方法、位置正确	2.0		
取穴	天枢穴定位正确	1.0		
持针	用右手拇、示指指腹持针，方法正确	1.0		
舒张进针法	①押手五指平伸，示、中指或拇、示指分张置于穴位两旁，向两侧用力，绷紧皮肤；②刺手持针从左手示、中指之间刺入穴位	2.5		
出针	出针方法正确，出针后医疗垃圾处理到位	1.0		
整体	熟练度	1.0		
合计		10		

【实训小结】

进针法是针刺的基础，是毫针刺法的核心内容。本节所讲述的是各种进针方法以及针刺的角度、方向等，是初学者进入临床实践必备的技能。本节要让学生建立起无菌观念，养成良好的消毒习惯，牢记医疗垃圾分类处置，防止感染和传播疾病；要让学生具备一定的职业素养，懂得在治疗前、治疗中、治疗后的人文关怀；掌握进针方法，能够做到进针微痛、甚至无痛，为下一步学习打下基础。

实训三　毫针行针基本手法与辅助手法训练

【目的要求】

通过实训，掌握临床常用的行针手法。在操作中，能够恰当地把握针刺的角度、深度、方向，并取得应有的针感。

【实训时间】

2 课时。

【器材用具】

$\phi 0.35 \times 25mm$、$\phi 0.35 \times 40mm$ 一次性毫针若干，75% 乙醇，消毒棉球，镊子，弯盘，锥形桶，锐器桶等。

【实训步骤】

1. 行针基本手法训练

（1）捻转法

技术要点：拇、示指均匀用力，双向捻转，角度均匀，频率一致。

（2）提插法

技术要点：提插深浅适宜，幅度均匀，频率一致，针身垂直。

2. 行针辅助手法训练

（1）循法

技术要点：循时用力要适度，用力过大会阻碍经气的流行，使肌肉紧张度增加，产生疼痛。

（2）弹法

技术要点：弹不可过猛，以免引起弯针、滞针；弹不可过频，以免使经气速去。在留针期轻轻弹叩，一般 7～10 次即可。

（3）刮法

①单手刮法

②双手刮法

技术要点：针时要求指间关节要灵活，用力均匀。刮时指甲不宜过长或过短，要修剪平整、光滑。

（4）摇法

技术要点：摇时注意，摇动可左右、上下摆动，但摇动幅度不宜过大。

（5）飞法

技术要点：飞针宜缓宜均，不宜过猛，以免引起滞针疼痛。

（6）震颤法

技术要点：用力轻柔，细细动摇，不宜大幅度地动和振摇，以免引起疼痛和滞针。

（7）搓法

技术要点：速刺进针，克服疼痛，方可行搓法。搓时将针向一个方向，用力要均匀，不要太过、太紧，使肌肉缠针，经气滞涩，引起滞针。

（8）按法

技术要点：按腧穴时不要紧靠针身，以免影响行针和引起滞针；也不要用力太大，反致气血瘀滞。

【操作流程】

以曲池穴行飞法为例：

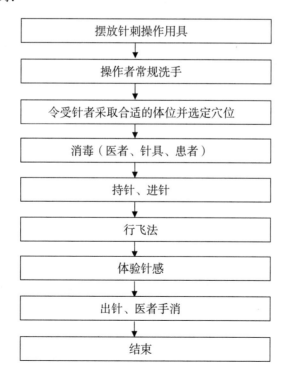

摆放针刺操作用具
↓
操作者常规洗手
↓
令受针者采取合适的体位并选定穴位
↓
消毒（医者、针具、患者）
↓
持针、进针
↓
行飞法
↓
体验针感
↓
出针、医者手消
↓
结束

【实训技能标准】

以曲池穴行飞法为例，考核时，需要操作者对关键的操作要点边操作边讲述。

飞法实训考核表

项目	操作技术要求	分值	得分	备注
人文素质	着装整齐，干净卫生；仪态得体，关爱受针者	1.0		
无菌观念	术前后洗手，需要消毒部位消毒方法正确；针具消毒，消毒后物品摆放顺序、方法、位置正确	2.0		
持针、行针	用右手拇、示指指腹持针，方法正确，进针后，予以适当的提插捻转手法以得气	1.5		
飞法	①操作者能平心静气，全神贯注，并获得受针者的配合 ②行飞法 ③飞法力度均匀且针体不能上提 ④飞法宜缓宜均，不能过猛	3.5		
出针	出针方法正确，出针后医疗垃圾处理到位	1.0		
整体	熟练度	1.0		
合计		10		

【实训小结】

毫针行针基本手法是针刺的重要基础之一。本节所讲述的是最基本的毫针行针手法，是初学者进入临床实践必备的技能。本节要让学生建立起无菌观念，养成良好的消毒习惯，牢记医疗垃圾分类处置，防止感染和传播疾病；要让学生具备一定的职业素养，懂得在治疗前、治疗中、治疗后的人文关怀；掌握行针基本手法，为后续学习打下坚实基础。

实训四   毫针补泻手法训练

【目的要求】

通过实训，掌握单式补泻手法的操作技能，重点区分补法和泻法之间的不同技术要点；依据单式补泻手法的操作规律，进而熟悉复式补泻手法的操作方法；掌握飞经走气手法的操作技术。

【实训时间】

4课时。

【器材用具】

φ0.30×25mm、φ0.30×40mm、φ0.35×75mm一次性毫针若干，75%乙醇，消毒棉球，镊子，弯盘，锥形桶，锐器桶等。

【实训步骤】

1. 单式补泻手法

（1）提插补泻法

技术要点：务必先得气；重插轻提为补法，重提轻插为泻法；根据穴位可刺的深度来决定插针和提针的幅度，但幅度不宜过大；提插的力度不同但幅度要一致。

（2）捻转补泻法

技术要点：务必先得气；拇指左转用力为补法，拇指右转用力为泻法。

（3）徐疾补泻法

技术要点：务必先得气；以徐进疾退为补法，疾进徐退为泻法；注意划分穴位的层次和速度的相对快慢。

（4）迎随补泻法

技术要点：以顺经为补，逆经为泻；注意穴位归属经脉的走行方向。

（5）呼吸补泻法

技术要点：以呼进吸出为补，吸进呼出为泻；注意结合患者呼吸。

（6）开阖补泻法

技术要点：以出针时按压针孔为补，出针时摇大针孔为泻；注意出针与按压之间的关系。

2. 复式补泻手法

（1）烧山火法

技术要点：由徐疾、提插、呼吸和开阖4种单式补法组成，为针刺补法的综合应用；操作分浅、中、深三层（即天、人、地三部）；先浅后深，三进一退，重插轻提，行九阳数；每层均在得气后用提插补法。

（2）透天凉法

技术要点：由徐疾、提插、呼吸和开阖4种单式泻法组成，为针刺泻法的综合应用；操作分深、中、浅三层（又称地、人、天三部）；先深后浅，一进三退，重提轻插，行六阴数；每层均在得气后用提插泻法。

【操作流程】

以曲池穴提插泻法为例：

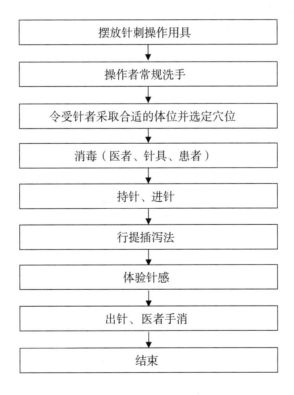

```
┌─────────────────────────────┐
│        摆放针刺操作用具        │
└─────────────────────────────┘
              ↓
┌─────────────────────────────┐
│         操作者常规洗手         │
└─────────────────────────────┘
              ↓
┌─────────────────────────────┐
│   令受针者采取合适的体位并选定穴位   │
└─────────────────────────────┘
              ↓
┌─────────────────────────────┐
│      消毒（医者、针具、患者）      │
└─────────────────────────────┘
              ↓
┌─────────────────────────────┐
│          持针、进针           │
└─────────────────────────────┘
              ↓
┌─────────────────────────────┐
│          行提插泻法           │
└─────────────────────────────┘
              ↓
┌─────────────────────────────┐
│           体验针感           │
└─────────────────────────────┘
              ↓
┌─────────────────────────────┐
│         出针、医者手消         │
└─────────────────────────────┘
              ↓
┌─────────────────────────────┐
│            结束             │
└─────────────────────────────┘
```

【实训技能标准】

以曲池穴提插泻法为例，考核时，需要操作者对关键的操作要点边操作边讲述。

提插泻法实训考核表

项目	操作技术要求	分值	得分	备注
人文素质	着装整齐,干净卫生;仪态得体,关爱受针者	1.0		
无菌观念	术前后洗手,需要消毒部位消毒方法正确;针具消毒,消毒后物品摆放顺序、方法、位置正确	2.0		
持针、行针	用右手拇、示指指腹持针,方法正确,进针后,予以适当的提插捻转手法以得气	1.5		
提插泻法	①操作者能平心静气,全神贯注,并获得受针者的配合 ②行重提轻插手法 ③根据曲池可刺的深度来决定插针和提针的幅度,但幅度不宜过大 ④提插的力度不同,但幅度要一致	3.5		
出针	出针方法正确,出针后医疗垃圾处理到位	1.0		
整体	熟练度	1.0		
合计		10		

【实训小结】

针刺补泻是针刺治病的重要环节之一,是毫针刺法的核心内容。本节所讲述的是最基本的补泻方法,是初学者进入临床实践必备的技能。本节要让学生建立起无菌观念,养成良好的消毒习惯,牢记医疗垃圾分类处置,防止感染和传播疾病;要让学生具备一定的职业素养,懂得在治疗前、治疗中、治疗后的人文关怀;掌握补泻方法,能够解决一些常见的疾病,同时对针灸产生良好的兴趣。

实训五　其他毫针刺法与分部腧穴刺法训练

【目的要求】

通过实训,掌握临床毫针常用其他刺法的基本操作技术。熟悉眼周、耳部、颈项部、胸腹部、背腰骶部腧穴的针刺方法,在操作中,能够恰当地把握针刺的角度、深度、方向,并取得应有的针感。

【实训时间】

2 课时。

【器材用具】

φ0.30×25mm、φ0.30×40mm、φ0.35×75mm 一次性毫针若干,75% 乙醇,消毒棉球,弯盘,镊子,锥形桶,锐器桶等。

【实训步骤】

1.透穴刺法

(1)直透法

技术要点:针向垂直,快刺慢入,得气则止。

实训表 1　直透法临床应用举例

常见病证	针刺穴位
膝痛、胆道疾患	阴陵泉透阳陵泉
偏头痛	三阴交透悬钟
肾虚牙痛、足跟痛	太溪透昆仑
胸胁挫伤	内关透外关
足趾痛	内庭透里内庭

（2）斜透法

技术要点：针向倾斜，手法柔和，得气则止。

实训表 2　斜透法临床应用举例

常见病证	针刺穴位
胆胃不和	阳陵泉透足三里
肘痹	曲池透手三里
肩臂痛	条口透承山，肩髃透极泉
癃闭	秩边透水道

（3）平透法

技术要点：针向横卧，手法柔和，运用指力，得气则止。

实训表 3　平透法临床应用举例

常见病证	针刺穴位
鼻塞	上星透神庭
颠顶痛	百会透前顶
口眼㖞斜	地仓透颊车
手臂肿痛	中渚透液门
腰痛	肾俞透志室

（4）多向透刺法

2. 多针刺法

（1）傍针法

技术要点：选准部位，先直后斜，针向一致，气至病所。

（2）齐刺法

技术要点：选准部位，中心直刺，两旁斜刺，扩散针感。

（3）扬刺法

技术要点：选定部位，中心直刺，四周斜刺，浅而勿深。

（4）围刺法

技术要点：选准部位，四周先围，中心后刺，注意深度。

3. 运动针法　针刺得气后，实施提插、捻转或提插转手法 1～2 分钟，同时指导患者做相关的功能活动，每隔 5～10 分钟施行 1 次，2～3 次为宜。针刺后溪、落枕穴，运动颈部。针刺腰痛穴，运动腰部。

技术要点：实施行针手法应由弱渐强，并注意观察患者反应，防止过于疼痛或晕针。

【操作流程】

以地仓透颊车平透法为例：

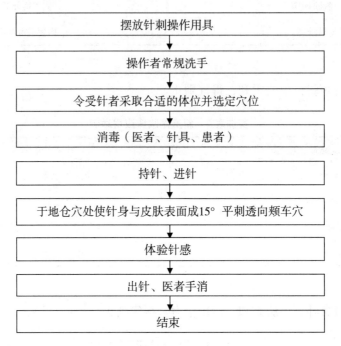

摆放针刺操作用具

↓

操作者常规洗手

↓

令受针者采取合适的体位并选定穴位

↓

消毒（医者、针具、患者）

↓

持针、进针

↓

于地仓穴处使针身与皮肤表面成15°平刺透向颊车穴

↓

体验针感

↓

出针、医者手消

↓

结束

【实训技能标准】

以地仓透颊车平透法为例，考核时，需要操作者对相关的操作要点边操作边讲述。

平透法实训考核表

项目	操作技术要求	分值	得分	备注
人文素质	着装整齐，干净卫生；仪态得体，关爱受针者	1.0		
无菌观念	术前后洗手，需要消毒部位消毒方法正确；针具消毒，消毒后物品摆放顺序、方法、位置正确	2.0		
持针、行针	用右手拇、示指指腹持针，方法正确，进针后，予以适当的提插捻转手法以得气	1.5		
平透法	①操作者能平心静气，全神贯注，并获得受针者的配合 ②地仓穴透颊车穴 ③针身与皮肤表面成 15° 平刺刺入 ④针向横卧，手法柔和，得气则止	3.5		
出针	出针方法正确，出针后医疗垃圾处理到位	1.0		
整体	熟练度	1.0		
合计		10		

【实训小结】

掌握临床常用其他刺法对针刺手法的应用具有重要意义。临床常用的针刺手法是初学者掌握基本针刺手法基础上的更高要求。本节要让学生建立起无菌观念，养成良好的消毒习惯，牢记医疗垃圾分类处置，防止感染和传播疾病；要让学生具备一定的职业素养，懂得在治疗前、治疗中、治疗后的人文关怀；掌握临床常用手法，为以后进入临床做准备。

实训六　灸法训练

【目的要求】

通过实训，熟悉临床常用的各种艾炷灸法、艾条灸法、温针灸法的操作技术，掌握各种不同大小艾炷的制作技术，艾炷化脓灸法和非化脓灸法的操作程序，不同隔物灸的操作特点，重点掌握艾条悬起灸和实按灸的不同操作方法、温针灸捏加艾团的技巧。

【实训时间】

2 课时。

【器材用具】

艾绒，清艾条，药艾条，太乙神针，雷火神针，生姜，独头蒜，食盐，生附子，创可贴，小刀，粗针，镊子，剪刀，75%乙醇，消毒棉球，小块棉纸或棉布，艾炷器，圆棒，打火机，线香，φ0.30×40mm 一次性毫针若干，镊子，弯盘，锥形桶，锐器桶等。

【实训步骤】

1. 艾炷灸法

（1）制作艾炷

技术要点：要求搓捏紧实，能放置平稳，燃烧时火力由弱到强，患者易于耐受且耐燃而不易爆。要求在 2 分钟内分别做出符合规格的大、中、小艾炷各 5 个。

（2）直接灸法操作

①化脓灸法操作

②非化脓灸法操作

技术要点：动作连贯，注意每壮施灸时间，避免烫伤。

（3）间接灸法操作

①隔姜灸法

②隔蒜灸法

③隔盐灸法

④隔附子饼灸法

技术要点：随时移动姜片、蒜片、附子饼，调节施灸距离，掌握施灸时间，防止烫伤。

2. 艾条灸

（1）悬起灸法操作　取清艾条或药艾条 1 支，点燃后按下述方法在足三里穴施灸。

①温和灸

②回旋灸

③雀啄灸

技术要点：随时调节施灸距离，掌握施灸时间，防止烫伤。

（2）实按灸法操作

技术要点：艾条垂直于皮肤，起落迅速。

3. 温针灸法操作

（1）捏加艾团

技术要点：捏加的艾团要求紧实光圆，轻轻摇晃不松散脱落。每个同学须达到在 2 分钟内捏加符合规格的艾团 5 个以上。

（2）温针灸法

技术要点：艾绒要缠紧；可在施灸处隔一厚纸片，谨防烫伤。

【操作流程】

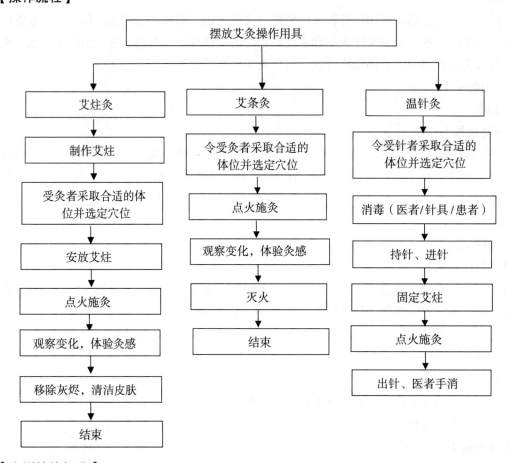

【实训技能标准】

以足三里穴间接灸法为例，考核时，需要操作者对关键的操作要点边操作边讲述。

艾灸法实训考核表

项目	操作技术要求	分值	得分	备注
人文素质	着装整齐，干净卫生；仪态得体，关爱受灸者	1.0		
无菌观念	术前后洗手，需要消毒部位消毒方法正确；灸具消毒，消毒后物品摆放顺序、方法、位置正确	2.0		
持灸、行灸	用右手拇、示指指腹持艾条，方法正确，点火后，予以适当的手法行灸	1.5		
结束	温度控制方法正确，结束后医疗垃圾处理到位	1.0		
整体	熟练度	1.0		
合计		10		

【实训小结】

灸法是针灸疗法中重要组成部分，灸法同针法一样，都是建立在脏腑、经络、腧穴等理论基础上，通过刺激腧穴来调理经络与脏腑的功能而起到防病治病的作用，因而其临床适应范围也是非常广泛的，掌握灸法在临床应用具有重要意义。本节要让学生建立起无菌观念，养成良好的消毒习惯，牢记医疗垃圾分类处置，防止感染和传播疾病；要让学生具备一定的职业素养，懂得在治疗前、治疗中、治疗后的人文关怀；掌握临床常用手法，为以后进入临床做准备。

实训七　拔罐法与刮痧法训练

【目的要求】

通过拔罐法及刮痧法的训练，掌握临床常用的各种拔罐和刮痧方法及其操作技术，熟悉各种不同拔罐和刮痧器具的操作。

【实训时间】

2 课时。

【实训器具】

各种规格的竹罐，玻璃罐，酒精灯，75%乙醇，95%乙醇，甲紫，毛巾，消毒棉球，小纸片，凡士林，打火机，刮痧板，润滑剂，φ0.25×25mm、φ0.30×25mm、φ0.30×40mm 一次性毫针若干，三棱针，皮肤针，镊子，卵圆钳，弯盘，锥形桶，锐器桶等。

【实训步骤】

1. 拔罐法

（1）拔火罐法操作

①闪火法

技术要点：镊子稍倾斜；棉球蘸乙醇宜少且不能沾于罐口；动作迅速，以免烫伤皮肤。

②投火法

技术要点：常侧部操作；酒精量宜少；动作迅速，防止烫伤。

③贴棉法

技术要点：棉片所蘸乙醇必须适量，过多易流淌罐口，过少则棉片易坠落，均易引起皮肤烫伤。

（2）煮水罐法操作

技术要点：操作应适时，出水后拔罐过快易烫伤皮肤，过慢又易致吸拔力不足。

（3）拔罐法运用操作

1）闪罐法

技术要点：动作要快而准确，并按闪火法注意事项拔罐。操作时，温热度以患者舒适能接受为准。

2）走罐法

技术要点：动作轻柔，用力均匀、平稳、缓慢；吸拔后应立即走罐，否则吸牢后则难以走动；罐内负压大小以推拉顺利为宜。

3）针罐法

①留针罐法

技术要点：动作迅速；留罐时间不宜过长。

②刺络拔罐法

技术要点：注意消毒，防止感染；出血量不宜多。

2. 刮痧法

（1）刮痧方法

①持板方法

②刮拭方法

技术要点：每次刮拭保持速度均匀、力度平稳、不要忽轻忽重；力度大小应根据患者体质、病情及承受能力决定。

（2）常用刮痧法

①面刮法

②角刮法

③点按法

④拍打法

⑤揉按法

技术要点：注意润滑剂的使用；根据不同施术部位选择不同操作手法且按一定方向进行刮拭，至皮下呈现痧痕为止；刮痧时力道要均匀且根据患者病情及反应随时调整力量。

【操作流程】

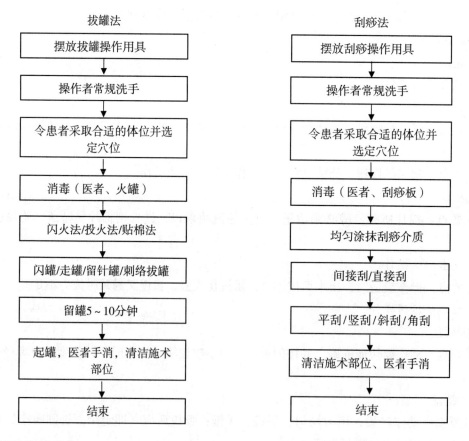

【实训技能标准】

以膀胱经闪罐法为例，考核时，需要操作者对关键的操作要点边操作边讲述。

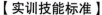

拔罐法实训考核表

项目	操作技术要求	分值	得分	备注
人文素质	着装整齐，干净卫生；仪态得体，关爱患者	1.0		
无菌观念	术前后洗手，需要消毒部位消毒方法正确；罐具消毒，消毒后物品摆放顺序、方法、位置正确	2.0		
拔罐	用右手持罐，左手点火，方法正确，吸拔后立即起罐，反复吸拔至皮肤潮红	5.0		
结束	取罐方法正确，医疗垃圾处理到位	1.0		
整体	熟练度	1.0		
合计		10		

以膀胱经直接刮法为例，考核时，需要操作者对关键的操作要点边操作边讲述。

刮痧法实训考核表

项目	操作技术要求	分值	得分	备注
人文素质	着装整齐，干净卫生；仪态得体，关爱患者	1.0		
无菌观念	术前后洗手，需要消毒部位消毒方法正确；器具消毒，消毒后物品摆放顺序、方法、位置正确	2.0		
刮痧	施术部位均匀涂抹刮痧介质后，用右手持刮痧板，方法正确，反复刮拭至皮肤潮红	5.0		
结束	方法正确，医疗垃圾处理到位	1.0		
整体	熟练度	1.0		
合计		10		

【实训小结】

拔罐法和刮痧法属于中医传统外治法范畴。本节所讲述的是拔罐和刮痧最基本的操作方法，是初学者进入临床实践必备的技能。本节要让学生掌握拔罐和刮痧的基本操作方法，能够根据病情需要选择应用；坚持无菌观念，养成良好的消毒习惯，牢记医疗垃圾分类处置；具备一定的职业素养，懂得在治疗前、治疗中、治疗后的人文关怀。

实训八　三棱针和皮肤针训练

【目的要求】

通过训练，熟悉三棱针针具的结构、型号和特点，掌握三棱针的操作方法和技巧。熟悉皮肤针针具的结构和类型，掌握皮肤针的操作方法和技巧。

【实训时间】

2 课时。

【实训器具】

大、小号三棱针，2%碘酒，75%乙醇，95%乙醇，消毒棉球，镊子，血管钳，弯盘，棉球缸，橡皮管，无菌敷料，胶布，大、中、小号玻璃罐，软柄皮肤针，硬柄皮肤针，锥形桶，锐器桶等。

【实训步骤】

1. 三棱针

（1）持针姿势　一般以右手持针，用拇、示两指捏住针柄中段，中指指腹紧靠针身的侧面，露出针尖 3 ～ 5mm。

（2）人体实习

1）体位选择：根据施术部位选择舒适体位，令其放松。恐惧者尽量采用卧位，防止晕针、晕血。

2）操作方法

①点刺法

技术要点：固定点刺部位，快进快出；要做到稳、准、快；深浅适中。

②刺络法

技术要点：严格消毒，固定部位，快进快出；做到稳、准、快；深浅适中。

③散刺法

技术要点：多针垂直点刺；快进快出。

④挑治法

技术要点：严格消毒，固定部位，要做到稳、准、快；深浅适中。

2. 皮肤针

（1）持针姿势　软柄和硬柄皮肤针有不同的持针姿势。

（2）操作方法

技术要点：运用腕力；垂直叩刺；速度均匀；起落迅速。

【操作流程】

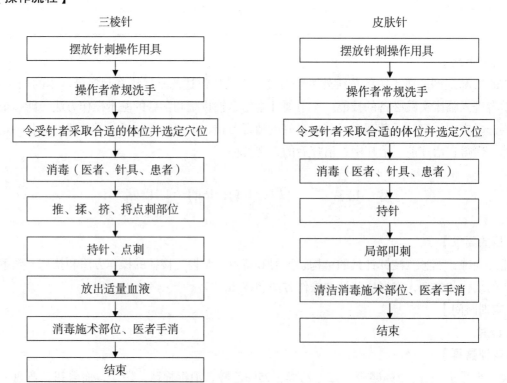

三棱针	皮肤针
摆放针刺操作用具	摆放针刺操作用具
操作者常规洗手	操作者常规洗手
令受针者采取合适的体位并选定穴位	令受针者采取合适的体位并选定穴位
消毒（医者、针具、患者）	消毒（医者、针具、患者）
推、揉、挤、捋点刺部位	持针
持针、点刺	局部叩刺
放出适量血液	清洁消毒施术部位、医者手消
消毒施术部位、医者手消	结束
结束	

【实训技能标准】

以三棱针法为例，考核时，需要操作者对关键的操作要点边操作边讲述。

三棱针法实训考核表

项目	操作技术要求	分值	得分	备注
人文素质	着装整齐，干净卫生；仪态得体，关爱受针者	1.0		
无菌观念	术前后洗手，需要消毒部位消毒方法正确；针具消毒，消毒后物品摆放顺序、方法、位置正确	2.0		
持针	右手持针，用拇、示两指捏住针柄中段，中指指腹紧靠针身的侧面，露出针尖 3～5mm	1.5		
点刺	①操作者能平心静气，全神贯注，并获得受针者的配合 ②行局部点刺 ③根据治疗目的，运用点刺法、挑治法 ④选择合适力度，避免用力过度或不足	3.5		
结束	清洁消毒施术部位，医疗垃圾处理到位	1.0		
整体	熟练度	1.0		
合计		10		

以皮肤针法为例，考核时，需要操作者对关键的操作要点边操作边讲述。

皮肤针法实训考核表

项目	操作技术要求	分值	得分	备注
人文素质	着装整齐，干净卫生；仪态得体，关爱受针者	1.0		
无菌观念	术前后洗手，需要消毒部位消毒方法正确；针具消毒，消毒后物品摆放顺序、方法、位置正确	2.0		
持针	将针柄末端置于掌心，拇指居上，示指在下，余指呈握拳状固定针柄末端	1.5		
叩刺	①操作者能平心静气，全神贯注，并获得受针者的配合 ②行局部叩刺 ③根据弱、中、强三种程度进行刺激操作	3.5		
结束	清洁消毒施术部位，医疗垃圾处理到位	1.0		
整体	熟练度	1.0		
合计		10		

【实训小结】

三棱针和皮肤针法是特殊针具刺法，有其独特的适应病症。本节所讲述的是三棱针和皮肤针最基本的操作方法，是初学者进入临床实践必备的技能。本节要让学生掌握三棱针和皮肤针的安全操作规范，能够根据病情需要选择应用，在操作前，能充分交流沟通，做好解释工作，消除恐惧心理；在练习过程中态度严肃认真，胆大心细，注意安全，避免损伤血管、神经或内脏等针刺意外的发生；坚持无菌观念，养成良好的消毒习惯，牢记医疗垃圾分类处置；具备一定的职业素养，懂得在治疗前、治疗中、治疗后的人文关怀。

实训九　火针和芒针训练

【目的要求】

通过训练，熟悉火针的结构、规格，掌握火针的操作技术；熟悉芒针的结构，掌握芒针的操作方法。

【实训时间】

2 课时。

【实训器具】

粗火针，细火针，三头火针，4、5寸芒针，弯盘，75％乙醇，剪刀，2％碘酒，酒精灯，打火机，消毒敷料，医用胶布，镊子，锥形桶，锐器桶等。

【实训步骤】

1. 火针

技术要点：从针身向针尖烧，以针通红发白为度；针刺时迅速、准确垂直刺入穴位，快进快出。

2. 芒针

技术要点：夹持进针，双手配合，压捻结合，做到灵巧、无痛或微痛。行针捻转的角度为180°～360°；提捻出针，以轻柔缓慢为宜。

【操作流程】

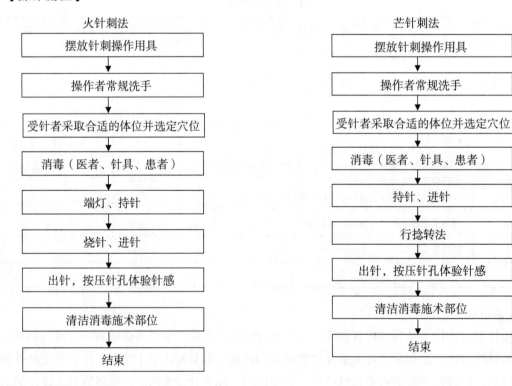

【实训技能标准】

以火针法为例，考核时，需要操作者对关键的操作要点边操作边讲述。

火针法实训考核表

项目	操作技术要求	分值	得分	备注
人文素质	着装整齐，干净卫生；仪态得体，关爱受针者	1.0		
无菌观念	术前后洗手，需要消毒部位消毒方法正确；针具消毒，消毒后物品摆放顺序、方法、位置正确	2.0		
持针	将乙醇灯点燃，针刺时左手端灯，右手持针，尽量靠近施治部位。根据针刺需要决定针身烧红的长度，从针身向针尖烧，以针通红发白为度	1.5		
进针法	①操作者能平心静气，全神贯注，并获得受针者的配合 ②烧针后迅速、准确垂直刺入穴位，快进快出 ③从针身向针尖烧，以针通红发白为度；针刺时迅速、准确垂直刺入穴位，快进快出	3.5		
出针	出针方法正确，出针后医疗垃圾处理到位	1.0		
整体	熟练度	1.0		
合计		10		

以芒针刺法为例，考核时，需要操作者对关键的操作要点边操作边讲述。

芒针刺法实训考核表

项目	操作技术要求	分值	得分	备注
人文素质	着装整齐，干净卫生；仪态得体，关爱受针者	1.0		
无菌观念	术前后洗手，需要消毒部位消毒方法正确；针具消毒，消毒后物品摆放顺序、方法、位置正确	2.0		
持针	刺手持针柄的下段，押手拇、示两指用消毒干棉球捏住针体下段，露出针尖，并将针尖对准穴位。当针尖贴近穴位皮肤时，双手配合，压捻结合，迅速刺透表皮，并缓慢将针刺入所需深度	1.5		
行针	①操作者能平心静气，全神贯注，并获得受针者的配合 ②行捻转手法 ③捻转角度不宜过大，应掌握在180°～360° ④行针不能向单一方向捻转	3.5		
出针	出针方法正确，出针后医疗垃圾处理到位	1.0		
整体	熟练度	1.0		
合计		10		

【实训小结】

火针和芒针法是特殊针具刺法，有其独特的适应病症。本节所讲述的是火针和芒针最基本的操作方法，是初学者进入临床实践必备的技能。本节要让学生掌握火针和芒针的安全操作规范，能够根据病情需要选择应用；在操作前，能充分交流沟通，做好解释工作，消除患者恐惧心理；在练习过程中态度严肃认真，胆大心细，注意安全，防止烧伤，损伤血管、神经或内脏等针刺意外的发生；坚持无菌观念，养成良好的消毒习惯，牢记医疗垃圾分类处置；具备一定的职业素养，懂得在治疗前、治疗中、治疗后的人文关怀。

实训十　电针训练

【目的要求】

通过脉冲电针仪的操作训练，熟悉仪器的性能，掌握操作规程，了解仪器使用中的有关注意事项。

【实训时间】

2 课时。

【器材用具】

SDZ-V 型电针治疗仪，φ0.30×25mm、φ0.30×40mm 一次性毫针若干，弯盘，镊子，2% 碘酒，75%乙醇，生理盐水，消毒棉球（或棉签），纱布，锥形桶，锐器桶等。

【实训步骤】

技术要点：根据病情选择适当的波形和频率；缓慢调节强度旋钮，逐渐加大电流输出。

【操作流程】

以足三里穴电针法为例：

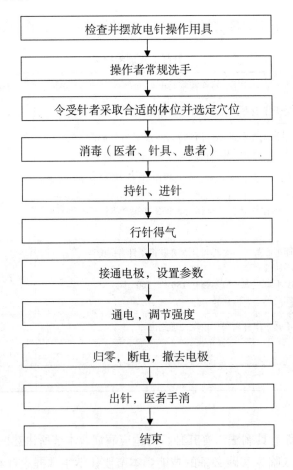

检查并摆放电针操作用具

操作者常规洗手

令受针者采取合适的体位并选定穴位

消毒（医者、针具、患者）

持针、进针

行针得气

接通电极，设置参数

通电，调节强度

归零，断电，撤去电极

出针，医者手消

结束

【实训技能标准】

以足三里穴电针法为例，考核时，需要操作者对关键的操作要点边操作边讲述。

电针法实训考核表

项目	操作技术要求	分值	得分	备注
人文素质	着装整齐，干净卫生；仪态得体，关爱受针者	1.0		
无菌观念	术前后洗手，需要消毒部位消毒方法正确；针具消毒，消毒后物品摆放顺序、方法、位置正确	2.0		
持针、行针	用右手拇、示指指腹持针，方法正确，进针后予以适当的提插捻转手法以得气	1.5		
电针法	①操作者能平心静气，全神贯注，并获得受针者的配合； ②把脉冲电针仪上每对输出的两个电极分别连接到两根毫针的针柄上，单穴电针时，可将另一电极接在用水浸湿的纱布上作为无关电极，固定在同侧经脉循行路线的皮肤上； ③根据波形和电流强度的不同，调节规定波形，并逐渐调整输出电流至所需要的电流强度，强度由小到大，至患者出现能耐受的酸麻感为佳； ④根据病情、患者耐受性和选择的波形等决定合适的通电时间	3.5		
出针	治疗完毕后，应首先缓慢旋转输出强度旋钮回到"0"位，然后切断电源，撤去导线电极，退出毫针，出针后医疗垃圾处理到位	1.0		
整体	熟练度	1.0		
合计		10		

【实习小结】

电针疗法是针灸临床常用的治疗方法。本节所讲述的是最基本的操作方法，是初学者进入临床实践必备的技能。本节要让学生掌握电针疗法的操作方法，能根据病情选择适当的波形和频率；在操作前，能充分交流沟通，做好解释工作，消除患者恐惧心理；在调节电流强度过程中，耐心细致，缓慢调节，与受针者充分沟通交流，调至适宜电流强度，避免鲁莽操作导致电流突然增强，引起肌肉强烈收缩，造成弯针或折针等针刺意外的发生；坚持无菌观念，养成良好的消毒习惯，牢记医疗垃圾分类处置；具备一定的职业素养，懂得在治疗前、治疗中、治疗后的人文关怀。

实训十一 穴位注射训练

【目的要求】

通过训练，掌握穴位注射法的操作方法和技术，了解操作注意事项。

【实训时间】

0.5 课时。

【器材用具】

75％乙醇，2％碘酒，2～10mL 注射器，5～7 号注射针头，消毒棉球，弯盘，镊子，锥形桶，锐器桶，注射液（生理盐水或 10% 葡萄糖注射液）等。

【实训步骤】

技术要点：根据所选腧穴深度选择长度合适的针头，抽取适当量的药液；针下必须得气；回抽针芯，如无回血才可注入药物。

【操作流程】

以曲池穴穴位注射为例：

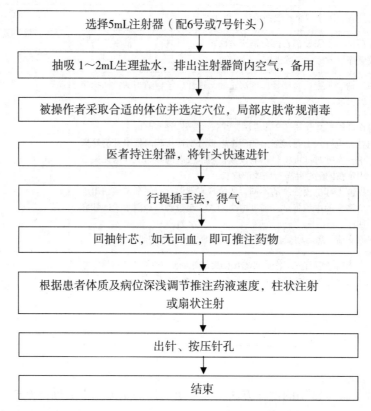

選擇5mL注射器（配6号或7号针头）

↓

抽吸 1~2mL生理盐水，排出注射器筒内空气，备用

↓

被操作者采取合适的体位并选定穴位，局部皮肤常规消毒

↓

医者持注射器，将针头快速进针

↓

行提插手法，得气

↓

回抽针芯，如无回血，即可推注药物

↓

根据患者体质及病位深浅调节推注药液速度，柱状注射
或扇状注射

↓

出针、按压针孔

↓

结束

【实训技能标准】

以曲池穴穴位注射为例，考核时，需要操作者对关键的操作要点边操作边讲述。

穴位注射实训考核表

项目	操作技术要求	分值	得分	备注
人文素质	着装整齐，干净卫生；仪态得体，关爱受针者	1.0		
无菌观念	术前后洗手，消毒皮肤范围、方法正确	1.0		
选择注射器和针头	根据所选腧穴深度及用药量的不同，选择规格合适的注射器和针头	1.0		
抽取药液	抽取药液和排出注射针筒内空气操作正确，不浪费药液	1.5		
注射	①操作者能平心静气，全神贯注，并获得受针者的配合；②用右手持注射器，左手拇、示指绷紧局部皮肤，进针角度、深度适宜，行提插手法以得气；③回抽针芯，观察没有回血，推注药液速度适宜	3.5		
出针	出针方法正确，出针后医疗垃圾处理到位	1.0		
整体	熟练度	1.0		
合计		10		

【实训小结】

穴位注射法是针灸临床常用的治疗方法。本节所讲述的是最基本的操作方法，是初学者进入临床实践必备的技能。本节要让学生坚持无菌观念，养成良好的消毒习惯，牢记医疗垃圾分类处置，防止感染和传播疾病；要让学生具备一定的职业素养，懂得在治疗前、治疗中、治疗后的人文关怀；熟练掌握穴位注射方法，积极思考针药结合新途径。

实训十二　穴位敷贴训练

【目的要求】

通过训练，掌握穴位敷贴法的操作方法和技术，了解操作注意事项。

【实训时间】

0.5 课时。

【器材用具】

75％乙醇，醋，吴茱萸粉，白芥子散，生姜汁，药钵，2％碘酒，消毒敷料，医用敷贴，甲紫，消炎膏，弯盘等。

【实训步骤】

技术要点：选择适宜的药物，把握敷贴时间。

【操作流程】

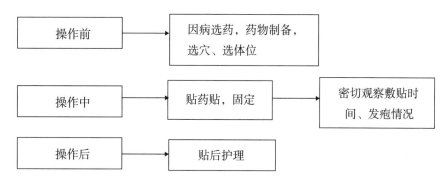

【实训技能标准】

以大椎穴穴位敷贴为例，考核时，需要操作者对关键的操作要点边操作边讲述。

穴位敷贴实训考核表

项目	操作技术要求	分值	得分	备注
人文素质	着装整齐，干净卫生；仪态得体，关爱施术对象	1.0		
术前准备	①了解患者是否过敏体质，检查敷药部位皮肤情况 ②术前洗手 ③敷贴物品摆放顺序、方法、位置正确	1.0		
敷贴操作	①协助患者取舒适体位，暴露敷药部位，保暖，注意遮挡； ②定穴并清洁皮肤方法正确； ③取适量药物摊于大小合适的医用敷贴上，将摊有药物的医用敷贴贴在穴位上，贴药贴及固定胶贴方法正确； ④询问患者对操作的感受，告知注意事项	6		
术后处理	贴后护理到位，密切观察敷贴发疱情况并及时正确处理，取下药贴方法正确，医疗垃圾处理到位	1.0		
整体	熟练度	1.0		
合计		10		

【实训小结】

穴位敷贴疗法是针灸临床常用的治疗方法。本节所讲述的是最基本的操作方法，是初学者进入临床实践必备的技能。本节要让学生掌握穴位敷贴的方法，能根据病情需要选择适宜的药物，把握敷贴时间，正确处理敷贴后皮肤的反应。在练习过程中能坚持无菌观念，养成良好的消毒习惯，牢记医疗垃圾分类处置；具备一定的职业素养，懂得在治疗前、治疗中、治疗后的人文关怀。

实训十三　耳针疗法训练

【目的要求】

通过训练，在熟悉耳郭表面解剖的基础上，掌握 20 个耳穴的正确定位。熟练掌握耳穴毫针刺法和压丸的操作技术，了解其他耳穴刺激技术方法。

【实训时间】

0.5 课时。

【器材用具】

耳穴模型，耳穴探测仪，$\phi 0.25 \times 25mm$、$\phi 0.25 \times 40mm$、$\phi 0.30 \times 25mm$、$\phi 0.30 \times 40mm$一次性毫针若干，消毒干棉球，2%碘酒，75%乙醇，皮内针，三棱针，磁珠胶布贴，王不留行籽胶布贴，镊子，弯盘，锥形桶，锐器桶等。

【实训步骤】

1.耳穴探查

（1）耳穴望诊法

技术要点：①望诊前切勿清洗、消毒、按摩耳郭；②自然光线下，由内向外、由上向下全面观察耳郭；③双耳对照观察，排除假阳性；④对皮下或皮内可疑结节、条索状隆起等病理反应，结合探棒或手指按压，排除假阳性。

（2）压痛点测定法

技术要点：①保持环境安静，使患者精神放松，避免过度紧张，避免暗示；②按压的压力要均匀，避免主观因素的干扰，对于痛觉敏感者，用力宜轻，避免出现假阳性反应点；③根据实际情况选择由内到外、由上向下的全耳郭探查，或根据症状、体征在某些穴（区）做重点探查；④观察压痛点程度、性质及按压后的压痕反应。

（3）皮肤电阻测定法

技术要点：①检查前不要擦洗、消毒、按摩耳郭，以免耳郭充血发热，导电量普遍增加，假阳性出现率增多；②探测前调节好仪器的灵敏度，找准耳穴基础电阻值；③探测时要注意探测极大小、方向、压力轻重及探笔接触耳穴区时间的长短等；④探测时要双耳进行，探测完一侧，再测另一侧；⑤注意耳郭生理良导点位置，鉴别真假阳性反应点。

2.耳穴定位

技术要点：①按照国标分区；②正确定位耳中、风溪、坐骨神经、交感、神门、肾上腺、皮质下、对屏尖、胃、大肠、膀胱、肾、胰胆、肝、脾、心、肺、三焦、内分泌、眼等 20 个常用耳穴。

3.耳穴刺激方法

（1）压籽法

技术要点：①穴区探棒探查敏感点；②常规消毒；③押手固定耳郭，绷紧埋针处的皮肤；

④埋籽手法轻巧，胶布固定贴牢；⑤交代患者埋籽处保持干燥，每日自行按压数次；⑥埋籽处异常瘙痒疼痛，注意排查是否胶布过敏或适当调整贴压的松紧度。

（2）毫针刺法

技术要点：①穴区探棒探查敏感点；②常规消毒；③押手拇、示两指固定耳郭，中指托着针刺部的耳郭；④速刺法或捻入法进针，进针深度适宜，以不透过对侧皮肤为度；⑤静留针或采用小幅度捻转行针。

（3）刺血法

技术要点：①按摩耳郭，使刺血部位充血；②严格消毒；③押手固定承托刺血部位；④快速点刺，手法轻稳准快；⑤根据病情确定放血量；⑥按压止血，再次严格消毒。

（4）埋针法

技术要点：①穴区探棒探查敏感点；②严格消毒；③押手固定耳郭，绷紧埋针处的皮肤；④埋针手法轻巧，胶布固定贴牢；⑤埋针处保持干燥；⑥埋针处异常疼痛适当调整针尖方向或适时取针。

【操作流程】

1. 耳穴探查

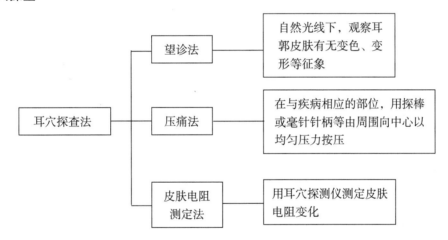

2. 耳穴定位及操作

（1）压籽法

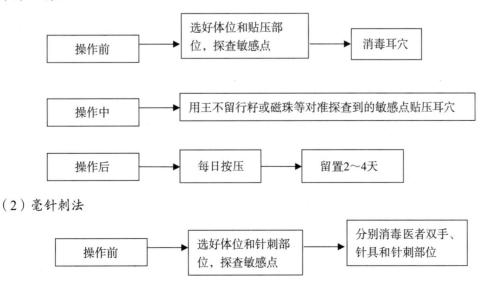

（2）毫针刺法

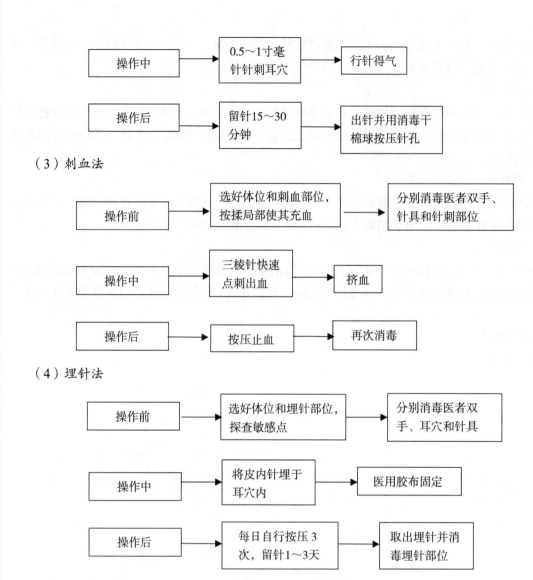

（3）刺血法

（4）埋针法

【实训技能标准】

考核时，需要操作者对关键的操作要点边操作边讲述。

耳针疗法实训考核表

项目	操作技术要求	分值	得分	备注
人文素质	着装整齐，干净卫生；仪态得体，关爱受针者	1.0		
无菌观念	术前后洗手，需要消毒部位消毒方法正确；针具消毒，消毒后物品摆放顺序、方法、位置正确	0.5		
耳穴探查	①通过望诊、触诊、压痛和电测法获得耳穴阳性反应信息； ②将获得的耳穴阳性反应信息，结合患者病史、症状和体征，应用中西医理论知识，进行综合分析，做出正确的诊断及鉴别诊断	1.5		
耳穴定位	①按照国标分区 ②准确定出常用的 20 个耳穴	2.0		
耳穴刺激操作	①检查耳郭皮肤是否有炎症、冻疮、破溃等 ②所选穴区探查敏感点；押手固定耳郭 ③埋籽手法轻巧，胶布固定贴牢 ④毫针刺法进针手法熟练，进针深度适宜，行针出针手法规范 ⑤刺血手法轻稳准快，能够根据病情确定放血量 ⑥埋针手法轻巧，胶布固定贴牢，埋针处异常疼痛会正确处理	3.5		

续表

项目	操作技术要求	分值	得分	备注
垃圾分类处理	操作结束后医疗垃圾处理到位	0.5		
整体	熟练度	1.0		
合计		10		

【实训小结】

耳针疗法是针灸临床常用的治疗方法。本节所讲述的是最基本的耳穴诊断和刺激方法，是初学者进入临床实践必备的技能，本节要让学生掌握耳穴辅助诊断疾病和治疗疾病的方法，在练习耳穴刺激方法过程中能坚持无菌观念，养成良好的消毒习惯，牢记医疗垃圾分类处置；具备一定的职业素养，懂得在治疗前、治疗中、治疗后的人文关怀。

实训十四　头针疗法训练

【目的要求】

在熟悉头部经脉腧穴基础上，掌握头皮针治疗线的正确定位，要求每个同学都能正确取定之；掌握头皮针操作技术，包括快速进针、推针，快速捻转和提插手法等。要求每个同学能达到熟练操作，局部无痛，针体在帽状腱膜下层自如进退及行针。

【实训时间】

1课时。

【器材用具】

头皮针模型，皮尺，φ0.25×25mm、φ0.25×40mm一次性毫针若干，2%碘酒，75%乙醇，消毒干棉球，镊子，弯盘，锥形桶，锐器桶等。

【实训步骤】

头皮针操作技术

（1）针刺前准备　体位取坐位或卧位，选定头皮针治疗线后，局部剪去少许头发，如不去头发则须注意进针避开发囊（发根）。局部先用2%碘酒消毒，再用75%乙醇脱碘消毒。选用无菌φ0.25×25mm、φ0.25×40mm毫针。

（2）进针及推针

①进针法

技术要点：飞针刺入，依靠手腕部力量，动作迅速自如。要求进针无痛或不痛，避开发囊、瘢痕处。

②推针法

技术要点：针体与头皮一定要保持15°～30°夹角；针体必须在帽状腱膜下层；如有疼痛或指下阻力，应停止推进，稍退出后改变角度方向再行推进。

③捻转手法

技术要点：速度快，频率高，易激发远端病所针感，局部胀痛轻微。针体保持原位，上下不移动。

④提插手法

技术要点：提插幅度小，为0.1寸左右。瞬间速度快，不一定要求频率快。针体上下提插，不左右转动。用肩、肘、腕力量带动持针之手，可运气于指，达到效果。

⑤留针和出针

【操作流程】

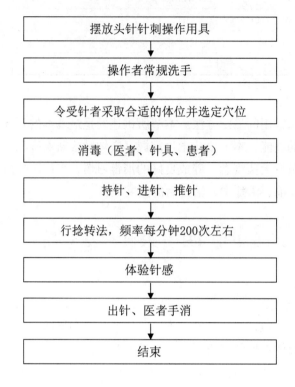

```
┌─────────────────────────────┐
│      摆放头针针刺操作用具       │
└─────────────────────────────┘
              ↓
┌─────────────────────────────┐
│        操作者常规洗手          │
└─────────────────────────────┘
              ↓
┌─────────────────────────────┐
│   令受针者采取合适的体位并选定穴位  │
└─────────────────────────────┘
              ↓
┌─────────────────────────────┐
│     消毒（医者、针具、患者）     │
└─────────────────────────────┘
              ↓
┌─────────────────────────────┐
│       持针、进针、推针         │
└─────────────────────────────┘
              ↓
┌─────────────────────────────┐
│  行捻转法，频率每分钟200次左右   │
└─────────────────────────────┘
              ↓
┌─────────────────────────────┐
│         体验针感             │
└─────────────────────────────┘
              ↓
┌─────────────────────────────┐
│       出针、医者手消          │
└─────────────────────────────┘
              ↓
┌─────────────────────────────┐
│           结束              │
└─────────────────────────────┘
```

【实训技能标准】

考核时，需要操作者对关键的操作要点边操作边讲述。

头针法实训考核表

项目	操作技术要求	分值	得分	备注
人文素质	着装整齐，干净卫生；仪态得体，关爱受针者	1.0		
无菌观念	术前后洗手，需要消毒部位消毒方法正确；针具消毒，消毒后物品摆放顺序、方法、位置正确	2.0		
持针、行针	用示指第一节桡侧面和拇指掌侧面捏住针柄，方法正确，进针后予以捻转手法，每分钟 200 次左右	1.5		
行捻转法	①操作者能平心静气，全神贯注，并获得受针者的配合 ②利用示指掌指关节的伸屈动作，使针体快速旋转行捻转手法 ③捻转持续 1～2 分钟，留针 5～10 分钟，重复 2～3 次，再出针 ④留针和行针时，可配合肢体活动或按摩导引	3.5		
出针	出针方法正确，多按压，出针后医疗垃圾处理到位	1.0		
整体	熟练度	1.0		
合计		10		

【实训小结】

头针法在操作时首先要牢记头针标准治疗线的位置，特别是率谷、曲鬓、悬厘等穴的定位，取穴准确是提高临床疗效的关键。进针时将针尖与头皮呈 15°～30° 夹角快速刺入头皮下或帽状腱膜下层并推针进入应刺深度。行针时以捻转手法为主，使针体快速旋转，频率要达到时每分钟 200 次左右，并持续 1～2 分钟，这些手法需要长期大量练习才能达到要求。因头皮血管丰富，出针易出血，务必延长按压止血的时间。同时认真清点针具数目，防止漏拔针。

实训十五　眼针疗法训练

【目的要求】

通过训练，熟悉眼针经区划分，掌握眼针 13 个穴区的命名和定位，掌握眼针治疗常见病的临床操作技术。

【实训时间】

0.5 课时。

【器材用具】

皮尺，胶布，φ0.25×25mm 一次性毫针若干，剪刀，镊子，碘伏，75%乙醇，消毒干棉球，废物缸，弯盘，锥形桶，锐器桶，人体模型，眼针挂图等。

【实训步骤】

1. 眼针穴区划分训练

技术要点：眼针穴区的针刺点均在每一穴区的中间，眼眶外距离眼球一横指处。

2. 观眼察病方法训练

技术要点：患者宜自然放松；先察左眼，继察右眼；仔细观察每区所显现的络脉，但观察时间不宜过长。

3. 眼针操作技术训练

技术要点：①眼针进针要稳、准、快；②进针不宜过深，横刺不能超越所刺经区；③针时要避免刺伤眼球；④在针刺左眼第 8 区及右眼第 4 区时，不能过深，以防误伤内眦动脉，造成出血；⑤眼睑肥厚、眼睑静脉明显或局部有病损的，应慎用眼针。

【操作流程】

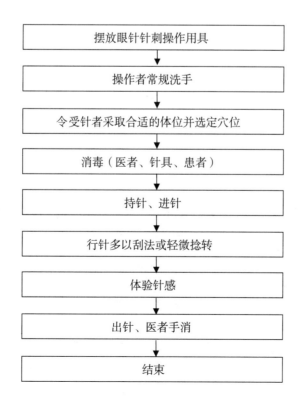

摆放眼针针刺操作用具

↓

操作者常规洗手

↓

令受针者采取合适的体位并选定穴位

↓

消毒（医者、针具、患者）

↓

持针、进针

↓

行针多以刮法或轻微捻转

↓

体验针感

↓

出针、医者手消

↓

结束

【实训技能标准】

考核时，需要操作者对关键的操作要点边操作边讲述。

眼针实训考核表

项目	操作技术要求	分值	得分	备注
人文素质	着装整齐，干净卫生；仪态得体，关爱受针者	1.0		
无菌观念	术前后洗手，需要消毒部位消毒方法正确；针具消毒，消毒后物品摆放顺序、方法、位置正确	2.0		
持针、进针	进针前，先以左手指按压固定眼球，使眶内皮肤绷紧，右手持针，轻轻刺入，直刺或横刺，进针安全	1.5		
行针法	①操作者能心静气，全神贯注，并获得受针者的配合 ②眼针行针多用刮法或轻微捻转，角度不宜过大 ③眼针得气感通常为触电、酸、麻及凉、热等感觉 ④眼针留针时间不宜过长	3.5		
出针	出针方法正确，出针后医疗垃圾处理到位	1.0		
整体	熟练度	1.0		
合计		10		

【实训小结】

　　眼针的针刺实训前，要掌握经区穴位划分，重视观眼察病方法的训练，这需要在平时多注意观察眼部的变化。眼针操作时要特别注意安全性培训，进针不宜过深，横刺不能超越所刺经区，行针多用刮法或轻微捻转，得气感通常为触电、酸、麻及凉、热等感觉。针前首先要固定眼球，针时要避免刺伤眼球。眼针留针时间不宜过长且出针后容易出血，要适当延长按压止血的时间。

实训十六　腕踝针疗法训练

【目的要求】

　　通过训练，熟悉腕踝针经区划分，掌握腕踝针 12 个刺激点的命名和定位，掌握腕踝针治疗常见病的临床操作技术。

【实训时间】

　　0.5 课时。

【器材用具】

　　皮尺，胶布，φ0.30×25mm、φ0.30×40mm 一次性毫针若干，剪刀，镊子，碘伏，75％乙醇，消毒干棉球，弯盘，锥形桶，锐器桶，人体模型，腕踝针挂图等。

【实训步骤】

1. 腕踝针进针点划分训练

　　技术要点：将人体体表划分为 6 个纵行区和上下两段，注意等分。

2. 腕踝针操作技术训练

　　技术要点：针刺时嘱患者放松肌肉，以免针刺时方向发生偏斜；腕踝针刺入皮下后若出现酸、麻、胀、痛感，应将针退至皮下表浅部位，再重新进针，调针至无酸、麻、胀、痛感为宜。

【操作流程】

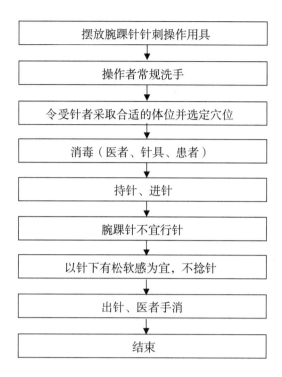

摆放腕踝针针刺操作用具

↓

操作者常规洗手

↓

令受针者采取合适的体位并选定穴位

↓

消毒（医者、针具、患者）

↓

持针、进针

↓

腕踝针不宜行针

↓

以针下有松软感为宜，不捻针

↓

出针、医者手消

↓

结束

【实训技能标准】

考核时，需要操作者对关键的操作要点边操作边讲述。

腕踝针实训考核表

项目	操作技术要求	分值	得分	备注
人文素质	着装整齐，干净卫生；仪态得体，关爱受针者	1.0		
无菌观念	术前后洗手，需要消毒部位消毒方法正确；针具消毒，消毒后物品摆放顺序、方法、位置正确	2.0		
持针、进针	以押手固定在进针点的下部，右手拇指在下，示、中指在上夹持针柄，针与皮肤成 15°～30°角，快速进入皮下；然后将针体贴近皮肤表面，针体沿皮下表层刺入，刺入长度以露出针身 2mm 为宜	1.5		
行针法	①操作者能平心静气，全神贯注，并获得受针者的配合；②以针下有松软感为宜，不捻针，如患者有酸、麻、胀、重等感觉时，重新沿皮下刺入	3.5		
出针	出针方法正确，出针后医疗垃圾处理到位	1.0		
整体	熟练度	1.0		
合计		10		

【实训小结】

腕踝针的针刺实训前，要掌握腕部、踝部进针点及定位。进针时针尖要与皮肤呈 15°～30°角，快速进入皮下；然后将针体贴近皮肤表面，针体沿皮下表层刺，刺入长度以 1.2～1.4 寸为宜。行针时以针下有松软感为宜，不捻针。如患者有酸、麻、胀、重等感觉时，须将针退至皮下表浅部位，重新沿真皮下刺入，调针至无酸、麻、胀、痛感为宜。可以适当留针，但留针期间不行针。腕踝针针刺时患者针下无任何感觉为佳，但仍有很好的疗效，要注意这种得气与其他针法的不同之处。

实训十七　内经刺法训练

【目的要求】

通过训练，掌握《黄帝内经》五刺中的合谷刺，十二刺中的恢刺、齐刺、扬刺、傍针刺和短刺的操作技能。

【实训时间】

2 课时。

【器材用具】

φ0.30×25mm、φ0.30×40mm、φ0.35×75mm 一次性毫针若干，75% 乙醇棉球，消毒干棉球，镊子，弯盘，镊子，锥形桶，锐器桶等。

【实训步骤】

1. 合谷刺

技术要点：一针多向刺，刺肌肉。

2. 恢刺

技术要点：一针多向刺，配合关节活动，刺筋。

3. 齐刺

技术要点：三针齐刺，正入一针，傍入二针。

4. 扬刺

技术要点：五针同刺，正入一针，傍入四针。

5. 傍针刺

技术要点：两针同刺，正入一针，傍入一针。

6. 短刺

技术要点：针刺近骨，行捻转提插手法要轻。

【操作流程】

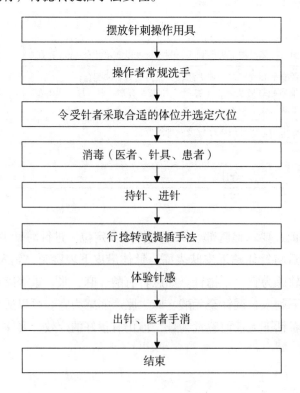

摆放针刺操作用具

↓

操作者常规洗手

↓

令受针者采取合适的体位并选定穴位

↓

消毒（医者、针具、患者）

↓

持针、进针

↓

行捻转或提插手法

↓

体验针感

↓

出针、医者手消

↓

结束

【实训技能标准】

考核时，需要操作者对关键的操作要点边操作边讲述。

内经刺法实训考核表

项目	操作技术要求	分值	得分	备注
人文素质	着装整齐，干净卫生；仪态得体，关爱受针者	1.0		
无菌观念	术前后洗手，需要消毒部位消毒方法正确；针具消毒，消毒后物品摆放顺序、方法、位置正确	2.0		
持针、行针	用右手拇、示指指腹持针，方法正确，进针后予以适当的提插捻转手法以得气	1.5		
内经刺法	①操作者能平心静气，全神贯注，并获得受针者的配合 ②行捻转或提插手法 ③提插的幅度要一致，捻转用力要均匀	3.5		
出针	出针方法正确，出针后医疗垃圾处理到位	1.0		
整体	熟练度	1.0		
合计		10		

【实训小结】

《灵枢·官针》记载的各种刺法，主要讨论九针用来治疗不同的病症，其中"五刺"是针对五脏有关病变而提出的；有针对九种病变而设立的"九刺"；有根据病变的深浅、大小等不同，提出刺浅、刺深和发针多少，以及运用不同的针刺角度，以适应十二经的各种病症的"十二刺"。《黄帝内经》所制定的以上诸项针刺手法，对现代针灸的临床运用，仍起着重要的指导作用。练习时须要结合临床实际，不可拘泥。

实训十八　飞经走气四法、治病八法训练

【目的要求】

通过训练，掌握《金针赋》飞经走气四法、治病八法的操作技能。

【实训时间】

2课时。

【器材用具】

φ0.30×25mm、φ0.30×40mm一次性毫针若干，75%乙醇棉球，消毒干棉球，镊子，弯盘，锥形桶，锐器桶等。

【实训步骤】

1. 飞经走气法

（1）青龙摆尾法

技术要点：①得气后必须在穴位浅部操作；②针向病所，动作均匀自然，左右对称，幅度不可忽大忽小，速度不可忽快忽慢。

（2）白虎摇头法

技术要点：①得气后必须在穴位深层操作；②针体保持直立；③随患者呼吸，结合提插捻转

而摇针，幅度不可忽大忽小，速度不可忽快忽慢。

（3）苍龟探穴法

技术要点：①每一方向针刺，都必须由浅入深，分三部徐徐而行；②待针刺得到新的针感时，则一次退至腧穴浅层皮下，然后上下左右依次改变针向。

（4）赤凤迎源法

技术要点：①动作层次要分明；②飞法宜缓宜均，不宜过猛。

2. 治病八法

（1）烧山火、透天凉

技术要点：①动作层次要分明；②一度做完后若不出现热感或凉感可再做两度，若仍不出现需休息 30 分钟后再做，经过数度操作而始终未引起温热或凉感的，不可强为其难；③必须在得气后施行手法才容易成功，以选用肌肉比较丰厚处的穴位为宜，头面、胸壁、肢端等肌肉浅薄处的穴位不宜使用。

（2）阳中之阴（阳中隐阴）、阴中之阳（阴中隐阳）

技术要点：①动作层次要分明；②必须在得气后施行手法才容易成功；③可配合其他补泻手法，动作不宜过猛。

（3）子午捣臼、进气法（龙虎交战）

技术要点：①动作层次要分明；②必须在得气后施行手法才容易成功；③两种手法交替时不可过度生硬，必要时可反复施术。

（4）留气与抽添法

技术要点：①动作层次要分明；②向周围做多向提插搜寻时，动作不宜过猛；③两种手法交替时不可过度生硬，必要时可反复施术。

【操作流程】

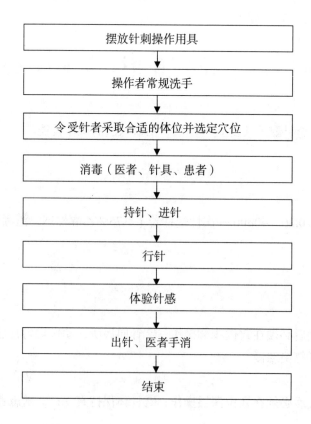

摆放针刺操作用具
↓
操作者常规洗手
↓
令受针者采取合适的体位并选定穴位
↓
消毒（医者、针具、患者）
↓
持针、进针
↓
行针
↓
体验针感
↓
出针、医者手消
↓
结束

【实训技能标准】

考核时，需要操作者对关键的操作要点边操作边讲述。

飞经走气四法、治病八法实训考核表

项目	操作技术要求	分值	得分	备注
人文素质	着装整齐，干净卫生；仪态得体，关爱受针者	1.0		
无菌观念	术前后洗手，需要消毒部位消毒方法正确；针具消毒，消毒后物品摆放顺序、方法、位置正确	2.0		
持针、行针	用右手拇、示指指腹持针，方法正确，进针后予以适当的提插捻转手法以得气	1.5		
手法	①操作者能平心静气，全神贯注，并获得受针者的配合 ②行补泻手法前应得气 ③用力不可过猛，动作协调一致	3.5		
出针	出针方法正确，出针后医疗垃圾处理到位	1.0		
整体	熟练度	1.0		
合计		10		

【实训小结】

飞经走气四法简称"龙虎龟凤"，均属"通经接气之法"。"若关节阻涩，气不过者"，可起"过关过节催运气"的作用。适用于经络气血壅滞之证，或用于在关节附近针刺而不得气者，作为通经接气的催气手法，促使针感通经过关而达病所。治病八法等复式手法的操作步骤较多，操作时要做到动作规范化，即分别以九或六作为基数，一般补法用九阳数，泻法用六阴数，不能随意更改。操作时诸手法一有未应，可反复再施。

主要参考书目

1. 王富春.刺法灸法学［M］.上海：上海科学技术出版社，2013.

2. 东贵荣，马铁明.刺法灸法学［M］.北京：中国中医药出版社，2012.

3. 奚永江.针法灸法学［M］.上海：上海科学技术出版社，1985.

4. 杨兆民.刺法灸法学［M］.上海：上海科学技术出版社，1996.

5. 陆寿康.刺法灸法学［M］.北京：中国中医药出版社，2003.

6. 石学敏.针灸学［M］.北京：中国中医药出版社，2003.

7. 朱琏.新针灸学［M］.北京：人民卫生出版社，1954.

8. 彭静山.眼针疗法［M］.沈阳：辽宁科学技术出版社，1990.

全国中医药行业高等教育"十四五"规划教材

全国高等中医药院校规划教材（第十一版）

教材目录（第一批）

注：凡标☆号者为"核心示范教材"。

（一）中医学类专业

序号	书 名	主 编		主编所在单位	
1	中国医学史	郭宏伟	徐江雁	黑龙江中医药大学	河南中医药大学
2	医古文	王育林	李亚军	北京中医药大学	陕西中医药大学
3	大学语文	黄作阵		北京中医药大学	
4	中医基础理论☆	郑洪新	杨 柱	辽宁中医药大学	贵州中医药大学
5	中医诊断学☆	李灿东	方朝义	福建中医药大学	河北中医学院
6	中药学☆	钟赣生	杨柏灿	北京中医药大学	上海中医药大学
7	方剂学☆	李 冀	左铮云	黑龙江中医药大学	江西中医药大学
8	内经选读☆	翟双庆	黎敬波	北京中医药大学	广州中医药大学
9	伤寒论选读☆	王庆国	周春祥	北京中医药大学	南京中医药大学
10	金匮要略☆	范永升	姜德友	浙江中医药大学	黑龙江中医药大学
11	温病学☆	谷晓红	马 健	北京中医药大学	南京中医药大学
12	中医内科学☆	吴勉华	石 岩	南京中医药大学	辽宁中医药大学
13	中医外科学☆	陈红风		上海中医药大学	
14	中医妇科学☆	冯晓玲	张婷婷	黑龙江中医药大学	上海中医药大学
15	中医儿科学☆	赵 霞	李新民	南京中医药大学	天津中医药大学
16	中医骨伤科学☆	黄桂成	王拥军	南京中医药大学	上海中医药大学
17	中医眼科学	彭清华		湖南中医药大学	
18	中医耳鼻咽喉科学	刘 蓬		广州中医药大学	
19	中医急诊学☆	刘清泉	方邦江	首都医科大学	上海中医药大学
20	中医各家学说☆	尚 力	戴 铭	上海中医药大学	广西中医药大学
21	针灸学☆	梁繁荣	王 华	成都中医药大学	湖北中医药大学
22	推拿学☆	房 敏	王金贵	上海中医药大学	天津中医药大学
23	中医养生学	马烈光	章德林	成都中医药大学	江西中医药大学
24	中医药膳学	谢梦洲	朱天民	湖南中医药大学	成都中医药大学
25	中医食疗学	施洪飞	方 泓	南京中医药大学	上海中医药大学
26	中医气功学	章文春	魏玉龙	江西中医药大学	北京中医药大学
27	细胞生物学	赵宗江	高碧珍	北京中医药大学	福建中医药大学

序号	书 名	主 编		主编所在单位	
28	人体解剖学	邵水金		上海中医药大学	
29	组织学与胚胎学	周忠光	汪 涛	黑龙江中医药大学	天津中医药大学
30	生物化学	唐炳华		北京中医药大学	
31	生理学	赵铁建	朱大诚	广西中医药大学	江西中医药大学
32	病理学	刘春英	高维娟	辽宁中医药大学	河北中医学院
33	免疫学基础与病原生物学	袁嘉丽	刘永琦	云南中医药大学	甘肃中医药大学
34	预防医学	史周华		山东中医药大学	
35	药理学	张硕峰	方晓艳	北京中医药大学	河南中医药大学
36	诊断学	詹华奎		成都中医药大学	
37	医学影像学	侯 键	许茂盛	成都中医药大学	浙江中医药大学
38	内科学	潘 涛	戴爱国	南京中医药大学	湖南中医药大学
39	外科学	谢建兴		广州中医药大学	
40	中西医文献检索	林丹红	孙 玲	福建中医药大学	湖北中医药大学
41	中医疫病学	张伯礼	吕文亮	天津中医药大学	湖北中医药大学
42	中医文化学	张其成	臧守虎	北京中医药大学	山东中医药大学

（二）针灸推拿学专业

序号	书 名	主 编		主编所在单位	
43	局部解剖学	姜国华	李义凯	黑龙江中医药大学	南方医科大学
44	经络腧穴学☆	沈雪勇	刘存志	上海中医药大学	北京中医药大学
45	刺法灸法学☆	王富春	岳增辉	长春中医药大学	湖南中医药大学
46	针灸治疗学☆	高树中	冀来喜	山东中医药大学	山西中医药大学
47	各家针灸学说	高希言	王 威	河南中医药大学	辽宁中医药大学
48	针灸医籍选读	常小荣	张建斌	湖南中医药大学	南京中医药大学
49	实验针灸学	郭 义		天津中医药大学	
50	推拿手法学☆	周运峰		河南中医药大学	
51	推拿功法学☆	吕立江		浙江中医药大学	
52	推拿治疗学☆	井夫杰	杨永刚	山东中医药大学	长春中医药大学
53	小儿推拿学	刘明军	邰先桃	长春中医药大学	云南中医药大学

（三）中西医临床医学专业

序号	书 名	主 编		主编所在单位	
54	中外医学史	王振国	徐建云	山东中医药大学	南京中医药大学
55	中西医结合内科学	陈志强	杨文明	河北中医学院	安徽中医药大学
56	中西医结合外科学	何清湖		湖南中医药大学	
57	中西医结合妇产科学	杜惠兰		河北中医学院	
58	中西医结合儿科学	王雪峰	郑 健	辽宁中医药大学	福建中医药大学
59	中西医结合骨伤科学	詹红生	刘 军	上海中医药大学	广州中医药大学
60	中西医结合眼科学	段俊国	毕宏生	成都中医药大学	山东中医药大学
61	中西医结合耳鼻咽喉科学	张勤修	陈文勇	成都中医药大学	广州中医药大学
62	中西医结合口腔科学	谭 劲		湖南中医药大学	

（四）中药学类专业

序号	书　名	主　编		主编所在单位	
63	中医学基础	陈　晶	程海波	黑龙江中医药大学	南京中医药大学
64	高等数学	李秀昌	邵建华	长春中医药大学	上海中医药大学
65	中医药统计学	何　雁		江西中医药大学	
66	物理学	章新友	侯俊玲	江西中医药大学	北京中医药大学
67	无机化学	杨怀霞	吴培云	河南中医药大学	安徽中医药大学
68	有机化学	林　辉		广州中医药大学	
69	分析化学（上）（化学分析）	张　凌		江西中医药大学	
70	分析化学（下）（仪器分析）	王淑美		广东药科大学	
71	物理化学	刘　雄	王颖莉	甘肃中医药大学	山西中医药大学
72	临床中药学☆	周祯祥	唐德才	湖北中医药大学	南京中医药大学
73	方剂学	贾　波	许二平	成都中医药大学	河南中医药大学
74	中药药剂学☆	杨　明		江西中医药大学	
75	中药鉴定学☆	康廷国	闫永红	辽宁中医药大学	北京中医药大学
76	中药药理学☆	彭　成		成都中医药大学	
77	中药拉丁语	李　峰	马　琳	山东中医药大学	天津中医药大学
78	药用植物学☆	刘春生	谷　巍	北京中医药大学	南京中医药大学
79	中药炮制学☆	钟凌云		江西中医药大学	
80	中药分析学☆	梁生旺	张　彤	广东药科大学	上海中医药大学
81	中药化学☆	匡海学	冯卫生	黑龙江中医药大学	河南中医药大学
82	中药制药工程原理与设备	周长征		山东中医药大学	
83	药事管理学☆	刘红宁		江西中医药大学	
84	本草典籍选读	彭代银	陈仁寿	安徽中医药大学	南京中医药大学
85	中药制药分离工程	朱卫丰		江西中医药大学	
86	中药制药设备与车间设计	李　正		天津中医药大学	
87	药用植物栽培学	张永清		山东中医药大学	
88	中药资源学	马云桐		成都中医药大学	
89	中药产品与开发	孟宪生		辽宁中医药大学	
90	中药加工与炮制学	王秋红		广东药科大学	
91	人体形态学	武煜明	游言文	云南中医药大学	河南中医药大学
92	生理学基础	于远望		陕西中医药大学	
93	病理学基础	王　谦		北京中医药大学	

（五）护理学专业

序号	书　名	主　编		主编所在单位	
94	中医护理学基础	徐桂华	胡　慧	南京中医药大学	湖北中医药大学
95	护理学导论	穆　欣	马小琴	黑龙江中医药大学	浙江中医药大学
96	护理学基础	杨巧菊		河南中医药大学	
97	护理专业英语	刘红霞	刘　娅	北京中医药大学	湖北中医药大学
98	护理美学	余雨枫		成都中医药大学	
99	健康评估	阚丽君	张玉芳	黑龙江中医药大学	山东中医药大学

序号	书名	主编		主编所在单位	
100	护理心理学	郝玉芳		北京中医药大学	
101	护理伦理学	崔瑞兰		山东中医药大学	
102	内科护理学	陈 燕	孙志岭	湖南中医药大学	南京中医药大学
103	外科护理学	陆静波	蔡恩丽	上海中医药大学	云南中医药大学
104	妇产科护理学	冯 进	王丽芹	湖南中医药大学	黑龙江中医药大学
105	儿科护理学	肖洪玲	陈偶英	安徽中医药大学	湖南中医药大学
106	五官科护理学	喻京生		湖南中医药大学	
107	老年护理学	王 燕	高 静	天津中医药大学	成都中医药大学
108	急救护理学	吕 静	卢根娣	长春中医药大学	上海中医药大学
109	康复护理学	陈锦秀	汤继芹	福建中医药大学	山东中医药大学
110	社区护理学	沈翠珍	王诗源	浙江中医药大学	山东中医药大学
111	中医临床护理学	裘秀月	刘建军	浙江中医药大学	江西中医药大学
112	护理管理学	全小明	柏亚妹	广州中医药大学	南京中医药大学
113	医学营养学	聂 宏	李艳玲	黑龙江中医药大学	天津中医药大学

（六）公共课

序号	书名	主编		主编所在单位	
114	中医学概论	储全根	胡志希	安徽中医药大学	湖南中医药大学
115	传统体育	吴志坤	邵玉萍	上海中医药大学	湖北中医药大学
116	科研思路与方法	刘 涛	商洪才	南京中医药大学	北京中医药大学

（七）中医骨伤科学专业

序号	书名	主编		主编所在单位	
117	中医骨伤科学基础	李 楠	李 刚	福建中医药大学	山东中医药大学
118	骨伤解剖学	侯德才	姜国华	辽宁中医药大学	黑龙江中医药大学
119	骨伤影像学	栾金红	郭会利	黑龙江中医药大学	河南中医药大学洛阳平乐正骨学院
120	中医正骨学	冷向阳	马 勇	长春中医药大学	南京中医药大学
121	中医筋伤学	周红海	于 栋	广西中医药大学	北京中医药大学
122	中医骨病学	徐展望	郑福增	山东中医药大学	河南中医药大学
123	创伤急救学	毕荣修	李无阴	山东中医药大学	河南中医药大学洛阳平乐正骨学院
124	骨伤手术学	童培建	曾意荣	浙江中医药大学	广州中医药大学

（八）中医养生学专业

序号	书名	主编		主编所在单位	
125	中医养生文献学	蒋力生	王 平	江西中医药大学	湖北中医药大学
126	中医治未病学概论	陈涤平		南京中医药大学	